Dr. med. Carola Holzner
In Zusammenarbeit mit Sabine Jürgens

AB UNTER DIE GÜRTELLINIE

MEDIZIN UNTENRUM ENDLICH VERSTÄNDLICH

FISCHER

MIX
Papier | Fördert gute Waldnutzung
FSC® C083411

Erschienen bei FISCHER Taschenbuch

Illustrationen: ZERO Werbeagentur, München
Satz: Christine Hahn und Christina Hucke, Frankfurt am Main
Druck und Bindung: CPI books GmbH, Leck
978-3-596-71131-4

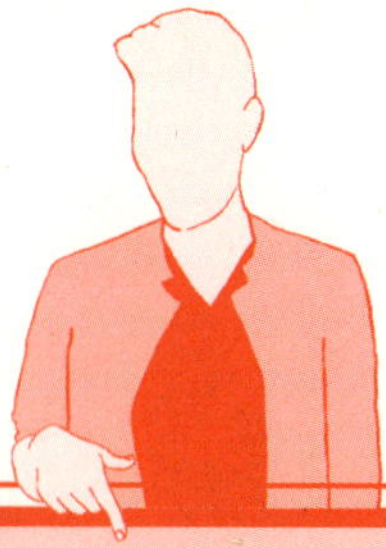

Inhalt

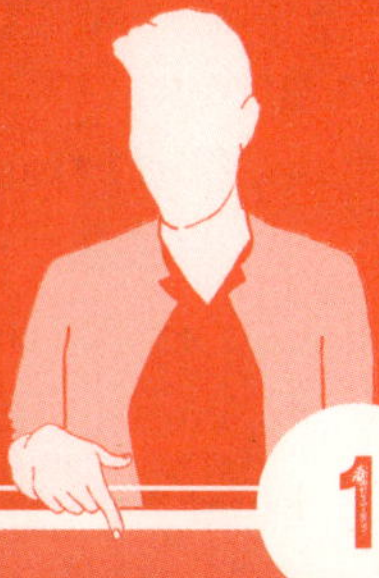

1

WILLKOMMEN IN DER TABUZONE!

Ziel der SEXUALAUFKLÄRUNG in Deutschland: »Menschen zu einem eigen- und partnerverantwortlichen, gesundheitsgerechten Umgang mit Sexualität zu befähigen.« (Bundeszentrale für gesundheitliche Aufklärung)

Wenn mir jemand gesagt hätte: »Carola, du schreibst mal ein Buch über Geschlechtsteile«, ich hätte wahrscheinlich laut gelacht. Zunächst, weil es witzig, stellenweise aber auch eine absurde Vorstellung war. Beim weiteren Nachdenken wäre meine Reaktion wohl eher Verwunderung gewesen: »Ich bin doch keine Gynäkologin oder gar Urologin … und wozu? Das weiß man doch alles! Mann? Frau? Unterschiede? Kennt man!

Von wegen! Gar nichts kennen wir. So viel kann ich schon mal verraten. Zugegeben, dass so viel Unwissen herrscht, hätte ich nicht gedacht. Und selbstverständlich auch nicht erwartet. Aber sogar ich, die das mit dem Körper ja studiert hat, musste immer wieder feststellen: Diese Themenfelder werden viel zu stiefmütterlich behandelt. Schade!

Machen wir uns also mal frei – nicht nur von der Klamotte untenrum, sondern auch von der »Hand vor dem Mund«. Wir müssen endlich offen reden über all das, was da so unter der Gürtellinie passiert. Unser Genitalbereich ist nicht nur medizinisch eine Wunderwelt, um nicht zu sagen: ein Feuerwerk!, sondern auch eine ungeheuer sensible und komplexe Angelegenheit. Bringen wir Licht ins Dunkel – und das ist wörtlich gemeint.

Die Bundeszentrale für gesundheitliche Aufklärung versteht unter Sexualaufklärung im Wesentlichen:

- den menschlichen Körper und seine Funktionen
- Anatomie von Mann und Frau
- anatomische Veränderung während des Wachstums und der Pubertät
- Sexualität (Erotik und Liebesleben)
- Zeugung, Schwangerschaft, Schwangerschaftsverhütung

- Sexualhygiene und Intimpflege
- Verhütung vor Ansteckung mit Geschlechtskrankheiten

Aber in diesem Buch geht es nicht nur um sexuelle Aufklärung. Sondern um die Medizin »untenrum«. Weil das mindestens nicht nur genauso wichtig ist, sondern unmittelbar damit zusammenhängt.

Ja, genau damit werden wir uns beschäftigen. Ausführlich.

Und was den Punkt »Anatomie von Mann und Frau« betrifft:

Ausschließlich darauf möchte ich mich beschränken. Für Transgender-Medizin gibt es nämlich Spezialisten, denen sollte dieses Feld vorbehalten sein. Die kennen sich da bestens aus.

Eines noch vorweg: Ich hatte vor, für mich selbst beziehungsweise für meine Kinder einmal alles zusammenzufassen und mich mit diesen Themen »untenrum« zu beschäftigen. Es kommen immer mehr Fragen, und für uns Eltern wird es in der Welt von Internet und Co. ja nicht leichter, die Kinder vernünftig aufzuklären. Und dann habe ich festgestellt, dass selbst die »Aufklärenden«, also wir, die Erwachsenen, nicht mal richtig Bescheid wissen. Wie bitte sollen wir dann andere aufklären? Geschweige denn unsere Kinder? Es ist unsere Aufgabe – und nicht die der BRAVO oder der Lehrer und Lehrerinnen in der Schule. Es ist einfach wichtig, Bescheid zu wissen. Und es ist doch das mindeste, dass Mann beziehungsweise Frau über seinen/ihren Körper Bescheid wissen, oder? Und auch den des Partners oder der Partnerin kennt. Dachte ich. Ist aber leider nicht so. Das kann ich mit Fug und Recht behaupten, denn viele Patienten oder auch Leserinnen meiner Bücher stellen mir immer wieder Fragen, die mich staunen oder schmunzeln (und manchmal auch herzhaft lachen) lassen. Aber bitte, lieber fragen als Quatsch erzählen. Mir war plötzlich klar, dass ich nicht von meinem Wissensstand ausgehen darf, denn das, was für mich logisch und natürlich ist, ist für andere noch lange nicht selbstverständlich. Außerdem, und das ist sicher ein wichtiger Aspekt, sind meine Berührungsängste, was den menschlichen Körper betrifft, natürlich eher gering. (Alles andere wäre in meinem Job nicht so gut.) Da sind die Menschen unterschiedlich sensibel. Und jeder hat Themen, über die er eben besser Bescheid weiß als über andere. Also dachte ich mir: Statt drüber zu schmunzeln, sollte ich vielleicht lieber aufklären?

Dabei ist mir noch etwas wichtig: Wir sollten uns nicht nur mit unserem Körper beschäftigen, wenn er Probleme macht. Jungs, interessiert euch nicht nur für die Prostata, wenn eine Untersuchung bevorsteht. Die Prostata ist ein tolles Organ, seid froh, dass es sie gibt. (Gilt für Männer und Frauen!) Und ihr solltet wissen, was die den ganzen Tag so macht. Zum Beispiel auch beim Samenerguss. Es gibt keine »schlechten« oder unnötigen, unwichtigen Organe, schon gar nicht welche, die »tabu« sind. Sie verdienen es nicht, erst dann wahrgenommen zu werden, wenn sie krank sind. Über den Gebärmutterhals zum Beispiel wird auch meistens in Verbindung mit dem Zusatz -krebs gesprochen. Gebt mal bei Google Gebärmutterhals ein, *zack*!, kleben da die fünf Buchstaben dran. Echt wahr! Als gäbe es den Gebärmutterhals nur in Verbindung mit Krebs. Nein, natürlich nicht! Wisst ihr eigentlich, was das für ein intelligentes Organ ist? Was so eine Zervix alles kann!? Ihr werdet begeistert sein. Über all das, was da in uns steckt. Deshalb möchte ich mein (medizinisches) Wissen mit euch teilen.

Denn unter der Gürtellinie, also »untenrum«, klaffen tatsächlich echte Wissenslücken. Da liegen Menschen zusammen in einem Bett, haben sogar Sex miteinander und wissen gar nicht so genau, was sich da unten alles abspielt. Glaubt ihr nicht? Okay, dann recherchiert selbst, wenn ihr Lust habt: Es gibt zahlreiche Foren und Beiträge im Internet, in denen Menschen Fragen zu ihrem Körper oder zur Sexualität stellen. Oder einfach Behauptungen loslassen. Und die stimmen nicht immer. Müsst ihr jetzt aber nicht mehr machen. Ihr habt ja jetzt dieses Buch. Ich habe für euch eure Fragen recherchiert – nein, die habe ich mir nicht alle ausgedacht.☺ Das sind echte Fragen aus dem echten Leben. Ein pralles Buch voller Themen, die wir endlich aus der Tabuzone holen.

Ich bin mir sicher, ihr werdet staunen. Und nicht für möglich halten, was ihr noch nicht wusstet oder bisher glaubtet zu wissen. Nach dieser Lektüre kann ich euch nur empfehlen, mal Familie, Freunde und Bekannte zu fragen, ob sie Hornzipfel kennen, wissen, wo die Spritzkanälchen sitzen oder was Smegma ist. Warum Frauen Ausfluss haben und ob sie schon mal von der Paraurethraldrüse (super für Scrabble☺) gehört haben. Ihr werdet das alles wissen. Ist wie Tabu spielen, nur besser. Da kommt man ins Gespräch! Und nicht nur das. Ihr könnt danach hoffentlich ganz normal, ohne eine Miene zu verziehen, fundiert und korrekt eure Kinder aufklären. Und tut das! Wie viele von uns, gerade die Älteren, sind noch mit Scham aufgewachsen, bei allem, was das Thema »Unter der Gürtellinie« so bereithält. Es gab selten eine offene Kommunikation am Esstisch (geschweige denn ein entspanntes Gespräch, bei dem auch gerne mal gelacht werden darf) über Sex während der Periode (nicht nur für Mädchen und Frauen relevant!), den vermeintlichen G-Punkt oder den vorzeitigen Samenerguss. Über lebensrettende Vorsorgeuntersuchungen der Prostata oder des Gebärmutterhalses, Geschlechtskrankheiten und Lustgewinn. Das darf sich ändern! Das muss sich ändern!

Also – los geht's!

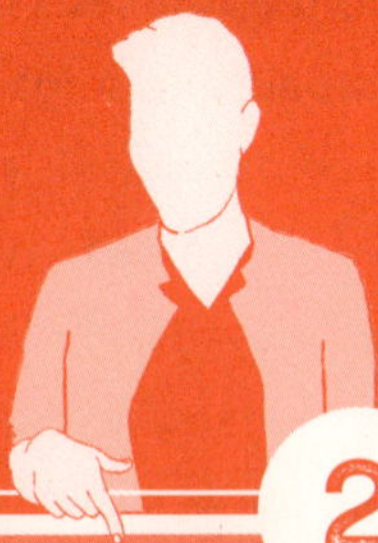

2

SIND VULVA UND VAGINA EIGENTLICH DAS GLEICHE?

HONEYMOON-ZYSTITIS
Unter Honeymoon-Zystitis oder -Syndrom versteht man eine akute Blasenentzündung, die im Zusammenhang mit Geschlechtsverkehr auftritt.

Allein schon diese Frage lässt aufhorchen? Na, Mädels? Ja, es sind eure Geschlechtsteile … Und bei dieser Überschrift dürfte ja nun auch gleich zu Anfang klar sein, wer hier zuerst die Hosen runterlässt: Ladies first, Mädels, bitte untenrum mal freimachen. Die weiblichen Geschlechtsorgane. Ein Hammer-Thema! Die wunderbare Welt der Göttinnen (um hier meine Freundin Kerstin zu zitieren: Ja, wir sind Göttinnen). Und wir starten direkt mit einer besonders schönen Frage: Was ist die Vulva, was ist die Vagina? Ein Begriff für ein und dasselbe? Oder denkt ihr jetzt: Blöde Frage! Gehört ihr eher zum Team »Klar, logisch, weiß doch jeder« oder zum Team »Hä? Nee, natürlich nicht«. Oder beides?! Tja, ihr werdet sehen …

Ich habe euch jede Menge interessante Fragen und Behauptungen rund um das weibliche Geschlechtsteil mitgebracht. Und wir werden uns das alles ganz genau anschauen.

Kostproben gefällig?

- Die Klitoris hat doppelt so viele Nervenzellen wie ein Penis! (Echt? Ich bin gespannt!)
- Haben auch Frauen eine Prostata? (Na, wer schüttelt da so vorschnell den Kopf?!)
- Der G-Punkt ist ein Mythos! (Halbwissen gilt nicht!)
- Bilden sich eigentlich Eizellen im Laufe des Lebens neu? (Puh, in Biologie nicht aufgepasst?)
- Das Hymen reißt beim ersten Sex! (Ah, jetzt kommt bestimmt das mit der Jungfräulichkeit.)
- Frauen mit Endometriose können keine Kinder bekommen! (Okay, ihr wisst gar nicht, was das ist? Solltet ihr aber!)
- Warum sollen eigentlich nur Frauen den Beckenboden trai-

nieren? Haben Männer keinen? (Dazu müsste man Anatomie und Funktionen kennen, nicht wahr?)

- Frauen haben öfter eine Blasenentzündung als Männer! (Wenn ja, meint ihr wirklich, das liegt an euren dünnen Slips?)

Ich werde natürlich all diese Fragen und Behauptungen (und noch jede Menge mehr) beantworten und – ihr kennt mich! – ausführlich erklären. Damit ihr auf der nächsten Geburtstagsfeier so richtig was zu erzählen habt – aber vor allem, damit ihr über euch und euren Körper alles wisst!

Drei weitere Kostproben, die ich im Internet gefunden habe:

- Kann man von Analverkehr schwanger werden?
- Ausfluss ist nicht normal!
- Was machen Frauen, die ihre Tage haben, eigentlich mit dem Tampon, wenn sie pinkeln müssen?

Ja, die letzte Frage wurde bei einer Umfrage in den USA (sehr beliebt auf TikTok) tatsächlich gestellt und die Antworten (der Jungs) sind echt der Knaller:

»Ich denke, man muss ihn (den Tampon!) rausholen. Deswegen gibt es ja diese Mülleimer im Bad.«

Ein anderer meint: »Ich glaube, es wird empfohlen.«

Oder diese schöne Variante: »Der Tampon kann drinbleiben, der saugt dann das Pipi auf!«

Ahhhhh … jaaaaa …!

Vorab eine grundsätzliche Anmerkung: Durch diese Antworten wird klar, wie wenig manche Männer über die weiblichen Geschlechtsorgane wissen. Wüssten sie darüber Bescheid, wäre die Antwort nämlich total einfach. Aber bevor wir jetzt hier Jungs-Bashing betreiben, ausgleichende Gerechtigkeit: Auch viele junge Mädchen und erwachsene Frauen könnten Nachhilfe in Sachen Anatomie, Sexualität und Aufklärung gut gebrauchen. Mal Hand aufs Herz, liebe Damen: Könnt ihr die oben gestellten Fragen beantworten und gegebenenfalls den Unterschied zwischen Vagina und Vulva erklären? Und wisst ihr, warum Sex eine Blasenentzündung verursachen kann? (Nein, nicht der kalte Boden!)

Es ist so verdammt wichtig, dass wir unseren Körper, die Organe und Funktionen kennen, denn Wissen und Aufklärung kann nicht nur ungewollte Schwangerschaften verhindern, sondern auch Krankheiten vorbeugen. Und Unwissenheit mitunter dramatische Folgen haben.

In der Regel (auch ein schönes Wortspiel☺) denken wir Frauen ja spätestens, wenn der Tampon vollgelaufen ist und sich Blutflecken im Schlüppi bilden, daran, diesen zu wechseln. Also Schlüppi <u>und</u> Tampon. Wir sind aber clever und wechseln die Dinger ja schon viel früher. In seltenen Fällen aber, gerade wenn sich das Fädchen versteckt hat, kann die ein oder andere den auch schon mal vergessen. Irgendwann nach ein paar Tagen riecht es komisch, das wäre der Moment, wo das spätestens auffallen sollte. Aber auch da haben Menschen unterschiedliche Wahrnehmungen. Doch ein über mehrere Tage vergessener Tampon ist keine Bagatelle, wie das nächste Beispiel zeigt.

Eine junge Frau wird zu uns in die Notaufnahme gebracht: bewusstlos, intubiert und beatmet vom Rettungsdienst. Wie sich rausstellt: im septischen Schock. Also ein Schock aufgrund einer Blutvergiftung.

Klamotten aufschneiden (keine Diagnose durch die Hose) und Ursache finden. Und unter der Hose kam »das Übel« dann zum Vorschein. Erst mal olfaktorisch. »Hier riecht's aber komisch«, meinte die Schwester, und ich roch es ebenfalls. »Stimmt.« »Hat sie ein Tampon drin?« Ja, hatte sie. Und was für einen! Sofort kam mir ein Verdacht: Das Toxic Shock Syndrom (TSS). Diese Art der Sepsis kannte ich bis dato nur aus der Theorie (Ankreuzfrage im Bereich Innere Medizin, 2. Staatsexamen). Also mir war diese Infektionskrankheit zumindest mal beim Auswendiglernen begegnet. War die ganze Büffelei wohl doch zu etwas gut gewesen? Ja, es hat nämlich das Leben dieser jungen Frau gerettet, denn das TSS ist eine lebensbedrohliche Blutvergiftung (Sepsis), die durch ganz spezielle Bakterien (Staphylokokken oder Streptokokken) ausgelöst wird. Wenn sich Bakterien in rasender Schnelle im ganzen Körper ausbreiten, sind in diesem Fall nicht nur die Bakterien allein supergefährlich, sondern hier bilden die auch noch Toxine (Gifte), und die machen das Problem doppelt schlimm! Weil Toxine biogene Substanzen sind, die den Organismus schädigen, indem sie Stoffwechselabläufe schädigen.

Kombiniere: Charakteristische Symptome – ein uralter Tampon – TSS. Passt! Ursache im Team rechtzeitig erkannt und ein entsprechendes Antibiotikum griffbereit. Die Frau hat alles überstanden. Aber Tampons benutzt sie bestimmt nicht mehr so gerne. Und wenn, dann wird in Zukunft regelmäßig gewechselt. Hoffentlich.

Toxic Shock Syndrom (TSS)

- wird durch Staphylokokken oder Streptokokken (Bakterien) verursacht, die besondere Gifte, sogenannte Toxine, bilden
- hohe Anzahl Keime befällt den Organismus
- hatte das Immunsystem bisher noch keinen Kontakt zum Erreger, konnten keine Antikörper gebildet werden
- Keime können somit nicht neutralisiert werden

Symptome: hohes Fieber, Blutdruckabfall, Multiorganversagen

Therapie: Antibiotika, eine intensivmedizinische Behandlung ist dringend erforderlich!

So, nach dem ganzen Schock noch eine kleine amüsante Anekdote, weil ich oft erstaunt feststellen muss, dass sogar Frauen untereinander (immer noch!) ein großes Getue um ihre Periode und das Thema Tampons machen.

Ich war an einem Abend mit ein paar Freundinnen in der Sauna, als mich die Monatsblutungen »überraschten« (sozusagen unvorbereitet erwischten). Kann passieren, blöde Situation, gerade in einer Sauna. Kennt jede Frau.

»Hat jemand von euch einen Tampon dabei?«

Erst mal Schweigen. Mitleidige Blicke und ein einstimmiges Nein. Okay, in der Sauna gibt's ja jede Menge Frauen, also ab in die Damenumkleide.

»Entschuldigung?« (Ziemlich laut, um auch sicherzugehen, dass mich alle hören.) »Hat jemand einen Tampon dabei!?«

Getuschel, Geflüster.

»Äh, nee, leider nicht.« Betretenes Schweigen und Blicke auf den Boden.

Ich bin irritiert. Ich habe doch nicht nach Koks gefragt?

»Ich hab …« Eine mitfühlende Frau zeigt schlussendlich verstohlen in die Tiefe ihres Rucksacks.

»Super, her damit!«, strahle ich.

»Äh, ich hab aber nur …«

»Ja?«

»… sind vielleicht nicht die richtigen.«

Die Stimme wird immer leiser.

»Wie, nicht die richtigen? Hast du Spezialtampons? Ich brauche einfach nur einen Tampon.«

»Ja, aber die sind …« Sie flüstert und schaut sich dabei um, als hätte sie nicht nur ein Kilo Koks im Rucksack. Sondern auch eine Knarre.

»Was?« So langsam verliere ich die Geduld (und Blut!).

»XL.« (Kaum hörbar.)

Es bilden sich rote Flecken auf ihren Wangen, die anderen Mädels schauen sie irritiert an. Dann zaubert sie das Ding aus ihrer Tasche hervor. Na ja, zaubert ist vielleicht nicht der richtige Ausdruck. Sie versteckt es in ihrer zusammengepressten Faust wie einen Lippenstift, den man gerade im Drogeriemarkt geklaut hat, und schiebt ihre Hand so unauffällig wie möglich zu mir rüber. Und ich greife zu. Ich muss laut lachen.

»Ach so …, aber ich bin eine erwachsene Frau, die zwei Kinder bekommen hat. Meinst du echt, ich kapituliere vor einem XL-Tampon?«

Betretenes Schweigen.

Herrje … Es sind einfach nur gepresste Wattebäuschchen, die verhindern, dass die Blutung unsere schönen Slips versaut. Und XL heißt nicht automatisch: für besonders große (oder noch schlimmer: ausgeleierte) Scheiden. Die Größe des Tampons (Mini, Normal, Super) richtet sich vor allem nach der Stärke der Blutungen.

TIPP

Tampons sollten circa alle drei Stunden gewechselt werden. Bei schwächeren Blutungen kann ein Tampon auch mal bis zu sechs Stunden getragen werden. Aber nicht länger. Oft steht auf der Verpackung, man könne einen Tampon bis zu acht Stunden benutzen, davon würde ich abraten. Durch den Tampon staut sich Blut im Körper, Keime können sich schnell vermehren, und der Tampon kann sich zu einer Brutstätte für Bakterien entwickeln, und das muss ja nicht sein.

Wenn wir Frauen schon nicht selbstbewusst und cool mit dem Thema umgehen und so tun, als hätte man uns bei etwas ganz Schlimmem erwischt, wie sollen es dann Jungs und Männer können? Eben.

Was zeigen uns die zwei kleinen »Tampon-Geschichten«? »Untenrum« ist irgendwie immer noch tabu. Und Unwissenheit kann lebensgefährlich sein. Höchste Zeit also, einen sorgfältigen und professionellen Blick unter die Gürtellinie zu werfen.

So, und nun fragt ihr euch vielleicht, was mein kleiner Ausflug in die Welt der Tampons mit der Überschrift »Sind Vulva und Vagina eigentlich das Gleiche?« und der Frage »Kann frau pinkeln, wenn sie einen Tampon drin hat?« zu tun hat. Jede

Menge! Weil nämlich alles mit allem zusammenhängt. Wenn man das eine weiß, kann man das andere herleiten. Ich möchte, dass ihr die logischen Zusammenhänge versteht und ihr euren Unterleib (innen und außen) und somit die weibliche Anatomie kennt. Was ist was? Wo sitzt das? Und warum?

Um all diese Fragen zu beantworten, lade ich euch herzlich ein zu einem kleinen Anatomiekurs. Bereit? Dann lasst uns zuerst mal einen Blick drauf werfen beziehungsweise rein.

Die weiblichen Geschlechtsorgane

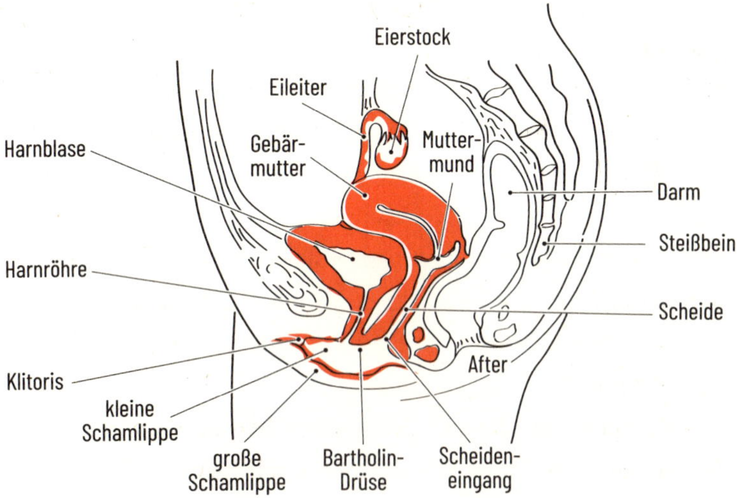

Sieht komplex aus, ist es aber nicht. Wir gucken nur von der Seite drauf. Frau in der Mitte durchgeschnitten, aufgeklappt und voilà: der weibliche Unterleib. Zunächst einmal unterscheiden wir zwischen den inneren und äußeren Geschlechtsorganen.

Die inneren liegen im sogenannten kleinen Becken: Scheide, Gebärmutter, Eileiter und Eierstöcke.

Zu den äußeren gehören die Vulva, die großen und kleinen Schamlippen, die Bartholin-Drüse, die Klitoris und der Venushügel. So, und nun haben wir den Salat. Wo ist denn die Vagina? Haben sie die auf dem Schaubild etwa vergessen? Geduld, das Geheimnis lüfte ich später. (Vielleicht wisst ihr es ja auch schon!) Und habt ihr schon mal von der Bartholin-Drüse gehört? Nee? Seht ihr! Wie ich schon sagte: Es gibt noch viel zu entdecken.

Die äußeren Geschlechtsorgane

Die Vulva

Schauen wir uns mal die äußeren Genitalien zuerst an. Die Vulva, *Pudendum femininum*, die weibliche Scham. Und hier gibt es häufig schon das erste große Missverständnis: Die Vulva IST das äußere Geschlechtsorgan, sie bezeichnet sozusagen die Gesamtheit aller äußeren Genitalien. Sie setzt sich nämlich zusammen aus: Venushügel, innere und äußere Schamlippen, Scheidenvorhof und Klitoris. Und nun klamüsern wir das alles mal schön auseinander:

Der Venushügel. Was für ein Name, Venus – die römische Göttin der Liebe! Ja, Mädels, wir sind Göttinnen! Der Schamhügel oder Schamberg ist die kleine Erhebung über dem Schambein (bestehend aus subkutanem Fettgewebe), wo die äußeren Schamlippen vorne zusammentreffen. Und wozu brauchen wir den? Zum Lustgewinn! Denn dort verlaufen etliche Nervenverbindungen, die den Venushügel zu einer erogenen Zone machen.

Als Nächstes kommen wir somit automatisch zu den Schamlippen (Labien). Die äußeren *(Labia majora)*, auch große Schamlippen genannt, sind Hautfalten, bestehend aus Bindegewebe, Talg- und Schweißdrüsen, Fett, Nerven und Gefäßen. Sie umschließen schützend die sogenannte Schamspalte, die Furche zwischen den großen Schamlippen. Somit schützen sie auch die darunter liegenden inneren kleinen Schamlippen *(Labia minora)*. Denn die sind weitaus empfindlicher und reagieren bei sexueller Erregung, indem sie sich mit Blut füllen und anschwellen können.

Zwischen den inneren Schamlippen liegt der Scheidenvorhof, ein kleiner Spalt, in dem sich sowohl der Scheideneingang als auch der Ausgang der Harnröhre befinden. Kleiner Hinweis: Scheideneingang und Harnröhrenausgang sind nicht das Gleiche! Nein, wirklich nicht! Zwei verschiedene Öffnungen! Und die Pfiffigen unter euch denken jetzt mal kurz an die Frage: Kann man mit Tampon pinkeln? Na, dämmert da was?

Zurück zur schönen Vulva. Im hinteren Scheidenvorhof zwischen den kleinen Schamlippen mündet auch die etwa erbsengroße Bartholin-Drüse. Es ist die größte Drüse der Vulva, die beim Sex (zusammen mit anderen Drüsen) für die Befeuchtung des Scheidenvorhofs sorgt. Bei sexueller Erregung sondert sie ein schleimiges Sekret ab. Wenn Frauen also »feucht« werden, dann haben sie das ihrer Schleimhaut und dieser kleinen Drüse zu verdanken. Die reagiert auf das Geschlechtshormon Östrogen. Männer haben übrigens auch eine entsprechende Drüse, das Pendant zur Bartholin-Drüse sozusagen, die heißt aber anders. Dazu kommen wir noch. Doch die Vulva hat noch mehr zu bieten. Und damit sind wir bei ihrem absolut hochsensibelsten Teil angekommen.

Die Klitoris

Die Klitoris, im Volksmund auch »Kitzler« genannt, ist ein erektiler Körper, der sich bei sexueller Erregung mit Blut füllen und anschwellen kann. Die Klitoris befindet sich ebenfalls am oberen Ende der inneren Schamlippen. Von außen sicht- und tastbar ist nur das »Köpfchen«, etwa fünf bis acht Millimeter klein. Im Medizinischen bezeichnet man das Köpfchen aber auch als Eichel *(Glans clitoris)*. Oder noch schöner: als Klitoris-Perle! Doch der größte Teil, etwa achtzig Prozent der gesamten Klitoris, befindet sich im Inneren des Körpers. Das Köpfchen ist nur die Kirsche auf der Torte!

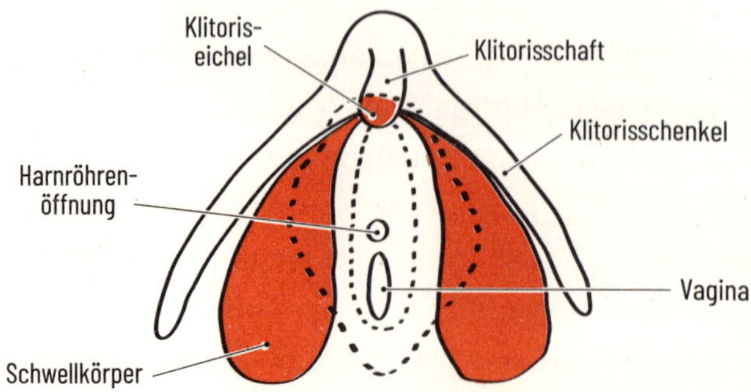

Im Inneren liegen noch mehr Schätze verborgen, denn die größten Teile der Klitoris liegen im Becken, dort sind Klitoris und Vagina durch ein Netzwerk von Muskeln und Nerven miteinander verbunden. Vor der Harnröhre liegt der Klitorisschaft, der sich wiederum in zwei Hälften spaltet: in die beiden Klitorisschenkel und Vorhofschwellkörper. Und die erstrecken sich an der Harnröhre vorbei um die Vagina herum in Richtung After. Ganz schön komplexes Ding diese Klitoris!

Und jetzt habt ihr bei dem Begriff Eichel vielleicht gedacht: Hoppla, wie Eichel? Ja, Eichel. Denn die Klitoris ähnelt tatsächlich dem männlichen Penis, beides sind Schwellkörper und können eine Erektion bekommen. Vielleicht habt ihr das bei euch schon mal gespürt. Die Klitoris füllt sich bei Stimulation mit Blut, schwillt etwas an und richtet sich auf. Den Namen »Perle« trägt sie also nicht ohne Grund!

Tatsächlich entwickeln sich die äußeren Geschlechtsorgane von Männern und Frauen aus ein und derselben Anlage: dem Genitalhöcker. Und im Laufe der embryonalen Entwicklung (zwischen der 12. und 16. Schwangerschaftswoche) reift aus dieser Gewebestruktur *(Tuberculum genitale)* bei Mädchen die Klitoris und bei Jungs der Penis. Männer und Frauen haben eben doch mehr gemeinsam, als man denkt. Zumindest was die Geschlechtsorgane angeht. ☺

Apropos Harnröhre: Beim Mann läuft die Harnröhre durch Prostata und Penis (zu den männlichen Geschlechtsorganen kommen wir natürlich auch noch!), das ist bei der Klitoris nicht so. Die Harnröhre liegt separat unter dem weiblichen Schwellkörper, und somit hat die Klitoris keine Funktion beim Wasserlassen (anders als bei den Jungs! Was mich automatisch zu der Frage führt, warum Männer mit erigiertem Penis nicht pinkeln können? Wir werden es erfahren!).

Stellt sich zum Abschluss die Frage: Wozu haben wir die Klitoris eigentlich? Welche Funktion hat sie? Sie dient ganz allein der sexuellen Lust! Das ist ihre einzige Aufgabe! Ja, auch daran wurde gedacht.

Alles in und an unserem Körper hat einen Sinn, eine Funktion, seine Daseinsberechtigung. Und Lustgewinn gehört eben auch dazu. Ohne Lust kein Sex (so sollte es sein!), ohne Sex keine Fortpflanzung. Aber Sex ohne Fortpflanzung hat auch seine Daseinsberechtigung. Und die Klitoris ist ein einzigartiges und wunderbares Lustzentrum.

Es gibt noch viel zu entdecken! Und genau aus diesem Grund habe ich mir noch etwas ganz Besonderes bis zum Schluss aufbewahrt.

Die Paraurethraldrüse

Über die Bartholin-Drüse im Scheidenvorhof haben wir schon gesprochen, ihr Sekret sorgt bei sexueller Erregung für die Befeuchtung der Scheide.. Und nun möchte ich euch noch die Skene-Drüse vorstellen. Auch Paraurethraldrüse genannt. Schwieriges Wort, sensationelle Wirkung. Übrigens: Patientinnen berichten immer wieder, dass sie vor ärztlichen Diagnosen und schriftlichen Befunden kapitulieren, weil sie bei vielen Begriffen nur Bahnhof verstehen, geschweige denn sie aussprechen können. Ich empfehle: Ran an den Feind! Das ist alles gar nicht so schwer. Pflückt die Wortungetüme einfach mal auseinander: Para – urethral – drüse. Para = bei, neben. Urethral = zur Harnröhre gehörend. Also eine Drüse, die sich neben oder in der Nachbarschaft der Harnröhre befindet. Easy, oder?

So, diese kleinen Ausgänge der Drüse liegen ebenfalls im Scheidenvorhof in der Nähe des Scheideneingangs. Aber, und das ist eine Besonderheit, nicht jede Frau hat diese Drüse. Studien haben nämlich ergeben, dass sie nicht unbedingt bei allen Frauen ausgebildet sind. Dem zugrunde liegt ein niedriger Testosteronspiegel, der dafür verantwortlich ist, dass sich bei weiblichen Embryonen die Paraurethraldrüse gar nicht oder nur teilweise bildet. Und was macht diese Drüse? Im Prinzip das Gleiche wie bei Männern. Hier heißt sie auf Deutsch Vorsteherdrüse. Kleine Zwischenbemerkung: Achtung, aufgepasst, diese Info braucht ihr, um nachher eine der Fragen zu beantworten, die ich oben gestellt habe. Deshalb verrate ich noch nicht alles …

Diese Drüse sorgt dafür, dass beim weiblichen Orgasmus Sekrete abgesondert werden. Demnach kann auch ein gewisser Anteil der Frauen ejakulieren, aber eben nicht alle. Was die Qualität des Orgasmus aber natürlich nicht schmälern muss.

(Apropos Orgasmus! Diesem tollen Thema habe ich ein eigenes Kapitel gewidmet, und da beschäftigen wir uns zum Beispiel mit der Frage: Was hat der weibliche Orgasmus mit Fruchtbarkeit zu tun? Oder: Was ist *Ejaculatio ante portas*? Kann man auch nicht kommen können? Und wenn ja, woran liegt das? Alles ab Seite 225 »Kommen wir zum Höhepunkt …«)

Ihr solltet das Buch eurem Partner oder eurer Partnerin geben oder einfach gemeinsam als Bettlektüre durchgehen, dann bleibt es vielleicht nicht nur beim Lesen. ☺

Ist es nicht der absolute Wahnsinn, was wir alleine der Vulva zu verdanken haben? Der Venushügel, die Klitoris, die inneren Schamlippen, die ganze Schamspalte ist eine erogene Zone, die wir in unser Liebesspiel miteinbeziehen sollten. Es geht nicht nur um Vagina und Penetration. Sexuelle Erregbarkeit hat so viele Gesichter!

Bevor wir nun zu den inneren Geschlechtsorganen kommen, schauen wir quasi von unten erst mal rein. Und da treffen wir zunächst auf ein ebenfalls wichtigstes Körperteil, das dürfen wir nicht einfach überspringen.

Der Beckenboden

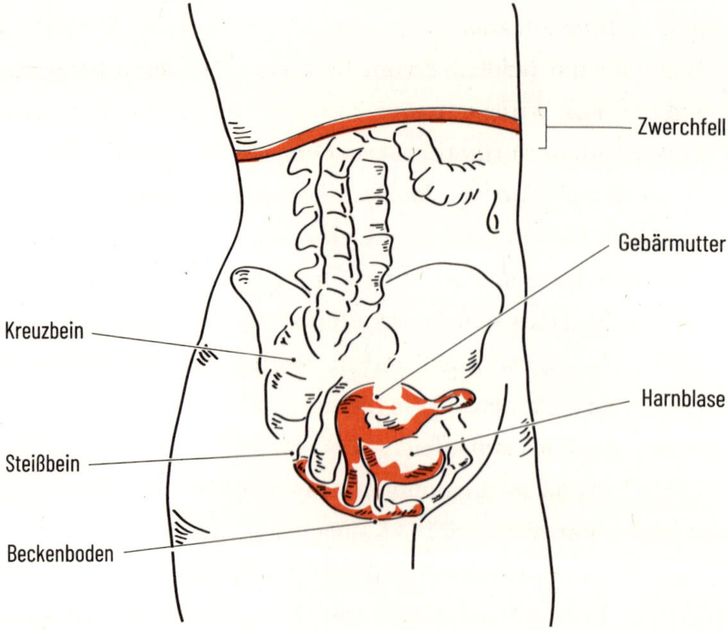

Der Beckenboden ist eine an den Rändern nach oben gebogene Muskelplatte, bestehend aus drei Teilen: hinterer und vorderer Beckenbodenteil, Schwellkörper- und Schließmuskelschicht. Die Muskeln erstrecken sich vom vorderen Schambeinknochen bis nach hinten zum Kreuz- und Steißbein. Die Aufgabe des Beckenbodens ist es, die Beckenorgane von unten abzuschließen. Dazu gehören Harnröhre, Harnblase, Mastdarm und die inneren Geschlechtsorgane. Die Muskelplatte ist natürlich nicht dicht nach unten abgeschlossen, Öffnungen für Harnröhre, Enddarm und Scheide führen durch diese Muskelplatte hindurch. Und die Muskeln können sich an- und entspannen. Beim Stuhlgang, beim Wasserlassen, beim Geschlechtsverkehr und bei der Geburt zum Beispiel entspannen sich die Beckenbodenmuskeln. Ansonsten hält dieses (idealerweise) gutgespannte Tuch alles schön an seinem Platz.

Spricht man im Alltag vom Beckenboden, dann hängt da meistens das Wörtchen *-training* dran. Klar, wir trainieren ja auch andere Muskeln, das stärkt unseren gesamten Bewegungsapparat. Und der Beckenboden ist eine einzige Muskelplatte, die unsere inneren Harn- und Geschlechtsorgane an Ort und Stelle halten soll. Und wie jeder andere Muskel kann auch der Beckenbodenmuskel erschlaffen, nicht erst im hohen Alter. Daher ist es ratsam, schon früh mit dem regelmäßigen Training zu beginnen. Geht übrigens super im Alltag:

- Beckenboden anspannen (ausatmen)
- ein paar Sekunden halten
- entspannen (einatmen)

Das kann man immer und überall machen. Sieht keiner, merkt keiner und hat einen tollen Effekt: guter Halt der inneren Organe und Vermeidung beziehungsweise Linderung von Blasensenkungsproblemen, damit ein kontrollierter Harnabgang möglich ist. Auch bei einer Gebärmuttersenkung liegt die Ursache in den meisten Fällen an einem schwachen Beckenboden. Also auch hier: Gymnastik!

Bei übergewichtigen Menschen wird durch überschüssiges Bauchfett mehr Druck auf den Beckenboden ausgeübt, hier können (neben Gewichtsabnahme) ebenfalls gezielte Übungen helfen. Darüber hinaus hat eine gute Beckenbodenmuskulatur bei allen Menschen (ja, auch bei Männern, siehe nächstes Kapitel!) einen positiven Effekt auf die Sexualität, weil das Training die Durchblutung steigert (zum Beispiel in der Scheide), was sich positiv auf die sexuelle Erregbarkeit auswirkt.

Harnröhre und Harnblase

Und weil wir gerade schon bei Harnröhre und Harnblase sind, machen wir noch schnell einen kurzen Ausflug ins Harnsystem. Auch Urogenitalsystem genannt. Denn schließlich liegt schon alleine die Harnröhre (Urethra) natürlich auch unter der Gürtellinie. Die Urethra verläuft parallel zur Vagina durch den Beckenboden hindurch und mündet wie bereits erwähnt ebenfalls im Scheidenvorhof, nämlich genau zwischen Klitoris und Vagina. Sie ist ein röhrenförmiges Hohlorgan, etwa drei bis fünf Zentimeter lang mit einem maximalen Durchmesser von etwa acht Millimetern (im ausgedehnten Zustand). Und klar, ihre Aufgabe besteht darin, den Urin von der Harnblase nach außen zu transportieren. Die Harnblase liegt ebenfalls wie die Geschlechtsorgane auf dem Beckenboden, wo sie brav den von den Nieren produzierten Urin speichert, circa dreihundert bis fünfhundert Milliliter (bei Männern kann es auch etwas mehr sein). Der Harndrang kann aber bereits ab 250 Millilitern einsetzen, und dann müssen wir irgendwann auf die Toilette.

Die Blasenwand verfügt über Dehnungsrezeptoren, die permanent den Füllstand im Blick haben. Eine Art Tankanzeige. Und wenn unsere Blase ungefähr einen Viertelliter erreicht hat, melden die Sensoren das über das Rückenmark ans Gehirn. Das Gehirn reagiert sofort und sendet wiederum Nervenimpulse an die Blase und zu den Schließmuskeln. Somit wissen wir Bescheid und können entweder noch etwas einhalten (bis es gar nicht mehr geht) oder schon mal Wasser lassen.

Die inneren weiblichen Geschlechtsorgane

Die Vagina

Mogeln wir uns nun am Beckenboden vorbei und schauen mal rein in den Genitaltrakt: Scheide, Gebärmutter, Eileiter und Eierstöcke. So, und nun wollen wir mal schnell die Frage »Sind Vulva und Vagina eigentlich das Gleiche?« auflösen: Vagina heißt auf deutsch einfach Scheide. Simpel. Vagina und Scheide sind zwei Begriffe für ein und dasselbe. Und Vulva und Vagina sind somit zwei völlig verschiedene Paar Schuhe. Vulva = außen, Vagina = innen.

Die Vagina verbindet nämlich die Vulva, genauer gesagt den Scheidenvorhof, mit dem Gebärmutterhals (Zervix), dem unteren Teil der Gebärmutter. Hinter dem Scheideneingang erstreckt sich also die Vagina ins Innere bis zum unteren Teil der Gebärmutter. Die Vagina ist sozusagen die Verbindung zwischen der weiblichen Außen- und Innenwelt.

Am Scheideneingang sitzt auch das Hymen (im Volksmund gerne Jungfernhäutchen genannt), eine dünne Schleimhaut, die direkt an der Vaginalöffnung liegt, also der Grenze zwischen dem äußeren und inneren weiblichen Genitalbereich. Das Hymen hat tatsächlich keine besondere Aufgabe, was in unserem Körper ja so gut wie gar nicht vorkommt, Organe ohne Funktion gibt es (eigentlich) nicht. Vielleicht musste man deshalb um dieses Häutchen so viele Legenden basteln, damit es irgendeine Bedeutung hat. Aber dazu kommen wir später!

Zurück zur Vagina, das ist ein etwa vier bis zehn Zentimeter (die Länge variiert) langer dehnbarer Muskelschlauch und ein sogenanntes primäres inneres Geschlechtsorgan. Die Vagina ist mit einer dicken Haut aus mehreren Zellschichten ausgestattet, deren Stärke (die Anzahl der Zellschichten) von Sexualhormonen bestimmt wird. Geschlechtshormone haben Einfluss auf Menstruationszyklus, Alter, Wechseljahre oder Schwangerschaft, sie verändern die Zellschichten entsprechend und somit auch die Stärke der Scheidenhaut. Innen ist die Vagina mit Schleimhäuten ausgekleidet, die wiederum mit Milchsäurebakterien und Laktobazillen besiedelt sind. Diese Döderlein-Bakterien produzieren Milchsäure, die für einen sauren pH-Wert sorgen, damit sich keine Keime in der Scheide vermehren und eine Infektion verursachen. Zum Beispiel Vaginalmykose (Vaginalpilz), die unter anderem durch den Hefepilz *Candida albicans* ausgelöst wird.

TIPP

Manche Frauen schwören auf regelmäßige Scheidenspülungen oder Vaginalduschen, weil sie glauben, ihre Vagina so besonders sauber halten zu können. Dazu wird ein Applikator in die Scheide eingeführt und mit Druck eine Spülflüssigkeit reingespritzt. Nicht gut! Die Vagina reinigt sich mit Hilfe ihrer Milchsäurebakterien selbst! Und sollten sich schädliche Bakterien oder Pilze in der Scheide befinden, kann man sie mit dieser »Intimdusche« nicht unschädlich machen. Sie bewirkt das Gegenteil, weil sie das Gleichgewicht der nützlichen Bakterien durcheinanderbringt und somit dem guten sauren Scheidenmilieu schaden kann.
Also: Vorsicht bei Scheidenspülungen! Dadurch erhöht sich nur das Risiko für Infektionen!

Hat es einen doch erwischt, gibt es viele Mittel gegen Scheidenpilz (Zäpfchen oder Tabletten), sogenannte

Antimykotika, das sind antimikrobielle Substanzen, die gegen Erkrankungen wirken, die durch Pilze verursacht werden. Sie sind rezeptfrei in der Apotheke erhältlich.

Machen wir hier mal eine kurze Pause und erinnern uns an die Geschichte der jungen Frau, die mit einem uralten Tampon in die Notaufnahme eingeliefert wurde. Die Vagina ist ein hochsensibler Bereich, durch ihre Schleimhäute können Bakterien in den Körper gelangen. Zwar sorgt sie mit ihren Milchsäurebakterien selbst für ein ausgeglichenes Milieu. Wir sollten sie aber nicht zusätzlich stressen, indem wir einen Tampon viel zu lange tragen und sie mit Bakterien bombardieren. Dann ist auch die gesündeste Vagina überfordert. Und was dann passieren kann, wissen wir ja jetzt.

Ihr solltet also gut auf eure Vagina aufpassen, denn in ihr befinden sich nicht nur sensible Schleimhäute, sondern auch jede Menge Schätze.

In der vorderen Vaginalwand, etwa drei bis fünf Zentimeter tief, liegt parallel zur Harnröhre die sogenannte Gräfenberg-Zone, ein angeblich besonders erogener Bereich. Ob es den nun wirklich gibt oder es sich dabei um einen Mythos handelt? Wir werden sehen …

Und nun die Finalfrage: Welche Funktion hat die Vagina? Sie nimmt beim Geschlechtsverkehr den Penis auf und sorgt somit also (neben der Vulva mit Klitoris) für ein erfülltes Sexualleben.

Beim Geschlechtsverkehr gelangen nach der männlichen Ejakulation die Spermien durch Vagina und Gebärmutterhals zur Gebärmutter und in die Eileiter, wo sie eine reife Eizelle befruchten.

Womit wir beim nächsten Anschauungsobjekt gelandet sind: dem Gebärmutterhals, Teil der Gebärmutter (Uterus). Und weil das nicht ganz einfach zu erklären ist, habe ich mal ein Bild mitgebracht.

Der Gebärmutterhals (Zervix)

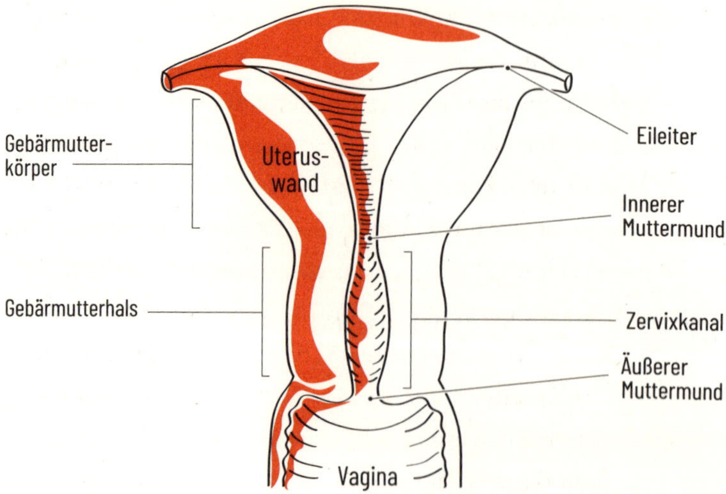

Der Gebärmutterhals macht ungefähr das untere Drittel der gesamten Gebärmutter aus. In seinem Inneren liegt der gut zwei Zentimeter lange Zervixkanal, an dessen unterem Ende, zur Scheide hin, sich der äußere Muttermund *(Portio vaginalis)* befindet. Er ist quasi die Verbindung zwischen Scheide und Zervix. Am oberen Ende des Zervixkanals liegt der Innere Muttermund, also die Verbindung zwischen Zervix und Gebärmutter. Ganz schön komplizierte Konstruktion. Wozu?, fragt man sich da. Wieso führt die Vagina eigentlich nicht schnurstracks in die Gebärmutter? Was soll da dieser Kanal?

Auch hier hat sich die Natur etwas dabei gedacht, klar. Der Gebärmutterhals mit Zervixkanal ist der Türsteher für die Gebärmutter. Der passt auf, dass da nichts reinkommt, was da nicht hingehört. Denn der weibliche Uterus ist ja enorm wertvoll. Der Hort neuen Lebens. Auf den muss man besonders gut achtgeben. Und wie macht der das? Wann weiß Security-Zervix, wann da was rein soll? Und was nicht? Tja, schlauer Bursche. Auch der Zervixkanal ist innen mit einer Schleimhaut ausgekleidet, und die verfügt über Drüsen, die einen ziemlich zähen Schleim bilden können. Der verschließt von außen den inneren Teil der Gebärmutter, die sogenannte Gebärmutterhöhle. Damit dort keine Keime aus der Scheide eindringen und Schaden anrichten können. Es gibt aber Ausnahmen. So was wie die Happy Hour sozusagen. Während der fruchtbaren Tage ist Meister Zervix gnädig, da verdünnt sich der Schleim, und der Kanal öffnet sich um wenige Millimeter. Damit ein paar muntere Spermien da durchflutschen können. Oder wenn was abtransportiert werden muss, während der Menstruation. Dann müssen da natürlich auf entgegengesetztem Wege Blut, Gewebereste und Schleim aus der Gebärmutter abfließen können. Und es gibt natürlich noch einen entscheidenden Fall, bei dem der Gebärmutterhals die Tore aufmacht – kurz vor einer Entbindung. Dann dient er als Geburtskanal.

Zusammengefasst: Der Zervixschleim reagiert auf das Hormon Östrogen. Je höher der Östrogenspiegel (alles auf Empfängnis!), desto flüssiger der Zervixschleim. Sinkt der Östrogenspiegel, wird der Schleim wieder fester. Geniales System.

So, könnt ihr noch? Dann krabbeln wir mal durch den Zervixkanal eine Etage höher. (Der Türsteher lässt uns ausnahmsweise durch! Wer will, kann sich auch als Spermium verkleiden!)

Der Uterus

Willkommen in der Gebärmutter! Ein echtes Muskelpaket. Der Gebärmutterkörper umschließt die Gebärmutterhöhle, beides zusammen kennt ihr wahrscheinlich einfach als Gebärmutter, lateinisch *Uterus*, griechisch *hystera*.

Ja, die Begriffe Gebärmutter und Hysterie sind eng miteinander verwandt. Und das nicht nur im wahrsten Sinne des Wortes. Lange war Hysterie sogar ein psychologischer Fachbegriff für neurotische Störungen. (Inzwischen glücklicherweise nicht mehr.) Die Krankheit »Hysterie« wurde tatsächlich mit dem weiblichen Geschlecht, also dem Uterus, in Verbindung gebracht. Früher ging man davon aus, dass Frauen, die lange nicht oder gar nicht gebären, an ihrer »untätigen« Gebärmutter »leiden« und deshalb Symptome der Hysterie zeigen. (Heute nennt man das übrigens dissoziative Störung, und es ist ein Oberbegriff für verschiedene psychiatrische Krankheitsbilder, die aber wenig bis gar nichts mit der Gebärmutter zu tun haben.) Die »Hysterie« war also eine reine »Frauenkrankheit«. Und schuld war die Gebärmutter. Gut, dass wir im 21. Jahrhundert leben. Schauen wir uns die *hystera* mal genauer an.

Der Uterus erstreckt sich birnenförmig vom äußeren Muttermund nach oben bis zur Öffnung zu den beiden Eileitern. Die Gebärmutter hat ziemlich dicke Wände, sie ist ein muskuläres Hohlorgan (natürlich!), das außen von einer Bindegewebshülle umgeben ist. Nach innen, zur Gebärmutterhöhle hin, ist sie mit einer Schleimhaut ausgekleidet, die – wie sollte es anders sein – Gebärmutterschleimhaut (das *Endometrium*, endo = innen, metra, altgriechisch = Gebärmutter, alles ganz logisch, wie man sieht). Hier sitzen zahlreiche Drüsen, die ebenfalls die phantastische Fähigkeit besitzen, die Schleimhaut bei Bedarf zu verdicken. Entscheidend behilflich sind hierbei natürlich auch das weibliche Geschlechtshormon Östrogen und das Gelbkörperhormon Progesteron. Das geschieht natürlich nicht einfach zufällig aus Lust und Laune oder rein willkürlich, sondern zyklisch vor dem Eisprung, und hat den Sinn, sich auf die Einnistung eines Embryos vorzubereiten. Der soll es ja schön weich haben und nicht in einer dürren Plörre schwimmen. Daher muss der Schleim ordentlich fest sein.

Endometriose – eine Volkskrankheit

- gehört zu den häufigsten gynäkologischen Erkrankungen
- über zwei Millionen betroffene Frauen im gebärfähigen Alter, weltweit sollen es 190 Millionen sein (Endometriose Vereinigung Deutschland e.V., Stand März 2023)
- gutartige, aber leider chronisch verlaufende Erkrankung
- Gewebe, das der Gebärmutterschleimhaut ähnelt, wächst auch außerhalb der Gebärmutter (z. B. an Eierstöcken und Eileitern und kann sie verstopfen)
- es verdickt sich genau wie die Gebärmutterschleimhaut während des Zyklus und verursacht Schmerzen
- bei anhaltenden starken Schmerzen während der Periode sollte eine Endometriose in Betracht gezogen und immer gynäkologisch abgeklärt werden.

So, und nun bleibt aber die Befruchtung und Einnistung eines Eies aus, und dann hängt der ganze zähe Schleim an der Gebärmutterwand rum. Also weg damit, wird ja gerade nicht gebraucht. Und so stößt die Gebärmutter diese äußere Schleimschicht einfach ab. Voilà: Das ist die Monatsblutung!

Und weil der Schleim nicht einfach so von alleine rauskommt, muss die Gebärmutter mit all ihrer sagenhaften Muskelkraft ihn quasi rausschmeißen. Dazu zieht sie sich zusammen und entspannt wieder. Ja, und diese Muskelkontraktionen können weh tun. Nicht nur Unterleibs-, auch in den Rücken ausstrahlende Schmerzen können die Menstruation zur Qual machen. (Das als kleine Info für die Herren, wir haben uns dieses System nicht ausgedacht.)

Warum aber haben viele Frauen Rückenschmerzen bei der Menstruation? Weil die Gebärmutter samt Eierstöcken durch sogenannte Mutterbänder im Becken stabilisiert wird. Diese flexiblen Haltebänder ziehen von den Seiten der Gebärmutter nach unten durch die Leisten bis in die Schamlippen. Sie bestehen aus Muskelfasern und Bindegewebe und halten den Uterus in einer aufrechten Position, egal wie wir uns drehen und wenden. Wäre ja auch blöd, wenn der sich beim Kusselkopp (für alle Nicht-Ruhrpottler: Purzelbaum) mit drehen würde. Oder wenn wir beim Yoga den Herabschauenden Hund machen.

In unserem Körper ist eben alles miteinander verbunden. Ich zum Beispiel merke eine derartige »Verschiebung der Bänder« immer im unteren Lendenwirbelbereich: Ja, ich kriege Rücken. Und es hat mich besonders nach meinen beiden Schwangerschaften erwischt. Vor allem hat es zehn Jahre gedauert, bis ich diesen Zusammenhang zwischen Menstruation und Rückenschmerzen kapiert hatte …

Menstruationszyklus

- ***Menstruationsphase:*** Gebärmutterschleimhaut wird abgestoßen
- ***Follikelphase:*** Follikelreifung, Gebärmutterschleimhaut wird aufgebaut
- ***Lutealphase:*** Beginnt mit dem Eisprung, endet mit dem Einsetzen der Regelblutung

Das prämenstruelle Syndrom

Wo ich gerade schon mal dabei bin, für etwas mehr Verständnis (bei den Männern) zu werben, ein kleiner Ausflug in die Welt von sogenannten Frauenproblemen – die gibt es wirklich und sind nicht vorgeschoben. Kennt ihr PMS? PMS ist keine doofe Frauen-Ausrede, wenn sie auf irgendwas keine Lust haben, reizbar sind oder besonders empfindlich.

Das prämenstruelle Syndrom tritt ein paar Tage (manchmal können es auch bis zu zwei Wochen sein) vor Einsetzen der Periode auf. Wie der Name schon sagt. Prä = vor. Dazu gehören Stimmungsschwankungen, Kopfschmerzen, Schlafstörungen oder Spannungsgefühle in der Brust. Um nur einige zu nennen. So unterschiedlich Frauen sind, so vielfältig sind auch die Symptome. Und natürlich hat das etwas mit Hormonen zu tun. Aber das ist mir zu profan! Immer nur »Hormone!« rufen und stöhnend die Augen verdrehen, das überlassen wir den Amateuren. Denen, die keine Ahnung haben. Wir wollen wissen, was da im Körper los ist.

Tatsächlich ist die Ursache von PMS wissenschaftlich noch nicht genau geklärt. Im Moment ist die gängigste Theorie der Fachleute ein Ungleichgewicht zwischen Östrogen und Pro-

gesteron. Der Östrogenspiegel sinkt, und gleichzeitig wird vor Einsetzen der Menstruation Progesteron (Gelbkörperhormon) gebildet. Eine Art Gegenspieler. Es hebt die luststeigernde Östrogen-Wirkung ein wenig auf. Das Gelbkörperhormon selber macht aber gar keinen großen Ärger, im Gegenteil, es hat eine ruhige bis dämpfende Wirkung, was ja vielleicht auch ganz gut ist, wir können ja nicht dauernd in der Brunft sein. Die Übeltäter sind hier seine Abbauprodukte – zum Beispiel Pregnandiol. Das hat zwar physiologisch keine Funktion und ist hormonell wirkungslos, wird einfach über die Leber abgebaut und mit dem Urin ausgeschieden, der weibliche Körper aber reagiert darauf wohl empfindlich. Und so kann es eben gut sein, dass es Frauen gibt, denen das Pregnandiol das Leben schwermacht und sie in den Tagen vor den Tagen diverse körperliche und psychische Beschwerden haben.

Übrigens: Klingelt da was? Pregnandiol? Pregnant = englisch für schwanger. Und während einer Schwangerschaft ist die Konzentration an Pregnandiol im weiblichen Körper erhöht. Logisch, es gibt ja auch keine Menstruation. Für die Schwangerschaftsübelkeit ist es aber nicht verantwortlich. Nach neuesten Erkenntnissen ist hier das Hormon GDF15 der »Übel«-Täter – im wahrsten Sinne des Wortes.

Solche kleinen Exkurse werden wir zwischendurch immer mal wieder machen. Nämlich immer dann, wenn mir ein Thema auf den Nägeln brennt … so weit also unser Exkurs in die Welt des PMS, machen wir anatomisch weiter.

TIPP

PMS (Lutealphase) – was hilft?

- weniger Koffein und Alkohol
- Salz und Zucker reduzieren
- Vitamin B6, D und E, Calcium, Magnesium
- körperliche Betätigung wie Joggen, Walken, Schwimmen, Radfahren
- Entspannungstechniken: Yoga, autogenes Training, progressive Muskelrelaxation

Die Eierstöcke

Nun verlassen wir kurz die Gebärmutter, an deren oberen Ende sich links und rechts die beiden Eileiter befinden.

Die vernachlässigen wir aber noch für einen Moment und widmen uns den Eierstöcken (den Ovarien), die sich am oberen Ende (oder von der anderen Seite betrachtet: am Anfang) der Eileiter befinden.

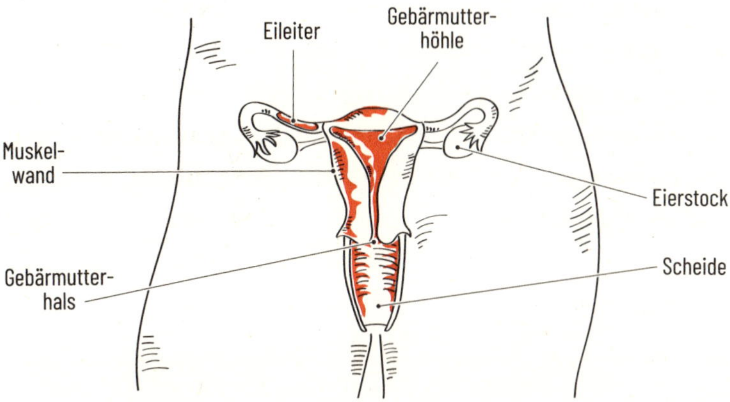

Erinnern wir uns kurz an die Frage vom Anfang: Bilden sich Eizellen im Laufe des Lebens immer wieder neu? Wachsen die also ständig nach?

Schauen wir mal, was da in den Eierstöcken passiert. Wir Frauen haben nämlich »Eier«! Und wie! Hier lagern sogenannte Follikel, das sind mit Flüssigkeit gefüllte Bläschen, in denen sich jeweils eine unentwickelte Eizelle befindet. Bitte fein unterscheiden: Follikel sind (noch) keine reifen Eizellen. Das heißt also, in den Ovarien befinden sich zunächst einmal Eibläschen. So, und nun kommt unser Gehirn ins Spiel (ja, auch das mischt unter der Gürtellinie mit!), die Hirnanhangdrüse produziert zu Beginn des Zyklus das Hormon FSH (follikelstimulierendes Hormon). Warum? Weil das zur Bildung reifer Eizellen benötigt wird. Das FSH regt nun jeden Monat mehrere Follikel einerseits zum Wachsen und andererseits dazu an, Östrogen zu bilden. Bei abgeschlossener Reifung reißt der Follikel, also die Hülle, und wir haben eine reife Eizelle. Diesen Vorgang nennt man Follikelsprung oder wie wir es kennen: Eisprung. Die Eizelle springt also nicht aus den Eierstöcken raus, sondern die Hülle platzt auf. Jeden Monat reifen circa fünfzehn bis zwanzig Eizellen heran, aber tatsächlich schafft es in der Regel nur eine, die größte und am besten entwickelte, ihre Hülle abzustreifen und sich auf den Weg zu machen. *And the winner is …!* Dann hat sie die sogenannte Sprungreife, das Eizellen-Abitur, wenn man so will.

Aber wo eine Regel, da auch eine Ausnahme: Manchmal sind es auch zwei. Aber dazu kommen wir gleich.

Follikel-stimulierendes Hypophysenhormon (FSH)

- bei ***Frauen*** für Follikelreifung zuständig

- bei ***Männern*** für Bildung und Reifung der Spermien

FSH-Bestimmung im Blut spielt bei der Fertilitätsdiagnostik (diagnostische Maßnahmen zur Abklärung der weiblichen und männlichen Zeugungsfähigkeit) eine wichtige Rolle

Gönnen wir den Ovarien noch einen Moment Aufmerksamkeit. Die produzieren wie gesagt auch Hormone, um den schönen (im besten Fall regelmäßigen) Zyklus aufrechtzuerhalten, damit da nicht alles drunter und drüber geht. Hier werden vornehmlich Östrogene produziert, die für die Reifung, aber auch für das hormonelle Gleichgewicht zuständig sind. Östrogen kommt übrigens aus dem Griechischen *(oestrus)* und bedeutet einerseits Leidenschaft, kann aber auch als Brunst oder Brunft übersetzt werden. Also Zeit der Paarung. Östrogene sind nicht irgendwelche bösen Stoffe, die je nach hoher oder niedriger Konzentration aus Frauen unberechenbare Wesen machen: schlechtgelaunte Furie oder munter plappernde Nervensäge. (Siehe PMS!) Weibliche Geschlechtshormone entfachen eben auch die Leidenschaft, den Wunsch nach Sex, nach Zärtlichkeit und Hingabe. Also, freut euch des Lebens, und wenn sich in der zweiten Zyklushälfte die geringere Östrogenkonzentration (in Verbindung mit Progesteron) aufs Gemüt legen sollte, dann geht raus an die frische Luft, treibt Sport, ernährt euch gesund und vermeidet Stress, so gut es geht. Und irgendwann steigt der Spiegel ja wieder an! (Es gibt aber später noch mehr Wissenswertes zum Thema Hormone. Zum Beispiel, warum »die Pille« nicht nur ein Verhütungsmittel ist, sondern darüber hinaus noch viel mehr Einfluss auf unseren Körper hat.)

Zur Info: Unter dem Begriff Östrogene fassen wir viele weibliche Geschlechtshormone zusammen, sie alle einzeln zu benennen würde auch mich überfordern. Braucht man auch nicht. Weniger ist manchmal mehr.

Östrogene haben also einen superwichtigen Job: Die weiblichen Sexualhormone regeln den Menstruationszyklus, steuern die Reifung der Eizellen und den Aufbau der Gebärmutterschleimhaut, damit sich im zähen Schleim unter Umständen ein Embryo einnisten kann (ihr erinnert euch?).

Östrogene schützen zudem vor Scheidentrockenheit (Bartholin-Drüse!) und sind an vielen anderen Prozessen im Körper beteiligt. Und wenn die Eierstöcke in Rente gehen und keine Eizellen mehr heranreifen, also in der Menopause, dann sinkt die Östrogenproduktion. Und das hat natürlich Auswirkungen auf den weiblichen Organismus. Aber zu diesem Thema kommen wir noch. (Wer nicht abwarten kann: siehe »Je oller, je doller«.)

So, nun ist eine Eizelle im Follikel herangereift und hat beim Eisprung ihre Hülle abgeworfen und sich auf den Weg gemacht. Wo geht der hin?

Die Eileiter

Oder auch Ovidukte genannt. Lateinisch *ovum* = Ei und *ductus* = Leitung. (Ihr werdet sehen, beim nächsten Arztgespräch oder Befund seid ihr schon viel gelassener.)

Hier würde ich gerne kurz innehalten und erst mal in die Eileiter hineinschnuppern, bevor wir sie uns anschauen. Ja, das lohnt sich. Denn Wissenschaftler konnten nachweisen, dass in der Eileiterflüssigkeit (und im Vaginalsekret) mehr als zwanzig Duftstoffe vorhanden sind. Darunter auch ein Molekül, das dem Maiglöckchenduft ähnelt. Kurz gesagt: In unseren Eileitern duftet es angeblich nach Frühlingsblumen. (Und ob Spermien das riechen können, erfahren wir später!)

Die »duften« Eileiter sitzen rechts und links am oberen Teil der Gebärmutter, sie sind ebenfalls ein schlauchförmiges muskuläres Hohlorgan und vor allem eins: ein Transportmittel. Die kennen nur einen Weg: von den Eierstöcken zur Gebärmutter. Einbahnstraße. Sie sind mit den Eierstöcken verbunden und nehmen die Eizelle nach dem Follikelsprung in Empfang, um sie zur Gebärmutter zu transportieren.

Aber stopp, nun schauen wir mal kurz nach unten in die andere Richtung, da tut sich nämlich was: Dort haben ein paar Spermien den weiten, weiten Weg durch Vagina, Gebärmutterhals und Gebärmutter geschafft und die Eileiter erklommen, da kommt ihnen auf dem Transportweg so eine Eizelle entgegen. Und dann denkt sich so ein besonders schnelles starkes Spermium: Die könnte man doch mal befruchten!

Die Befruchtung findet also in den Ovidukten, den Eileitern, statt, also quasi auf der Eizellen-Autobahn. Merke: Spermien können sich im Genitaltrakt nur aufwärtsbewegen, Eizellen nur abwärts. Und irgendwann treffen die sich. In den Eileitern.

Dieser Transportweg ist aber keine Rennstrecke, es dauert von der Befruchtung bis zur Gebärmutter insgesamt etwa fünf Tage. Und bis zur abgeschlossenen Einnistung in die Gebärmutterschleimhaut vergehen auch noch mal circa drei Tage. Also alles schön langsam.

Vorhin haben wir über den seltenen Fall gesprochen, dass zwei Eizellen die Sprungreife erlangt haben und sich zusammen auf den Weg in die Eileiter gemacht haben. Und wenn ihnen dann gleich zwei starke Spermientypen entgegenkommen, dann kann es sein, dass auch beide Eizellen befruchtet werden. Und *schwupps*: So entstehen zweieiige Zwillinge. Eineiige Zwillinge entstehen übrigens aus einer von einem Spermium befruchteten Eizelle, die sich innerhalb von drei Tagen nach der Befruchtung in zwei Zellkerne aufteilt. Warum die das macht? Tja, das ist tatsächlich unklar, die Wissenschaft grübelt noch. Falls es aber in der Familie mütterlicherseits schon Zwillinge gibt, erhöht sich die Wahrscheinlichkeit. Also muss es auch genetische Faktoren geben. Klar ist aber, dass die beiden Eizellen ab da dann getrennt in die Gebärmutter wandern. Sachen gibt's!

Gut, nun wandert die befruchtete Eizelle über die Eileiter runter in die Gebärmutter, und da haben die Östrogene schon dafür gesorgt, dass der Gebärmutterschleim schön zäh ist und das Ovum sich kuschlig einnisten kann. Prima. Oder eben nicht. Auch unbefruchtete Eizellen bleiben natürlich nicht ihr Leben lang in den Eileitern hängen und warten auf Erlösung. Die wandern auch in die Gebärmutter, sterben ab und werden bei der nächsten Menstruation mitsamt Blut und Schleimhaut ausgeschieden. Und alles wieder von vorne – neues Spiel, neues Glück. Was sind wir für faszinierende Wesen. Jeden Monat können wir neues Leben erschaffen!

Schnelle Jungs und starke Mädels

Lasst uns noch einen kleinen Exkurs machen. Eins ist mal klar: Dass das Tragen von Tennissocken beim Zeugungsakt Einfluss auf das Geschlecht hat, ist tatsächlich ein Märchen.
Was aber stimmt, ist, dass die Spermien das Geschlecht des Kindes bestimmen. Und das geht so:
Die Eizelle der Mutter enthält immer ein X-Chromosom

(weiblich). Die Samenzelle des Mannes enthält entweder ein X- (weiblich) oder ein Y-Chromosom (männlich). Bei der Befruchtung der Eizelle verbinden sich die Chromosomen. Bei der Kombination XY entsteht ein Junge und bei der Kombination XX ein Mädchen. So weit, so gut, jetzt aber die Feinheiten. Untersuchungen haben gezeigt, dass männliche Samenzellen (Y) kleiner sind und schneller schwimmen, aber eine kürzere Lebensdauer haben als weibliche Samenzellen (X). Weibliche Samenzellen sind zwar langsamer, dafür aber stärker, sie können länger überleben als männliche Samenzellen. Somit wäre die logische Schlussfolgerung, dass ein Geschlechtsverkehr um den Zeitpunkt des Eisprungs bedeuten würde, dass die männliche Samenzelle schneller wäre und das Rennen gegen eine weibliche gewinnen würde. Es ist ein Junge!

Würde der Geschlechtsverkehr zu einem früheren Zeitpunkt stattfinden, wären die weiblichen beim Eisprung immer noch fit und würden als Siegerinnen vom Platz gehen. Ein Mädchen! Schöne Vorstellung. Doch auch hier muss ich zugeben: Die Wissenschaft ist fleißig, und es gibt mittlerweile auch Studien, die sagen, dass der Zeitpunkt des Geschlechtsverkehrs wahrscheinlich eher keinen wirklichen Einfluss auf das Geschlecht des Kindes hat.

Was aber bewiesen wäre: Jungs sind schneller, Mädchen zäher. (Zumindest die Spermien.) Und was ist besser? Marathon oder Kurzstrecke? Schnellschuss oder Ausdauer? Das lass ich jetzt mal unkommentiert. ☺

Ist das nicht der Wahnsinn? Vagina, Gebärmutterhals, Gebärmutter, Eileiter, Eierstöcke und Hormone bilden zusammen ein super System, das fein aufeinander abgestimmt ist. Im

Idealfall funktioniert das Monat für Monat wie ein Uhrwerk. Und das macht unser Körper ganz alleine.

Puh, Leute! Wir haben es geschafft! Jetzt wisst ihr alles (na ja, sagen wir: das Wichtigste) über die inneren und äußeren weiblichen Geschlechtsorgane. Hammer, oder? Und was daran war jetzt peinlich, unangenehm oder sogar tabu? Eben. Nix.

Nun sind wir bestens vorbereitet. Auf in die Welt der Fragen und Behauptungen.

Kurz und knapp zusammengefasst

- ***Vulva*** = Gesamtheit aller weiblichen äußeren Geschlechtsorgane (innere und äußere Schamlippen, Scheidenvorhof, Klitoris, Bartholin-Drüse)
- ***Genitaltrakt*** = innere weibliche Geschlechtsorgane (Vagina/Scheide, Gebärmutterhals, Gebärmutter, Eierstöcke, Eileiter)
- ***Primäre Geschlechtsorgane*** (dienen der direkten Fortpflanzung): Vulva, Vagina, Eierstöcke, Eileiter, Gebärmutter

Stimmt's?
Die Klitoris hat doppelt so viele Nervenzellen wie der Penis!

Es kursieren Zahlen darüber im Netz: Angeblich haben Frauen 8000 Nervenenden auf der Klitoris-Spitze, Männer nur 4000 auf ihrer Eichel. Ich glaube, kein Wissenschaftler hat je die gesamten Nervenzellen auf der Klitoris-Perle (ich liebe dieses Wort immer mehr) oder der männlichen Eichel gezählt. Aber damit beschäftigt haben sich viele. In einer Studie wurden die Nervenenden tatsächlich gezählt, aber nur auf jeweils einem Teilabschnitt, und dann hochgerechnet und miteinander verglichen. So kam man zu der Annahme, dass sich auf der Eichel des männlichen Penis etwa genauso viele Nervenzellen befinden wie auf der Klitoris-Eichel. Aber: Die Fläche der Klitoris-Spitze ist mit ihren maximal acht Millimetern natürlich erheblich kleiner als die der männlichen Eichel (durchschnittlicher Durchmesser 4,5 Zentimeter). Heißt: Die Dichte der Nervenzellen ist bei der Klitoris-Spitze viel größer. Bingo, Mädels!

Also, doppelt so viele Nervenenden haben wir Frauen wahrscheinlich nicht, aber eine höhere Konzentration auf einem Haufen. Und das ist ja auch schon mal nicht so schlecht!

Erlaubt mir an dieser Stelle eine persönliche und vor allem ernste Anmerkung, die mir echt am Herzen liegt. Ein Thema, das nicht vergessen werden darf!! Wie furchtbar ist es, dass junge Mädchen in Afrika immer noch beschnitten werden. Ein entsetzliches, Zigtausende Jahre altes vollkommen sinnloses Ritual. Und das meist ohne Betäubung, mit Rasierklingen oder Glasscherben. Diese grausame Genitalverstümmelung, bei der die Klitoris (manchmal sogar auch die inneren Schamlippen) ganz oder teilweise entfernt wird, dient nur dazu, den Mädchen jedes sexuelle Lustempfinden zu nehmen. Und nicht nur das: Die Frauen haben ihr Leben lang schlimme körperliche und psychische Leiden. Jeder angebliche »Grund« für diese menschenverachtende Prozedur, die Mädchen vor ihrer eigenen Sexualität »schützen« zu wollen oder ihre »Reinheit« zu bewahren, ist ein Verbrechen – und lebensgefährlich. Diese Mädchen und Frauen brauchen Schutz und eine Stimme.

Beim Kinderhilfswerk Unicef zum Beispiel findet ihr weitere Informationen und wie ihr helfen könnt:
https://www.unicef.de/informieren/aktuelles/maedchenbeschneidung-stoppen

Haben auch Frauen eine Prostata?

Wer kennt die Antwort?! Wer hätte es gedacht?

Die männliche Prostata wird auch Vorsteherdrüse genannt, genauso wie die weibliche Paraurethraldrüse, die wir ja bereits kennengelernt haben. Und deshalb hört die auch auf den schönen Namen: *Prostata feminina.* Diese Geschlechtsdrüse entspricht entwicklungsgeschichtlich der männlichen Prostata. Ihr Sekret, das bei großer sexueller Erregung und/oder beim Orgasmus abgesondert wird, ähnelt in seiner Zusammensetzung dem männlichen Prostatasekret. Man spricht daher von weiblicher Ejakulation, auch Squirting genannt (*to squirt:* herausspritzen). Es gibt leider immer noch viele Frauen, denen diese Ejakulation unangenehm oder peinlich ist, weil man lange Zeit davon ausging, dass es sich bei der Flüssigkeit um Urin handelt (eine sogenannte Belastungsinkontinenz während des Orgasmus). Tatsächlich kann sich im Sekret auch Harn befinden, denn schließlich münden die Ausführungsgänge der Drüsen in den Endabschnitt der Harnröhre und in die Schleimhaut rund um die Harnröhrenöffnung. Aber, mal ganz ehrlich: Was soll's! Sex ist einfach 'ne feuchte Angelegenheit (im besten Fall ☺), und das ist doch das Tolle daran. Mit dem richtigen Partner oder der richtigen Partnerin ist es die schönste Sache der Welt!

Ja, Leute. Auch Frauen haben eine Prostata!

Der G-Punkt ist ein Mythos!

Der mysteriöse G-Punkt. Ich möchte nicht wissen, wie viele Menschen schon Stunden damit verbracht haben, diesen wundersamen »Punkt« zu finden. Gar nicht auszudenken, was da rumgestochert wurde: »Und Schatz, hab ich ihn? Ist er das?«

Wisst ihr eigentlich, dass der schon seit fast 75 Jahren Thema ist? Und immer noch ranken sich Mythen und Märchen darum. 1950 wurde der Punkt, der ja eigentlich eine Zone ist, zum ersten Mal erwähnt: Im International Journal of Sexology. Und wer hat ihn (angeblich) entdeckt? Der deutsche Gynäkologe Ernst Gräfenberg (1881–1957). Die Gräfenberg-Zone, der G-Punkt. Was für eine Erfindung: Orgasmus auf Knopfdruck? Könnte man denken, ist aber (leider) natürlich nicht so. Da ist kein Knopf. Die ominöse Stelle soll sich etwa drei bis fünf Zentimeter tief in der Vagina befinden, und zwar (Achtung, aufgepasst!) unmittelbar neben der Harnröhre. Okay Leute, wer oben bei der Klitoris nicht gepennt hat, dem müsste jetzt ein Licht aufgehen. Somit könnte die sagenumwobene Gräfenberg-Zone ein Teil der (innenliegenden) Klitoris sein. Und klar: Dieser Teil ist besonders sensibel. Dort liegt aber auch die Paraurethraldrüse, also die weibliche Prostata. Ist die von Herrn Gräfenberg »entdeckte« Stelle vielleicht einfach eine erogene

Zone, wo sich Klitorisschwellkörper und Geschlechtsdrüsen tummeln? Und der Kollege wollte dieser schönen lustbereitenden Stelle einfach nur seinen Namen verpassen? Könnte sein. Man weiß es nicht.

Die weibliche Lust ist ja offenbar ein Objekt der wissenschaftlichen Begierde, und daher werden dann auch immer mal wieder neue »Erkenntnisse« zutage gefördert: wie zum Beispiel der U-Punkt. Auch hier soll es sich, ach nee, um eine »Zone« handeln. Der U-Punkt hat seinen Namen von Urethra (Harnröhre), und da fällt bei euch schlauen Füchsen jetzt natürlich der Groschen. Der U-Punkt soll sich rund um den Eingang der Harnröhre befinden. Und wo sitzt der? Genau, im Scheidenvorhof zwischen Klitoris und Vagina. Diese Stelle ist natürlich hochsensibel, da sitzen viele Nervenenden, und das bedeutet, hier sind Berührung und Empfindung besonders intensiv. Sollte es auf der nächsten Party mal wieder um den sagenhaften G-Punkt (oder U-Punkt) gehen, dann wisst ihr jetzt Bescheid. Haltet den Besserwissern mal einen kleinen Vortrag über Klitorisschwellkörper und Paraurethraldrüse, dann lernen sie mal die *Prostata feminina* kennen.

Der G-Punkt ist also nicht wirklich ein Mythos, aber auch kein real existierender Orgasmus-Knopf. Es ist eher eine hocherogene Zone, die sich aus mehreren sensiblen Elementen zusammensetzt. So würde ich das bezeichnen. (Sorry, Herr Gräfenberg!)

G-Punkt: größer, schneller, weiter?

Es gibt ja nix, was es nicht gibt! Schon mal was von der G-Punkt-Vergrößerung gehört? Tja, da haben sich plastische Chirurgen was ganz Dolles einfallen lassen. Oder auch nicht.

Es gibt zahlreiche Fachkliniken und -praxen (echt wahr!), die eine Vergrößerung des G-Punktes mit Hilfe von Hyaluronsäure anbieten. Auch G-Shot genannt. Das soll angeblich das Lustempfinden steigern. Kostenpunkt: gut tausend Euro, manchmal auch mehr. Bevor wir uns die (berechtigte) Frage stellen »Was soll das?«, schauen wir uns mal an, was die da machen:

Bei der G-Punkt-Unterspritzung wird die erogene Zone »aufgepolstert«, was sie angeblich empfindsamer macht und die Orgasmusfähigkeit steigern soll. Ums mal plastisch zu beschreiben: Da wird auf der Innenseite der Vagina in die vordere Vaginalwand mit einer Spritze Hyaluron (wahlweise auch Eigenfett) injiziert. Das ist ein medizinischer und chirurgischer Eingriff, der bei einem gesunden Körper wohlüberlegt sein soll! Kein Eingriff ist ohne Risiko!

Die G-Punkt-Unterspritzung kann nämlich auch dazu führen, dass

- dieser sensible Bereich so stark gereizt wird, dass das Lustempfinden darunter leidet
- eine Überempfindlichkeit gegenüber der Stimulation eintritt
- sich durch die Hyaluronsäure oder das Injizieren von Eigenfett Verkapselungen oder Lipome (Fettknubbel) bilden

Und natürlich beinhaltet ein chirurgischer Eingriff immer das Risiko von Infektionen und Nachblutungen.

Sicher, es gibt Frauen, die Probleme haben, einen vaginalen Orgasmus durch Penetration zu bekommen. Aber bevor ihr euch irgendwas in die Vaginalwand spritzen lasst, sollten erst mal die Gründe dafür eruiert werden.

Bilden sich eigentlich Eizellen im Laufe des Lebens neu?

Dazu gehen wir bitte noch mal in die Eierstöcke zurück. Wie war das? Einmal im Monat reifen bis zu zwanzig Eizellen heran. Was heißt heranreifen? Bilden die sich jeden Monat neu? Nein, die sind schon da: als Eibläschen. Die reifen nur mit Hilfe des Follikel-stimulierenden Hormons FSH, bis ihre Hüllen, die Follikel, platzen. Somit gibt es also eine Vorratskammer an unreifen Eizellen, von denen einmal im Monat eine Anzahl auserkoren wird, die es bis zur Sprungreife schaffen können. Meist schafft es nur eine, die größte, schönste und beste.

Bei der Geburt kann ein weibliches Baby über sage und schreibe ein bis zwei Millionen (noch unreife) Eizellen verfügen! (Die Zahlen variieren.) Und die lagern alle in den Eierstöcken. Sobald das Mädchen das Licht der Welt erblickt hat, bilden sich keine neuen mehr. Ende der Produktion. Habt ihr das gewusst? Doch in den folgenden gut zehn Jahren bilden sich etliche davon zurück, so dass zu Beginn der Pubertät noch ungefähr 400.000 unreife Eizellen übrig sind. Ist das nicht wundervoll? Immer noch genug für die kommende fruchtbare Zeit. Von diesen vielen hunderttausend Eizellen erreichen aber im Laufe der Zeit nur etwa vier- bis fünfhundert die Follikelreife. (Einfache Rechnung: eine Eizelle pro Monat, macht zwölf im Jahr, bei etwa 35 Jahren Fruchtbarkeit wären das 420.) Die Follikelreife ist jenes Stadium, in dem ihre Hülle (Follikel) aufplatzt und sie sich auf den Weg in die Eileiter machen. Da jeden Monat sicherheitshalber mehrere Eizellen die Chance haben, die Sprungreife zu erlangen, aber es in der Regel nur eine schafft, müssen sich die anderen zurückbilden. Sorry, keine zweite Chance. Macht ja nichts, sind ja genug da. Somit entstehen Eizellen im Laufe des Lebens nicht neu, sie sind alle bereits vorhanden. Heißt, die kleinen Zellkügelchen sind verdammt langlebig und warten geduldig jahrzehntelang auf ihren Einsatz.

Jetzt die Kehrseite der Medaille. Zum einen nimmt die Anzahl der Eizellen logischerweise mit fortschreitendem Alter ab, andererseits verändert sich aber auch ihre Qualität. Und damit wird die Wahrscheinlichkeit genetischer Veränderungen größer. Schon ab dem 35. Lebensjahr kommen Chromosomendefekte häufiger vor. Dieser Degenerationsprozess ist normal, er betrifft alle Frauen. Die Ursache liegt in der befruchteten Eizelle selbst. Das darin enthaltene Chromosomenpaar (XX für Mädchen, XY für Jungs) wird durch Bindeproteine (Cohesine) zusammengehalten. Mit dem Alter können diese Cohesine ihre Bindekraft verlieren und sich sogar abbauen, was dann zu einer Fehlverteilung der Chromosomen in den Eizellen führt. Deshalb steigt mit zunehmendem Alter einer Frau zum Beispiel das Risiko für Tot- oder Fehlgeburten. Auch Trisomie 21 (Down-Syndrom) ist auf eine solche Chromosomenanomalie zurückzuführen.

Das Hymen reißt beim ersten Sex!

Noch mal Anatomie-Proseminar. Das Hymen (altgriechisch für Häutchen) liegt am Scheideneingang. Und wenn wir jetzt mal logisch denken (was wir ja die ganze Zeit tun, nicht wahr? ☺), dann führt das zu der Erkenntnis, dass das sogenannte Jungfernhäutchen den Eingang zur Vagina nicht verschließen kann, richtig? Wie sonst sollte da Vaginalsekret oder Menstruationsblut abfließen können? Das wäre ja eine Katastrophe! Die Vagina von einem Häutchen verschlossen und dichtgemacht? Kommen wir in dem Zusammenhang wieder kurz auf die

Tampons zu sprechen: Dann müsste doch auch beim ersten Benutzen eines Tampons das Häutchen reißen, also durchstoßen werden. Unsinn. Unser Körper macht nichts, was keinen Sinn ergibt.

Nein, das Hymen ist eine elastische ringförmige Gewebeschicht, die den Eingang zur Vagina umrandet. Es ist eine Art Ring, keine geschlossene Haut oder (noch schlimmer!) ein »Deckel«.

Warum kann es dann beim ersten vaginalen Geschlechtsverkehr (Defloration) zu Blutungen kommen, die auf eine Verletzung des Hymens zurückgeführt werden? Weil jede Frau unterschiedlich ist und Frauen anatomische Unterschiede aufweisen, so ist die Öffnung im Hymen bei manchen Mädchen oder Frauen weiter oder enger. So kann es bei kleinen Öffnungen dann durchaus passieren, dass die empfindliche Gewebeschicht bei der ersten Penetration einreißt. Tatsächlich kann es auch vorkommen, dass das Hymen vollständig geschlossen ist *(Hymen imperforatus)*, was in der Medizin als eine Fehlbildung bezeichnet wird – die Hymenalatresie – und absolut gesundheitsgefährdend ist. Es kommt zu Flüssigkeitsansammlungen in der Vagina, auch das Menstruationsblut kann nicht abfließen, und die Mädchen haben während ihrer Periode starke Schmerzen. Dann muss bei einem ärztlichen Eingriff eine Hymenalspaltung, also eine Öffnung, vorgenommen werden. Die Erzählung vom geschlossenen intakten Jungfernhäutchen, das eine Jungfräulichkeit beweisen soll, ist ein Märchen. Es stimmt nicht. Und das ist auch gut so, alles andere wäre anatomischer Blödsinn.

Aber leider gibt es immer noch Religionen oder andere Gesellschaften, die Anatomie und Wissenschaft ignorieren und lieber altertümlichen Traditionen anhängen. Da gilt (je nach Auslegung) das weiße Bettlaken mit Blutflecken nach der Hochzeitsnacht als optischer Beweis für die Jungfräulichkeit der Braut. In manchen extremen Fällen, zum Beispiel in den östlichen ländlichen Regionen der Türkei, wird das blutbefleckte Laken (die sogenannte Ehren-Rose) sogar nach der Hochzeitsnacht stolz und für alle öffentlich sichtbar an die Haustür gehängt. Man mag sich nicht vorstellen, welche Katastrophe eintritt, wenn da kein Blut zu sehen ist! Weil da nämlich nicht unbedingt was einreißen und bluten muss. Weil auch Frauen, die noch keinen Geschlechtsverkehr hatten, nicht hundertprozentig bei der ersten Penetration bluten. Aber dazu müsste man sich eben mit der weiblichen Anatomie auskennen. Stattdessen werden die armen jungen Frauen aus lauter Unwissenheit und Dummheit geächtet und verstoßen – oder sie schneiden sich, um einen Blutfleck zu simulieren. Aber auch Mädchen, die Märchen über das Jungfernhäutchen erzählt bekommen, haben so vielleicht Angst vor dem ersten Mal. Wir sollten aufklären, statt Angst zu verbreiten.

Frauen mit Endometriose können keine Kinder bekommen!

Endo … was? Da ist ja schon das erste Problem. Was ist das überhaupt? Und was hat das mit Kinderkriegen zu tun? Bei bis zu fünfzig Prozent aller Frauen mit unerfülltem Kinderwunsch liegt tatsächlich eine Endometriose-Erkrankung zugrunde.

Noch mal zur Erinnerung: Bei der Endometriose bildet sich Gewebe, das der Gebärmutterschleimhaut ähnelt, auch an anderen Stellen im Körper, nämlich in benachbarten Organen und Geweben. Es sind also krankhafte Wucherungen außerhalb der Gebärmutter. Da sich diese Wucherungen auch an Eileitern und Eierstöcken ansammeln können, führt das dort zu Verklebungen oder Verwachsungen, was ein Hindernis bei Befruchtung und Transport der Eizelle darstellen und somit eine Schwangerschaft erschweren kann. Wenn also eine Endometriose-Patientin nicht schwanger wird, sollte ärztlich abgeklärt werden, ob die Eileiter von Endometriose-Herden befallen und somit nicht frei durchgängig sind. Werden diese Gewebeherde operativ entfernt, erhöhen sich die Chancen auf eine Schwangerschaft wieder. Es kann sogar vorkommen, dass es während einer Schwangerschaft zu einer Besserung der Beschwerden kommt. Aber entfernte Gewebeansammlungen können sich auch wieder neu bilden. Die Endometriose ist zu einer Volkskrankheit geworden, was wohl an der mittlerweile verstärkten Diagnostizierung liegt. Sie wird ausführlich erforscht, aber noch immer ist die Ursache nicht ausreichend geklärt. Und dennoch: Ganz oft wird die Endometriose zu spät oder gar nicht diagnostiziert. Trotz aller Erkenntnisse!

Frauen haben öfter eine Blasenentzündung als Männer!

Und das liegt ganz bestimmt daran, dass wir im kurzen Kleidchen und Seidenslip auf dem kalten Boden sitzen. Und Männer robuste Baumwollschlüppis tragen? Und vielleicht lieber stehen? Nee. Natürlich nicht. Die Behauptung stimmt, hat aber anatomische Gründe. Und das liegt an der Harnröhre! Bei Männern ist sie etwa zwanzig Zentimeter lang (keine Sorge, die männlichen Geschlechtsorgane betrachten wir natürlich auch noch mit der Lupe), bei Frauen misst sie nur circa drei bis vier Zentimeter. Das ist ein erheblicher Unterschied! Und bei den Frauen kommt noch etwas hinzu: Harnröhrenöffnung im Scheidenvorhof und Darmausgang liegen nah beieinander. Somit können Darmbakterien, die sich gerne am After und dem Übergang zur Vagina tummeln, leichter in die Harnröhre gelangen. Und damit wären wir bei der Ursache für die sogenannte Zystitis. Denn nicht Kälte, sondern Bakterien sind schuld, wenn sich die Blase entzündet. Der Weg durch die männliche Harnröhre bis zur Blase ist einfach länger, und das erschwert eine mögliche Infektion. Glück gehabt, Männer. Ihr spült die Bakterien einfach raus, bevor sie die Blase erreichen. Bei euch steigt das Risiko mit dem Alter, dazu kommen wir noch.

Eine Blasenentzündung kann wiederum auch häufig durch Sex ausgelöst werden. Beim Geschlechtsverkehr haben es Keime leichter, in die weibliche Harnröhre vorzudringen (siehe Honeymoon-Zystitis!). Sie nehmen den Weg durch die Scheide zur Harnröhre und gelangen so in die Blase. Der Übeltäter heißt oft *Escherichia coli* (*E. coli*-Bakterium), ein in unserer Darmflora natürlich vorkommender Keim. In einem gesunden Darm richtet er keinen Schaden an, kann aber an anderen Stellen im Körper Infektionen auslösen. Wie eben zum Beispiel in der Blase.

Klartext: Solltet ihr gerne sowohl vaginalen als auch analen Sex praktizieren, dann beachtet bitte die Reihenfolge! Erst vaginal, dann anal. Nicht umgekehrt. Sonst schleust ihr die ganzen Keime aus dem Darmausgang in die Vagina. Und *zack*, landen die in der Blase.

Ja, Frauen fangen sich öfter eine Blasenentzündung ein als Männer – ganz eindeutig. *E. coli*-Bakterien haben bei uns Frauen einfach die kürzere Anreise, und Geschlechtsverkehr, also Penetration der Scheide, macht es ihnen noch einfacher.

Was hilft? Nein, ihr sollt nicht auf Sex verzichten, aber ihr könntet zwischendurch öfter mal (und vor allem unmittelbar nach dem Geschlechtsverkehr) zur Toilette gehen und die Blase entleeren, das spült Keime wieder raus. Und wenn ihr besonders anfällig für Blasenentzündungen seid, dann wascht euren Scheidenvorhof und den Eingang zur Vagina direkt nach dem Sex von außen mit warmem Wasser. (Keine Hochdruck-Vaginaldusche bitte!)

Und dann: viel Spaß!

Kann man von Analverkehr schwanger werden?

Ich dachte wirklich, das wäre in der heutigen Zeit der Aufklärung kein Thema mehr, aber: Ja, diese Frage wird immer noch gestellt. Ein wichtiges Thema, das auch zur Aufklärung bei Kindern und Jugendlichen unbedingt dazugehört. (Siehe »Wie sag ich's meinem Kind?« Da schauen wir uns übrigens auch die Behauptung an, dass man beim Sex während der Menstruation – angeblich – nicht schwanger werden kann.)

Zurück zur Frage. So eindeutig kann man die nicht mit Nein beantworten. Es gibt immer Wenn und Aber. Klar ist, wenn kein Sperma in die Scheide gelangt, kann es auch nicht nach oben zur Gebärmutter und dann in die Eileiter wandern. Folglich kann es nicht zur Befruchtung einer Eizelle kommen. Es gibt auch keine innere »Geheimverbindung« zwischen Darmtrakt und Gebärmutter – wäre das so, hätte ich euch das natürlich bei unserem kleinen Anatomiekurs verraten. Jetzt das Aber: Da der Abstand zwischen Rektum (Teil des Enddarms) und Scheide minimal ist, kann es natürlich passieren, dass ein Teil des Spermas aus dem Schließmuskel fließt und den Weg in die Scheide findet. Ist ja nicht weit. Eher unwahrscheinlich, aber möglich. Daher gilt auch für Analsex, sowie für alle anderen Sexpraktiken: Um eine Schwangerschaft sicher zu verhüten, sollten immer Kondome benutzt werden (oder andere Verhütungsmittel wie Diaphragma, Spirale, Pille) – also alles, was eine Schwangerschaft tatsächlich verhindert. Auch der sogenannte Coitus interruptus ist KEINE Verhütungsmethode.

Alles über die Sicherheit der verschiedenen Verhütungsmethoden findet ihr auch im Kapitel »Wie sag ich's meinem Kind?«. Das solltet ihr unbedingt mit eurem Nachwuchs lesen. ☺

Ausfluss ist nicht normal!

Zunächst mal: Was ist »Ausfluss« überhaupt? Es handelt sich dabei um Schleimabsonderungen aus der Scheide und ist bei jeder geschlechtsreifen Frau ein Teil des Systems. Aber leider ist es vielen Frauen immer noch extrem unangenehm. Als wäre es ein Zeichen mangelnder Körperhygiene. Das Gegenteil ist der Fall. Oben haben wir bereits gelernt, dass der weibliche Körper in den unterschiedlichen Zyklen hormonbedingt Flüssigkeit absondert. Das ist gut so. Normalerweise ist sie klar oder weißlich und geruchlos. Wenn das Hormon Östrogen vermehrt Schleimhaut produziert, kann ein Teil davon auch nach unten durch die Scheide abfließen. Der Ausfluss kann also in den Tagen vor oder während des Eisprungs zunehmen. Generell sorgt der Ausfluss dafür, abgestorbene Zellen und Bakterien aus dem Genitaltrakt zu spülen. Somit ist es also ein Zeichen von gut funktionierender selbstregulierender Körperhygiene und in einem gesunden Scheidenmilieu normal. Es wäre also eher unnormal, keinen Ausfluss zu haben! Natürlich ist es bei jeder Frau anders, manche haben mehr, manche weniger, was ja auch mit Alter und Hormonhaushalt zusammenhängt.

Die Behauptung stimmt also nicht. Ausfluss ist normal und nichts, wofür man sich schämen muss. Er ist sogar gut!

Wann ist Ausfluss auffällig?
Ausfluss, den Mediziner als ungewöhnlich (und somit behandlungsbedürftig) einstufen:
Wenn er

- dickflüssiger und eiterähnlich ist
- grünlich, gelblich oder blutig ist
- unangenehm riecht
- von Juckreiz oder Brennen begleitet wird

Dann kann eine Infektion oder Geschlechtskrankheit dahinterstecken und die sollten unbedingt ärztlich abgeklärt werden.

Können Frauen mit einem Tampon pinkeln?

Zum Abschluss meine Lieblingsfrage. Wie lauteten die Antworten bei der Umfrage noch mal?

»Ich denke, man muss ihn rausholen.«

»Ich glaube, es wird empfohlen.«

»Der saugt das Pipi auf.«

Die Antworten kamen natürlich von Jungs und Männern. Deshalb richte ich mich hier mal explizit an die Herren:

Da ihr ja jetzt mit dem weiblichen Urogenitalsystem bestens vertraut seid, dürfte die Antwort klar sein. Scheideneingang und Harnröhrenausgang liegen im Scheidenvorhof. Aber beide Öffnungen sind separat, die kommen sich nicht in die Quere. Wir haben zwei, bei euch gibt es nur eine. Somit kann eine Frau, die einen Tampon in der Scheide hat, natürlich auch

Wasser lassen, ohne ihn rauszunehmen. Und warum sollte sie ihn in der Harnröhre haben? Die hat ja auch nur einen Durchmesser von circa acht Millimetern. Und das Menstruationsblut fließt (aus der Gebärmutter kommend) durch die Vagina ab, die immerhin einen Durchmesser von zwei bis drei Zentimetern hat. Und da gehört dann auch der Tampon rein. Die bereits erwähnte Umfrage (unter Männern!) fand wohlgemerkt 2022 in den USA statt, nicht im Mittelalter und auch nicht 1950. Für mich ein Ding der Unmöglichkeit. Wie kann es sein, dass ihr mit uns Frauen Sex habt, wir eure Kinder bekommen, ihr genau wisst, wo ihr wie wann »reinmüsst«, aber von Tampons, Menstruation und allem, was dazu gehört, nicht nur keine Ahnung habt, sondern euch nicht mal dafür interessiert?! Echt, Männer, tut mir den Gefallen und informiert euch über das weibliche Geschlecht (-sorgan). Und hey, Frauen! Redet darüber! Es fehlt einfach an Austausch. Oder wisst ihr es selber nicht? Und liebe Eltern, sprecht mit euren Söhnen, damit die nicht bei der nächsten Straßenumfrage wie die Deppen dastehen. Oder noch schlimmer in intimen Momenten mit der Partnerin. Und sprecht mit euren Töchtern, damit sie das alles endlich als das begreifen, was es ist: das Normalste der Welt!

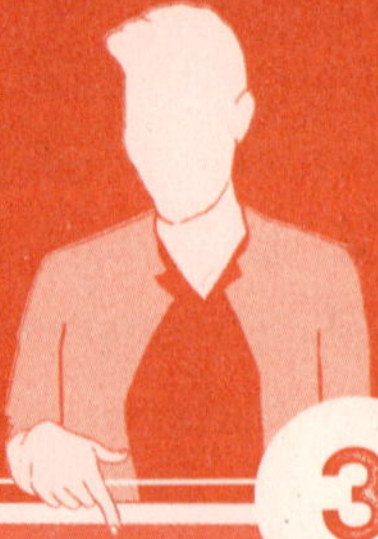

3

WOFÜR BRAUCHT EIN MANN EIGENTLICH DIE PROSTATA?

MUSCULUS CREMASTER
Streichelt man bei einem Mann über die Innenseite seiner Oberschenkel, wird der Kremasterreflex ausgelöst (Hodenheberreflex).

Wofür frau ihre *Prostata feminina* hat und dass sie eine hat, wissen wir ja jetzt. (Zur Erinnerung: weibliche Ejakulation!) Aber was genau macht die männliche Prostata? Sondert die beim Orgasmus auch ein Sekret ab? Und wo sitzt die? Und was macht die sonst so den ganzen Tag? Oder macht die nur Ärger oder Krebs? Braucht man die wirklich?

Okay, Jungs und Männer, jetzt seid ihr dran. Hosen runter!

Wir kommen zu den männlichen Geschlechtsorganen. Ihr glaubt wahrscheinlich, dass ihr euch mit eurem Penis, euren Hoden und dem Hodensack ganz gut auskennt. Wirklich? Und wie sieht's mit den inneren Geschlechtsorganen aus? (Ich bin mir übrigens sicher, dass auch Frauen hier Nachhilfe ganz gut gebrauchen können. Ich hab' ja selbst schon im Studium oft gedacht: WOW!)

Im Gegensatz zu uns Frauen sind Männer ja häufig sehr stolz auf ihr »Teil«, besonders wenn es schön groß und stark ist. Frauen vergleichen ihre Vaginen (glaube ich) eher seltener. Von einem Scheidenvergleich habe ich noch nie gehört. Meine Freundin Kerstin ist Hebamme und hat in ihrer Praxis Zeichnungen von Vaginen an der Wand. Die sind so schön gemalt, echte Kunstwerke, dass man zweimal hinschauen muss, um zu erkennen, dass es überhaupt Vaginen sind. Und die sind echt schön! So schön, dass Kerstin immer wieder betont, »wir seien Göttinnen«. Und die Bilder hängen dort, »damit das auch jeder sieht!« Ich finde, wir sollten uns öfter Vaginen an die Wand hängen. Würde niemand bemerken. Und wenn doch, umso besser!

Aber wie sieht's denn jetzt mit den Männern und ihren Geschlechtsteilen aus?

Eins gleich vorweg: Wir werden uns hier nicht nur mit dem

Penis beschäftigen, weil nämlich auch die Männer so viel mehr zu bieten haben. (Das wussten wir natürlich schon vorher, aber jetzt auch ärztlich zertifiziert. ☺) Auch ihr Genitalsystem ist ein Wunderwerk der Natur. Außerdem kann so ein Penis alleine wenig ausrichten, der braucht auch Kollegen, die ihn bei seiner Arbeit unterstützen. Und wir wollen uns vor allem nicht (nur) damit beschäftigen, wenn etwas nicht funktioniert oder untersucht werden muss. (Stichwort Prostata.) Denn das ist ja wahrscheinlich der Hauptgrund für Männer, sich mit ihrem Unterleib (von innen) zu beschäftigen. Klar, außen ist's (meist) schöner. Innen wird's aber erst richtig spannend.

Und deshalb habe ich natürlich auch hier schöne Fragen und skurrile Behauptungen rund um die männlichen Geschlechtsorgane mitgebracht. Vorab der kleine Selbsttest (googeln gilt nicht!).

- Kann man vom »Lusttropfen« schwanger werden? (Wo kommt der eigentlich her und was ist da drin?)
- Beschnittene Männer können länger! (Ich lasse nur medizinische Erklärungen gelten.)
- Kann Samen sich stauen, und ist das gefährlich? (Habt ihr schon mal von Kavaliersschmerzen gehört?)
- Im Sitzen pinkeln ist besser für die Blase! (Das würde die Frauen freuen, nicht wahr?)
- Können Spermien riechen? (Ich sage nur: Maiglöckchen!)
- Kann ein Penis brechen? (Wisst ihr, was eine Ruptur ist?)
- Bekommt man von Smegma Peniskrebs? (Da müsste man jetzt wissen, was das ist, nicht wahr?)
- Gibt es den »Horny Hangover« wirklich? (Die »postalkoholische Geilheit« mal medizinisch betrachtet.)

- Was ist der Unterschied zwischen Sterilisation und Kastration? (Ja, da gibt's einen!)
- Kann man mit einer Erektionspumpe seinen Penis tatsächlich vergrößern? (Stopp, erst lesen und jetzt nicht gleich eine kaufen!)

Ihr seht, wir haben viel zu besprechen. Hemmungen, Scham und Scheuklappen bitte ablegen.

Zur Einstimmung aufs Thema habe ich euch mal eine Geschichte aus meinem Ärztinnen-Alltag mitgebracht, da haben Hemmungen, Scham und Scheuklappen nämlich auch nichts verloren.

Rektale Untersuchungen sollte man nur von Profis machen lassen. Das denken sich die alten Hasen in Unikliniken auch immer und schicken gerne Ärzte und Ärztinnen in Ausbildung oder Praktikum los, wenn es heißt: männlicher Patient mit ungeklärten Schmerzen im Unterbauch. Ich weiß, wovon ich spreche. Ich glaube, ich habe in meiner Zeit als Studentin im praktischen Jahr in der Allgemeinchirurgie mehr Männer digital-rektal untersucht, als ich mir jemals für mein gesamtes Leben hätte vorstellen können (oder wollen). Zur Erklärung: Eine digital-rektale Untersuchung (DRU) ist eine mit dem Finger (digitus) vorgenommene Untersuchung des Rektums (Mastdarm). Es hat also nichts mit digitaler Datenübertragung zu tun. Hier wird noch manuell gearbeitet. Das ist ein gängiges Verfahren bei der Untersuchung auf eine chronische Prostatitis (Prostata-Entzündung). Die Prostata wird für einige Minuten mit kreisenden Bewegungen massiert und danach der Patient gebeten, zu urinieren oder ejakulieren. So weit, so gut. Jetzt stell dir vor, du bist eine junge Studentin wie ich damals – in der beschaulichen Schweiz. Der Arbeitsplatz soll so etwas wie eine Notaufnahme sein, die Untersuchungskabinen, die eigentlich keine sind, bestehen lediglich aus mit Vorhängen abgetrennten Liegen … Eine chirurgische Kollegin erklärt dir kurz (leicht lächelnd), was du als Nächstes zu tun hast. Und dann liegt da dieser freundlich zugewandte Schweizer in Linksseitenlage. Deutlich über siebzig Jahre alt. »Da machen Sie jetzt mal bitte eine DRU.«

Ich glaube, meine Gesichtsmuskulatur hat sich in diesem Moment verselbständigt, und ich wäre am liebsten vor Scham im Boden versunken. Echt jetzt.

Erst mal »Guten Tag« sagen. »Grüezi, Frau Doktor.« »Okay, dann fange ich mal an. Sie wissen, was ich jetzt mache?« – »Ja.« Wieder freundliches Lächeln. Von ihm. Meins eher gequält. Medizinische Handschuhe an, und los geht's. Was getan werden muss, muss getan werden. Also stimulierte ich diesem älteren Herrn rektal die Prostata.

Eine wirklich skurrile Situation – für uns beide. Worüber redet man zehn Minuten mit einem Fremden, dessen Prostata man gerade massiert? Was sagt man so, wenn man mit dem eigenen Finger im Hintern eines wildfremden Mannes rumhantiert? Mein Patient machte sich darüber anscheinend wenig Gedanken. Er plapperte munter drauflos. Ich war jedenfalls froh, dass er sich als FC-Zürich-Fan outete und mir so ziemlich alles über Eishockey erklärte. Und ich? Ich massierte in der Zwischenzeit tapfer weiter und bewunderte die Natur vor dem Fenster. Ich träumte mich einfach weg. Wohin? Ich weiß es nicht mehr …

Und dann war es endlich so weit: Das von uns so dringend

benötigte Sekret fand seinen Weg über die Harnröhre in mein Becherchen.

Ganz ehrlich, die Erfahrung war wirklich eine bleibende Erinnerung. Ach ja, eine Prostatitis hatte er übrigens nicht. Das kann aber nicht an meiner Massage gelegen haben …

Also, seid ihr bereit, in die Tiefen des männlichen Unterleibs vorzudringen? Ihr könnt mir vertrauen, wie ihr seht, kenne ich mich da aus. Euch erwartet eine (mindestens genauso spannende) anatomische Reise durch die männlichen Geschlechtsorgane wie bei den Frauen. Wie funktioniert das Urogenitalsystem eigentlich, was passiert im Körper vor einer Ejakulation und welche Rolle spielt dabei die Prostata? Und ganz nebenbei erfahren wir zum Beispiel, was ein Spritzkanälchen ist, warum man mit einem erigierten Glied nicht pinkeln kann, welche wichtige Funktion Präejakulat hat, dass es einen medizinischen Grund für die »Morgenlatte« gibt und was der Beckenboden mit Potenz zu tun hat.

Es gibt viel zu besprechen. Legen wir los.

Die männlichen Geschlechtsorgane

Wir schneiden auch den Mann in der Mitte durch, klappen ihn auf und schauen rein. Hier unterscheiden wir ebenfalls zwischen den äußeren und den inneren Geschlechtsorganen. Die äußeren sind (könnte man auf den ersten Blick meinen) überschaubar und klar: Penis (mit Vorhaut und Eichel) und Hodensack. Zu den inneren gehören die Hoden und Nebenhoden, die Samenleiter, Bläschendrüse und die berühmte Prostata. Harnblase und Harnröhre werden wir uns auch genau anschauen, weil die quasi mit den inneren Genitalien eng zusammenarbeiten. Die sind schon alleine räumlich nah beieinander.

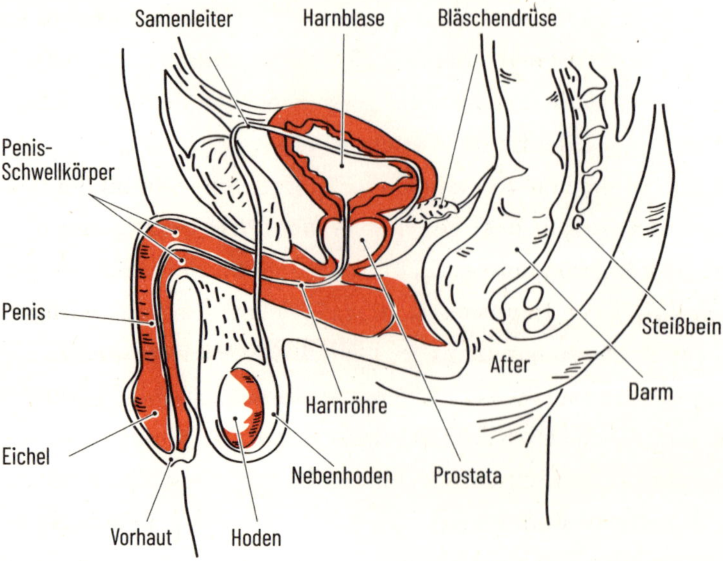

Beide zusammen, die inneren und äußeren Geschlechtsorgane, dienen natürlich der Fortpflanzung, also der Zeugung. Darüber hinaus steuern sie den Entwicklungsprozess vom kleinen Jungen zum erwachsenen Mann, sie bilden Hormone und ermöglichen Geschlechtsverkehr und somit sexuelle Befriedigung.

Das wären die groben Eckdaten, wir wollen es aber genau wissen. Fangen wir mal außen an.

Die äußeren männlichen Geschlechtsorgane

Der Penis

Auch Glied genannt. Der Begriff Phallus wird meistens nur für den erigierten Penis benutzt und steht (das Thema eignet sich einfach super für Wortspiele ☺) für Kraft und Fruchtbarkeit.

Eins kann ich euch jetzt schon verraten: Der Penis hat es in sich! Zunächst mal teilen wir ihn in drei Teile (nur theoretisch natürlich): die Peniswurzel *(Radix penis)*, der Penisschaft *(Corpus penis)* und die Eichel *(Glans penis)*.

Die Wurzel ist von außen nicht sichtbar, sie verbindet den (sichtbaren Teil des) Penis mit dem Beckenboden und den großen Knochenfortsätzen des Schambeins. Der Schaft ist von einer dünnen Haut umgeben (nein, das ist nicht die Vorhaut, dazu kommen wir gleich!), und an seinem Ansatz *(Bulbus penis)*, also dem Übergang zur Wurzel, von einem Muskelring. Der Penis ist ein vaskuläres Organ, er verfügt nämlich über unterschiedliche Schwellkörper, die mit zahlreichen Blutgefäßen ausgestattet sind. Im Alltag bezeichnet man den Penis gerne allgemein als Schwellkörper, und ich habe tatsächlich bei der Arbeit zu diesem Buch festgestellt, dass viele Männer gar nicht wissen, wie viele Schwellkörper ihr Penis hat. Sollten sie aber, wir müssen da nämlich differenzieren: Das Innere des Penis besteht aus drei Hohlräumen (Kavernen). Zum einen gibt es die zwei (größeren) Penisschwellkörper *(Corpora cavernosa)* und zum anderen den Harnröhrenschwellkörper *(Corpus spongiosum)*. Die beiden Penisschwellkörper liegen jeweils seitlich am Schaft und sorgen dafür, dass der Penis bei einer Erektion »hart« wird. Der Harnröhrenschwellkörper wiederum liegt an der Gliedunterseite und umschließt einen Großteil der Harnröhre (Urethra), die durch den Penis läuft. Durch die

Urethra gelangt sowohl Urin als auch das Sperma nach außen. Auch der Harnschwellkörper kann sich bei einer Erektion mit Blut füllen, wird aber nicht so fest wie die Kollegen an den Seiten. (Könnt ihr bei nächster Gelegenheit mal testen. An den Seiten ist der Penis härter als unten, das kann man fühlen.) Der medizinische Unterschied: Die Penisschwellkörper sind bei einem erschlafften Penis blutleer. Durch die Harnschwellkörper aber strömt auch im nicht erigierten Zustand Blut. Und weil das medizinisch höchst interessant ist (finde ich), werfen wir auf dieses Phänomen einen Extrablick.

Nächtliche Erektionen und »die Morgenlatte«

Nein, nächtliche Erektionen müssen nichts mit einem erotischen Traum zu tun haben. Tatsächlich finden sie aber immer während der Traumphase statt, also in der REM-Phase. (Rapid Eye Movement, rasche Augenbewegung. In dieser Phase kann man eine verstärkte Hirnaktivität feststellen, Blutdruck und Puls steigen etwas an.) Erektionen können (bei gesunden Männern) bis zu fünf-, sechsmal die Nacht vorkommen. Es ist ein Körperreflex, der die Sauerstoffversorgung der Penisschwellkörper sicherstellt. Denn: Im erschlafften Zustand fließt kein Blut (siehe oben!), also gibt's auch keinen Sauerstoff. Und so stellt der Körper eben selbst eine Erektion her, damit da alles regelmäßig schön durchblutet wird. Das Gleiche gilt für die sogenannte Morgenlatte, auch die Erektion beim Aufwachen ist eine reine Reflexreaktion des Körpers. (Gut, manchmal vielleicht auch nicht.) Der Liebste träumt also (wahrscheinlich) gerade nicht von seiner Arbeitskollegin und denkt auch beim Aufwachen nicht an die neue Nachbarin, er hat einfach einen gesunden Organismus und somit eine gute Durchblutung. Wie schön!

Bleiben wir noch ein wenig bei den Schwellkörpern. Angeblich, das hat der amerikanische Sexualforscher Alfred Kinsey (1894–1956) behauptet, können die Schwellkörper innerhalb von drei Sekunden mit so viel Blut versorgt werden, dass eine Erektion entsteht. Dabei spielen natürlich auch noch andere Faktoren eine Rolle (damit beschäftigen wir uns später natürlich ausführlich!). Wenn man aber nur rein die körperlichen Blutversorgungsmöglichkeiten in Betracht sieht, ist das möglich. Der Penis kann also seine Form und Größe je nach Erregungszustand durch Blutfüllung der Schwellkörper verändern. Und das in Sekundenschnelle! Nun kann man sich die Frage stellen, warum sich auch der Harnröhrenschwellkörper bei einer Erektion mit mehr Blut als sonst füllt. Penisschwellkörper, okay, macht Sinn. Natürlich gibt es dafür einen guten Grund. Der Harnröhrenschwellkörper besteht aus vielen elastischen Fasern, die bei einer Erektion ein Komprimieren der Harnröhre verhindern. (Gehen wir auch noch näher drauf ein.) Gleichzeitig ermöglicht die Elastizität aber, dass durch die Harnröhre im Falle eines Orgasmus das Ejakulat abfließen kann. Schlau, oder? Warum aber Urin und Ejakulat generell (im Normalfall) nicht zusammen durch die Harnröhre fließen können (und sollen!), dafür gibt es noch andere Mechanismen, dazu kommen wir, wenn wir ins Innere des männlichen Unterleibs reisen.

Kommen wir zurück zum Penis. An den Schaft schließt sich die Eichel an. Der untere Teil wird als Eichelrand bezeichnet (*Corona glandis*, Krone oder Kranz), und an der Spitze in der Mitte befindet sich die Öffnung *(Ostium urethrae externum)*, aus der Urin und Samenflüssigkeit austreten können. Hier mündet auch der vordere Teil des Harnröhrenschwellkörpers (an der Stelle auch Eichelschwellkörper genannt). Die gesamte Eichel ist von einer Schleimhaut überzogen, in und unter der sich jede Menge Nervenenden tummeln. Das macht die Eichel zur empfindlichsten Zone des männlichen Geschlechtsteils. (Die Krone der Lust!)

Die Vorhaut

Preputium penis. Eine verschiebbare Haut, die durch ein dünnes Hautbändchen *(Frenulum preputii)* unten an der Eichel befestigt ist. Es ist quasi eine doppelte Hautschicht und das Ende der Penishaut. Außerdem ist die Vorhaut eine Art Hautreserve, wenn sich der Penis bei einer Erektion vergrößert und verlängert. Sie schützt die empfindliche Eichel vor Austrocknung, Verletzung, Schmutz und Infektionen. Die Vorhaut hat zudem eine schleimhautartige Funktion. Sie sondert eine Flüssigkeit ab, die zusammen mit abgestorbenen Vorhautzellen und Urinbestandteilen eine weißlich-gelbe Masse bildet, die sich zwischen Vorhaut und Eichel ansammelt. Das Smegma. Das klingt doch schon irgendwie nach Schmutz, oder? Ist aber eine völlig normale Reinigungsfunktion des Körpers. Da aber das Smegma auch Bakterien enthält und selber ein idealer Nährboden für Keime ist, muss es regelmäßig entfernt werden. (Einfacher gesagt: Jeden Tag den Penis waschen und dabei die Vorhaut sanft zurückziehen.) Die oben gestellte Frage, ob Smegma Peniskrebs verursachen kann, ist also berechtigt. Das klären wir aber später.
Wenn wir über die Vorhaut sprechen, dann müssen wir uns natürlich auch mit der Frage beschäftigen, was es bedeutet, wenn ein Junge oder Mann keine Vorhaut mehr hat. Die sogenannte

Zirkumzision (Beschneidung) ist in vielen Fällen religiös motiviert. Im Judentum und Islam ist es ein Symbol der Religionszugehörigkeit. Es gibt aber auch medizinische Gründe.

Zirkumzision (Beschneidung aus medizinischen Gründen)

häufigste Ursache: *Vorhautverengung* (Phimose)

- Vorhaut kann gar nicht oder nur unter Schmerzen zurückgezogen werden
- Phimose kann vererbt sein oder durch Entzündungen entstehen
- Entzündungen entstehen durch mangelnde Hygiene, Pilze, Bakterien und Viren

Welche Auswirkungen hat eine Zirkumzision? Zum einen bildet sich weniger Vorhauttalg, also Smegma, das ist ein hygienischer Vorteil, die Reinigung ist einfacher. Bakterien tummeln sich ja gerne da, wo es feucht ist. Und diesbezüglich konnte man nachweisen, dass bei beschnittenen Männern deutlich weniger Eichel-Entzündungen (Balanitis) auftreten. Aus hygienischer Sicht also ein Pluspunkt. Auch das Risiko einer Übertragung von Geschlechtskrankheiten sinkt: HIV, Hepatitis oder Feigwarzen zum Beispiel werden durch Viren übertragen, die sich besonders gut in der Vorhaut einnisten können. (Heißt aber nicht, dass man ohne Vorhaut stets ungeschützt und sorglos Sex haben darf!)

Aber stimmt es auch, dass beschnittene Männer »länger« können? Hat eine Beschneidung Einfluss auf das sexuelle Empfinden? Denkt mal in Ruhe drüber nach. Wir klären das später.

Eine lustige Anekdote möchte ich an der Stelle aber noch loswerden. Kinder sind einfach wunderbar und so herrlich halbwissend. Eines Abends sitzen wir beim Essen und sinnieren mal wieder über Geschlechtsorgane. Ja, bei Spaghetti bolognese kommen immer wichtige Themen auf den Tisch, das passiert bei uns regelmäßig. (Bei euch etwa nicht?!) Diesmal geht es um das Thema Beschneidung/Vasektomie/Kastration/Sterilisation, und plötzlich wird mein Sohn ganz nachdenklich: »Mama, wie heißt das eigentlich, wenn man den Penis abschneidet?«

»Äh, wie bitte?«

»Ja, mein Freund Timo (Namen von der Redaktion geändert☺) hat gesagt, in dem Land, wo sein Papa herkommt, schneidet man den Männern den Penis ab.« Kurzes Verschlucken an den Spaghetti.

»Aus welchem Land kommt er denn?«, frage ich interessiert.

»Marokko.«

Okay. Ich hole den Anatomie-Atlas raus, schiebe meinen Teller beiseite, erkläre die Anatomie des Penis und der Vorhaut und demonstriere es an einer Fleischwurst. Ach so, und die Mama von Timo habe ich dann später auch noch angerufen. Falls mal jemand fragt, warum ihr Mann keinen Penis mehr hat. Wir haben laut gelacht.

Zum Abschluss unserer Penis-Erkundung wollen wir mal die Lupe zur Hand nehmen und uns den Rand der Eichel genauer ansehen. Das geht am besten im erigierten Zustand. Da könnte man nämlich kleine weiße oder hautfarbene warzenartige Gebilde entdecken. (Ich bin mir sicher, der ein oder andere von euch Männern hat sie und sie natürlich auch schon wahrgenommen. Aber keinen blassen Schimmer, was das ist. Wetten?) Das sind Hornzipfel. Schöner Name. Manche sagen auch Penispickel dazu. Weniger nett. Erst mal Entwarnung! Das ist nichts Schlimmes, das ist keine Geschlechtskrankheit, das ist nicht ansteckend und schon gar nicht ekelhaft. Die Dinger treten tatsächlich ohne einen ersichtlichen Grund auf. Die genetische Veranlagung spielt eine Rolle, ebenso das Alter, auch hormonelle Veränderungen oder Hautreizung und Reibung. Es handelt sich einfach um eine gutartige Hautveränderung, eine Behandlung ist nicht nötig.

Damit hätten wir, denke ich, den Penis ganz gut von innen und außen kennengelernt. Und? Hättet ihr das alles gewusst?

TIPP

Wer aus ästhetischen Gründen seine Hornzipfel loswerden will, kann sie weglasern, vereisen oder mit einer elektrischen Schlinge entfernen lassen. (Ja, auch das bieten manche Dermatologen an.)
Aber mal im Ernst: Muss das sein? Eine G-Punkt-Unterspritzung in der Vagina ist ja auch höchst fragwürdig!

Kleine Evolutions-Exkursion: Eichel

Warum gibt es eigentlich diese »Verdickung« oben am Penisschaft? Klar, einerseits ist die Eichel eine extrem erogene Zone mit Tausenden Nervenendungen (ich sage nur: Klitoris-Perle), aber braucht die Natur dafür diese spezielle Pilzform? Habt ihr euch das auch schon mal gefragt? Man könnte jetzt denken, die Form, also die Krone, verhindert ein schnelles Rausflutschen aus der Vagina. Damit eine Fortpflanzung gesichert ist. Oder

die Größe der Eichel verhindert, dass Samenflüssigkeit nach der Ejakulation einfach so am Penis vorbei rückwärts wieder rausfließt. Könnte auch sein. Einige Wissenschaftler (unter anderen von der State University of New York) sind dem mal auf den Grund gegangen. Deren Annahme lautet, dass der menschliche Penis (im Vergleich zu vielen anderen Primaten) mit der relativ großen Eichel und ausgeprägten »Krone« beim Geschlechtsverkehr in der Lage ist, etwaige fremde Samenflüssigkeit (von Rivalen) in der Vagina zu verdrängen. Das »Konkurrenzmaterial« würde zur Seite geschoben und könnte so nicht den Weg nach oben in die Gebärmutter finden. Mal konkret, wie haben die das getestet? Mit einem Latexpenis, einer künstlichen Vagina und einem spermaähnlichen Wasser-Stärke-Gemisch. So konnten sie feststellen, dass ein einziger Hin- und Rückstoß des Penis über neunzig Prozent der Flüssigkeit entfernen konnte. Ein künstlicher Penis ohne Eichelkranz hingegen schaffte nur 35 Prozent. Daher also die Form? Möglich wäre es, klingt plausibel.

Der Hodensack

Das Skrotum ist ein Haut- und Muskelbeutel, der von einer Zwischenwand *(Septum scroti)* innen in zwei Hälften geteilt wird, die sogenannten Skrotalfächer. Von außen gut an der Naht erkennbar. Ja, Mädels, da muss alles seine Ordnung haben. Für jedes Ei ein Fach. Jetzt wollen wir mal innehalten und dem Hodensack unsere volle Aufmerksamkeit schenken. Der wird nämlich viel zu stiefmütterlich behandelt. Nein, das ist nicht nur ein schnöder Aufbewahrungsbeutel für die Hoden, Nebenhoden und Samenstränge. Das ist ein schlauer Muskelprotz. Okay, zugegeben, das Skrotum sieht nicht wirklich muskulös aus, ist es aber. In der Haut des Hodensacks befindet sich eine Muskelschicht, die eine enorm wichtige Rolle spielt. Bei Kälte kann der *Musculus dartos* die kleinen in der Haut befindlichen Arterien verengen und die Durchblutung regulieren. Denn nun wird der innen am Samenstrang liegende *Musculus cremaster* auch aktiv und zieht den Hodensack näher an den Körper heran. Kennt man, der Hodensack »schrumpft« und zieht sich zusammen. Kremaster- oder auch Hodenheberreflex genannt. Eine sagenhafte automatische Wärmeregulierung. So bleibt die Temperatur in den Hoden weitgehend konstant bei 34 bis 35 Grad Celsius. Daher wurden die Hoden von der Natur »ausgelagert«, denn im Inneren des Körpers ist es mit durchschnittlich 37 Grad etwas zu warm.

Auch bei starker sexueller Erregung tritt der Hodenheberreflex ein und kündigt meist einen Orgasmus an. Also, ein extrem empfindsamer Zeitgenosse, dieser *Musculus cremaster*, daher reicht schon eine sanfte Reizung der Oberschenkel-Innenseiten und *zack*, zieht der sich zusammen. Probiert das mal aus!

Die Haut des Skrotums ist also mehr als nur eine einfache Schutzhülle; mit den entsprechenden Muskelimpulsen sichert sie den wertvollen Inhalt zusätzlich, indem sie ihn näher an den Körper heranzieht und vor Gefahren schützt. Da reicht offenbar schon eine kleine Streicheleinheit in unmittelbarer Nähe, und die Alarmglocken gehen an. Könnte ja auch ein Skorpion sein. Super System.

Apropos Inhalt. Schauen wir doch mal rein!

Die inneren männlichen Geschlechtsorgane

Vorab eine Erklärung: Die Hoden und Nebenhoden befinden

sich zwar außerhalb des Körpers, gehören aber offiziell zu den inneren Geschlechtsorganen. Diese Einteilung ergibt sich aus der Lage der Organe während der Entwicklung im Mutterleib. Die Hoden entwickeln sich nämlich beim männlichen Embryo zunächst in der Bauchhöhle. Erst am Ende (ungefähr im siebten Schwangerschaftsmonat) wandern sie aus der Bauchhöhle heraus abwärts in den Hodensack und liegen von nun an außerhalb des Körpers. Hier gefällt ihnen, wie gesagt, die Temperatur besser.

Kleine Info noch: Es kann bei diesem Prozess auch mal einer (oder beide) in der Bauchhöhle stecken bleiben. Wir sprechen dann von einem Hodenhochstand. Zunächst versucht man, ein Absinken der Hoden medikamentös herbeizuführen. Gelingt das nicht, können sie später operativ verlagert und an den Hodensackboden fixiert werden. Ist der Hoden allerdings sehr klein und unterentwickelt, kann es sinnvoll sein, ihn zu entfernen. Ein Mann mit nur einem gesunden Hoden ist genauso zeugungsfähig wie ein Mann mit zwei.

Die Hoden

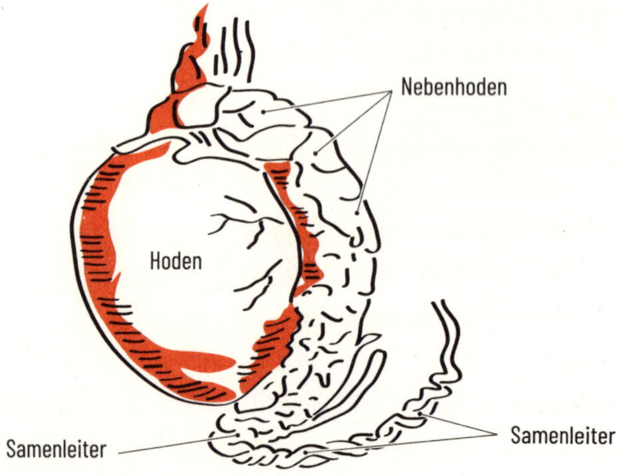

Der Hoden (fachsprachlich *Testiculus*, Plural: *Testiculi*) gehört zu den Keimdrüsen (Gonaden) und produziert in erster Linie Samenfäden, also Spermien. Die Hoden sind im Skrotum am Samenstrang aufgehängt und Teil der Fortpflanzungsorgane, wie bei den Frauen die Eierstöcke. Außerdem werden im Hoden männliche Geschlechtshormone (Androgene) gebildet, vor allem das Testosteron.

Die Hoden sind (in der Regel) immer doppelt (paarig angelegt) vorhanden, und sie können auch minimal unterschiedlich groß sein. Eine wissenschaftliche Vermutung: Der rechte Hoden wird beim Fötus meist zuerst gebildet, dadurch bleibt der linke etwas kleiner. (Kann aber auch umgekehrt sein.) Meist hängt der größere Hoden etwas tiefer, logisch. Ebenfalls normal. Vielleicht ist das auch ganz sinnvoll, denn wenn sie auf der gleichen Höhe hingen, würden sie beim Gehen immer aneinanderstoßen. Also hat auch da die Natur mitgedacht?

Es reicht aber, wenn wir uns zunächst einen *Testiculus* genauer anschauen (den rechten oder linken, ist mir egal).

Außen ist der Hoden von einer straffen Bindegewebskapsel umhüllt, von der aus Bindegewebssepten ins Innere führen. Das sind feine Bänder, in denen sich Blutgefäße und Nervenfasern befinden. Für Ernährung und Sauerstoffversorgung. Sie teilen den Hoden innen in circa dreihundert Läppchen *(Lobuli testis)*, von denen jedes einzelne zwischen zwei und vier Samenkanälchen besitzt. Genau hier werden die Spermien produziert. Und zwar jeden Tag Hunderte Millionen! In den Samenkanälchen befinden sich zunächst Keim- oder Samenzellen, die (unter anderem) ausgelöst durchs Testosteron in Spermien umgewandelt werden. Dazu braucht so eine Zelle circa zweieinhalb Monate. Ja, das ist ein Reifeprozess (siehe

Eizellen in den Eierstöcken) und notwendig, denn so eine Keimzelle ist gar nicht in der Lage, eine Eizelle zu befruchten. Die muss erst mal erwachsen werden. Da aber täglich mehr als genug produziert werden, entsteht kein Versorgungsengpass. Die Zellen teilen und verändern sich nun munter, bis sie irgendwann so aussehen wie eine Kaulquappe: mit Kopf und Schwanz. So, und nun dürfen wir sie auf den Namen Spermium taufen (oder fachsprachlich: Spermatozoen). Warum ist wichtig, dass sie einen Schwanz haben? Weil sie sich jetzt bewegen können. Sie haben einen Antrieb, der es ihnen ermöglicht, ihre Reise anzutreten: in die Nebenhoden.

Kleine Hodenkunde

Ein Hoden ist (durchschnittlich)

- fünf Zentimeter lang
- drei Zentimeter breit
- etwa zwanzig Gramm schwer
- er hat mit circa vierzig Jahren seine maximale Größe erreicht, ab Fünfzig schrumpft er etwas.

Die Nebenhoden

Der Nebenhoden ist (wie man auf der Abbildung gut sehen kann) ein längliches Organ (fünf bis zehn Millimeter lang), das seitlich hinten auf dem jeweiligen Hoden sitzt und fest mit dessen Bindegewebskapsel verbunden ist. Wenn ein junges Spermium im Nebenhoden ankommt, kann es hier in Ruhe weiterreifen und wird bei abgeschlossener Reifung dort auch gespeichert. Die Nebenhoden sind also der Lagerraum für Spermien, bis sie das Licht der Welt erblicken dürfen oder in einer Vagina eine neue Reise antreten. Und dann ist es endlich so weit …!

Nee, stopp mal, Ejakulation kurz abbrechen, sorry. Wir wollen uns doch um das Innere des Hodensacks kümmern. Lassen wir die Spermien noch einen Moment in ihrem Lager. Denn nun kommen wir zur Verbindung zwischen außen und innen. Von den Hoden und Nebenhoden zu den anderen inneren Geschlechtsorganen. Aber vorher müssen wir genau wie bei den Frauen am Beckenboden vorbei. Ja, Männer haben auch einen. Es gibt tatsächlich Jungs, die glauben, nur Mädels hätten einen. Ist natürlich nicht der Fall. Und das ist auch gut so!

Auch Männer haben einen Beckenboden

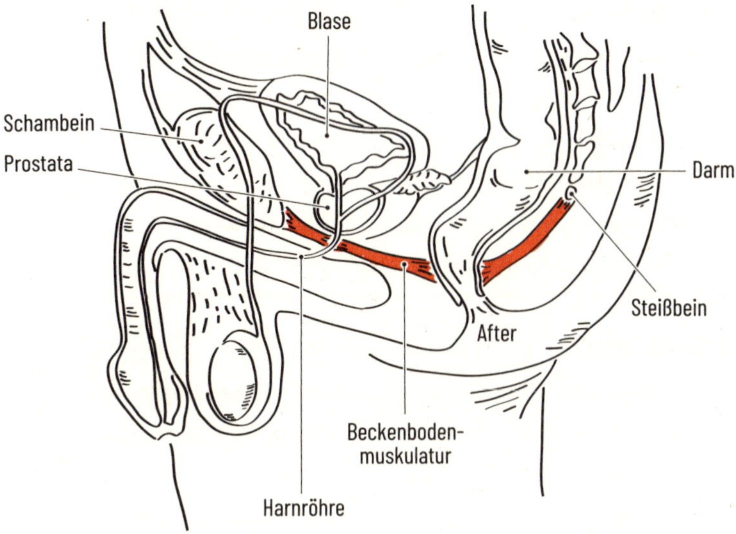

Die Muskelplatte befindet sich beim Mann zwischen After und Genitalien und spannt sich unter Blase und Prostata. Vom Schambein bis zum Kreuz- und Steißbein. Über die Peniswurzel *(Radix)* ist das Glied am Beckenboden und den unteren

Schambeinästen befestigt. Der Beckenboden ist dafür zuständig, dass der After und die Harnröhre gut verschlossen werden können. Ihm haben wir Kontinenz zu verdanken, also die Fähigkeit, uns nur zu entleeren, wenn wir das zulassen. Heißt also, ein gut trainierter Beckenbodenmuskel bewahrt uns vor Inkontinenz, die im Alter bei nachlassender Muskulatur auftreten kann. Aber der Beckenbodenmuskel spielt auch beim Sex eine wichtige Rolle. Denn die Peniswurzel ist mit dem Beckenboden verbunden, und das hat natürlich einen Sinn. Bei den Jungs hält die Beckenbodenmuskulatur das Blut in den Schwellkörpern. Ist sie geschwächt, fließt das Blut aus den Schwellkörpern schneller heraus, und der Penis erschlafft wieder. Hättet ihr das gewusst? Man ordnet Beckenbodentraining hauptsächlich Mädchen und Frauen zu, das ist aber zu kurz gedacht – im wahrsten Sinne des Wortes! Ein gut trainierter männlicher Beckenboden kann Probleme wie Erektionsstörungen und einen vorzeitigen Samenerguss maßgeblich verringern. Ja, nicht nur Frauen sollten ihren Beckenboden trainieren. Das gilt auch für die Herren der Schöpfung. Diese Muskelplatte kann man nämlich willentlich ansteuern, man kann sie anspannen und entspannen. Das klappt mit dem Penis nicht. Die glatten Muskelzellen im Penis können eine Erektion aufrechterhalten. Man kann sie aber nicht mit Willenskraft bewegen oder trainieren. Den Beckenbodenmuskel aber schon! Wir können ihn also auch Potenzmuskel nennen. Und das hört sich doch gleich viel cooler an, oder? Statt in der Muckibude immer nur die Oberarme aufzupumpen, legt ab und zu mal eine Potenzmuskel-Übung ein:

Gesäßmuskeln und den Blasenschließmuskel anspannen, Unterbauch leicht einziehen und die Muskeln im unteren

Bauchbereich anspannen. Zehn Sekunden halten und wieder entspannen.
Da freut sich auch der Penis über mehr Standfestigkeit! Also, bitte merken: Der Beckenboden ist wichtig für Kontinenz und Potenz!

Samenleiter und Samenstrang

Gut, wo waren wir? In den Nebenhoden. Und da mussen wir natürlich einen Blick auf die Samenleiter werfen. Denn nun wandern wir Stück für Stück aufwärts, von den Hoden und Nebenhoden durch den Beckenboden hindurch. Ohne Samenstränge nämlich keine Ejakulation. Samenleiter oder Samenstrang? Ja, was denn nun?

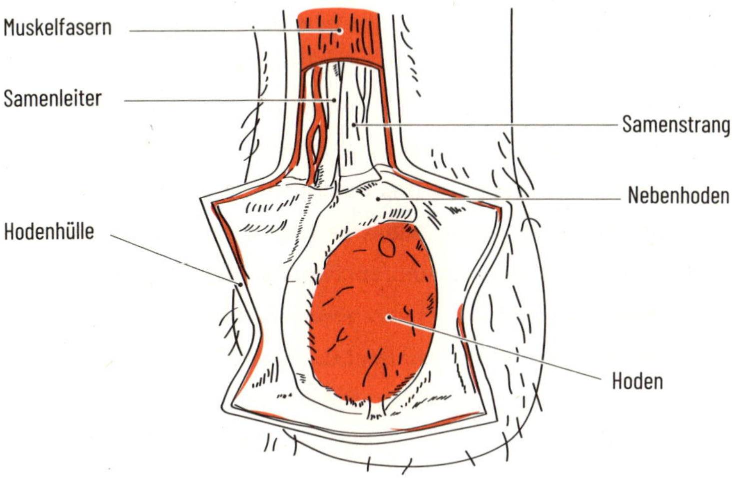

Samenleiter und Samenstrang

Samenstrang: Bündel aus Gefäßen, Nerven und Muskeln

- verläuft von den Hoden und Nebenhoden durch den Leistenkanal bis zur Bauchhöhle
- besteht (vereinfacht gesagt) aus: Samenleiter, Nerven, Hodenarterie und Hodenvene
- der Samenstrang wird von Muskelfasern umhüllt *(Musculus cremaster)*
- ***Samenleiter* (Teil des Samenstrangs):** beginnt am unteren Ende des Nebenhodens

Die Bläschendrüse

Die Samenleiter *(Ductus deferens)* sind circa fünfzig Zentimeter lange und vier Millimeter dicke Muskelschläuche. Sie wandern also von je einem Hoden (eingebettet im Samenstrang, bitte ab jetzt fein unterscheiden!) durch den Hodensack nach oben durch den Leistenkanal in Richtung Harnblase. An deren Unterseite trifft so ein Samenleiter auf eine sogenannte Bläschendrüse (eine Art Drüsenschlauch). Man spricht oft auch von Samenblase, das ist aber nicht exakt, denn diese Blase enthält normalerweise keine Samenzellen. Wir machen es richtig und sprechen von Bläschendrüse. Davon gibt es natürlich auch zwei, sie gehören ebenfalls offiziell zu den männlichen inneren Geschlechtsorganen. Die liegen links und rechts oberhalb der Prostata und unter der Harnblase (schaut am besten noch mal auf die Abbildung S. 70).

Die Bläschendrüse hat einen Ausgang (korrekt: Ausführungsgang, *Ductus excretorius*) und dieser Gang vereinigt sich mit dem Samenleiter *(Ductus deferens)* zu einem Spritzkanälchen *(Ductus ejaculatorius)*. Die beiden tun sich quasi kurz vor dem finalen Feuerwerk zusammen: Bläschendrüse-Ausführungsgang + Samenleiter = Spritzkanälchen (Wie wunderbar ist das denn?!)

Dieses Spritzkanälchen führt nun weiter in die Prostata hinein bis auf den Samenhügel, wo es schließlich in die Harnröhre mündet. Okay, kurz mal durchatmen. Was für ein Weg! Was für Straßennamen, was für eine Landschaft! Das Spritzkanälchen landet auf dem Samenhügel! Habt ihr jemals von dieser romantischen Reiseroute eines Samenleiters gehört? Und dass der sich in ein Spritzkanälchen verwandelt? Jetzt kann man sich doch so ein Aufklärungsgespräch am Küchentisch gleich viel schöner (und entspannter!) vorstellen.

Kurze Pause, die Ejakulation muss leider immer noch warten. Dafür machen wir die gleich besonders schön und ausführlich.

Aber wir können natürlich nicht einfach so durch die Prostata reisen, ohne der mal einen Besuch abzustatten. Außerdem gehört sie natürlich offiziell zu den Fortpflanzungsorganen.

Bläschendrüse und Samenhügel

Bläschendrüse: produziert ein alkalisches Sekret

- Sekret enthält einen hohen Fruktosegehalt
- Das Sekret der Bläschendrüse stellt den größten Anteil des Ejakulats (70 Prozent)
- Energielieferant für Spermien und macht sie beweglich

Samenhügel: befindet sich im Zentrum der Prostata am Eingang zur Harnröhre

Die Prostata

Ja, wofür braucht Mann die eigentlich? Ums gleich mal klar

zu sagen, Jungs: Die Prostata ist euer Catering! Das reichhaltige Buffet, das euch mit den guten Stoffen versorgt. Deshalb ist es so wichtig, dass ihr eure kleine Vorsteherdrüse endlich mal gernhabt – und nicht immer zusammenzuckt, wenn das »böse« Wort fällt. Prostata, das ist offenbar gleich: Finger in den Po. Denn die ärztliche Tastuntersuchung der Prostata wird ja im Volksmund auch gerne »kleine Hafenrundfahrt« genannt. Oh bitte, nein! – Oh bitte, doch! (Und ihr wisst doch jetzt, dass Ärzte und Ärztinnen damit überhaupt keine Probleme haben, das machen wir mit links – oder rechts. ☺)

Diese sogenannte Vorsteherdrüse (hat ungefähr die Größe einer Kastanie oder Walnuss, ganz wie ihr mögt) gehört, na klar, zu den inneren männlichen Geschlechtsorganen. Sie besteht aus circa dreißig bis fünfzig Einzeldrüsen und ja: Sie gehört DAZU! Sie ist ein Teil des gesamten Systems. Erste wichtige Erkenntnis, Leute, das ist nicht irgendetwas Unangenehmes, was da jahrelang ein Schattendasein im männlichen Unterleib fristet und ab einem bestimmten Alter Ärger machen könnte, und deshalb regelmäßig untersucht werden sollte. Die Prostata sitzt direkt unterhalb der Harnblase und schmiegt sich wie ein Ring um die Harnröhre. Daher der Name, und die Extrainfo für Wissbegierige: Im Griechischen ist Prostata der Vorsteher oder Vordermann. Eine Art Türsteher, der, von außen betrachtet, vor der Harnblase steht. Der Urin fließt also von der Blase in die Harnröhre, durch die Prostata-Vorsteherdrüse und den Penis bis zur Eichel. Deshalb machen sich Probleme mit der Prostata auch in den meisten Fällen im Zusammenhang mit dem Urinieren bemerkbar: vermehrter oder schwacher Harndrang oder sogenannter Harnverhalt, also die Unfähigkeit zum Wasserlassen.

Aber wir schauen uns jetzt mal die positiven Seiten der Prostata an, die werden nämlich leider immer vernachlässigt. Beim Geschlechtsverkehr wird hier ein enorm wichtiges Sekret gebildet und in die Harnröhre abgegeben. Diese von der Prostatadrüse produzierte Absonderung macht circa zwanzig Prozent der Samenflüssigkeit aus (plus Samenzellen aus den Hoden und siebzig Prozent Bläschendrüsensekret) und ist eine Art Superkraftstoff für die Spermien. Darin enthalten sind: Enzyme, Magnesium, Zink, eine kalium- und kalziumreiche Salzlösung, Citrat und Spermin. Ohne Prostatasekret wären Spermien lahm und träge. Das Prostatasekret ist also ein Transportmittel.

Doch die Prostata kann noch mehr, sie besteht nämlich aus Muskelfasern, die beim Samenerguss dafür sorgen, dass das Sperma nicht im Zeitlupentempo herauströpfelt, sondern mit Schmackes in die Harnröhre und somit nach draußen gelangt! Die Rakete wird gezündet! Durch das sagenhafte Spritzkanälchen wird das Sekret in die Freiheit gepresst.

Ohne Vorsteherdrüse also kein schöner Samenerguss, keine Funktionstüchtigkeit der Spermien, keine Zeugungsfähigkeit. Na, jetzt gefällt euch das Ding schon besser, oder? Ist aber noch nicht alles, der kleine schlaue Türsteher ist ein echtes Multitalent. Beim Samenerguss verschließt der (zusammen mit dem Blasenschließmuskel) die Harnröhre zur Blase hin, denn der wertvolle Stoff soll ja nicht in die Harnblase gelangen. Und umgekehrt sorgt die Prostatamuskulatur beim Pipimachen dafür, dass kein Urin in die Prostata selbst fließen kann, indem der Samenkanal einfach dichtgemacht wird. Sie koordiniert also Harn- und Samenwege. Genial: Damit Sperma einerseits kein Urin enthält und andererseits nicht in die Harnblase gelangt. (Wenn wir dann endlich mal bei der Ejakulation angelangt sind, erfahrt ihr auch, warum das medizinisch sinnvoll ist.) Ebenfalls wichtig: Das männliche Geschlechtshormon Testosteron wird in der Prostata in seine biologisch aktive Form umgewandelt: zu DHT, das Di-Hydron-Testosteron. Und jetzt fragt ihr euch, warum ist das wichtig!? Weil es in der Pubertät unter anderem für das Wachstum der männlichen Geschlechtsorgane zuständig ist. Und später bei Erwachsenen eben zur Sekretbildung benötigt wird. Die DHT-Wirkung im Körper ist übrigens deutlich stärker als die des »normalen« Testosterons.

Gute Gelegenheit, für dieses männliche Geschlechtshormon mal eine Lanze zu brechen. Meist wird es ja für schlimme Dinge verantwortlich gemacht: Dominanz, Machogehabe, Triebhaftigkeit, Aggression, sogar für Haarausfall. Nichts davon ist wirklich wissenschaftlich bewiesen. Es ist aber bewiesen, dass Testosteron an vielen wichtigen Prozessen im Körper beteiligt ist.

Testosteron:

- Wachstum und Aufbau von Muskelmasse, Knochen
- Entwicklung der primären (Penis und Hoden) und sekundären Geschlechtsmerkmale (Kehlkopf, Stimmbänder, Körper- und Achselbehaarung, Bartwuchs)
- Bildung von Erythrozyten (rote Blutkörperchen), dadurch erhöhte Sauerstoffaufnahmefähigkeit
- Bildung und Reifung der Spermien
- Stimulanz der Talgproduktion der Haut (Talg bewahrt die Haut vor Austrocknung)

Fazit Prostata: Sie ist euer Buffet, sie liefert das wichtigste Lebenssekret überhaupt und macht aus Jungs Männer.

Deshalb solltet ihr eure Prostata ab circa 45 Jahren jährlich untersuchen lassen, Männer! (Mehr dazu siehe »Je oller, je doller«. Da schauen wir noch mal genauer hin.) Das ist nicht schlimm, dafür muss man sich nicht schämen. Im Gegenteil: Eine gesunde Prostata sorgt für viel Spaß im Leben. Prostata for President!

Damit haben wir die inneren Geschlechtsorgane durch. Aber nun schauen wir uns mal an, wie die bei einem Samenerguss alle zusammenarbeiten. Das Beste kommt ja wie immer zum Schluss.

Die Ejakulation

Der Höhepunkt. Okay, seid ihr bereit für den Samenerguss? Dann gehen wir noch mal zurück in die Nebenhoden. Zum Startpunkt. Den Weg und alle entscheidenden Mitspieler kennen wir jetzt: Samenleiter, Bläschendrüse, Spritzkanälchen, Prostata, Harnröhre. Und das Ziel ist auch klar, oder?

In den Nebenhoden schlummern die Spermien abrufbereit. (Übrigens können sie dort ungefähr bis zu einem Monat überleben. Da drängt sich an dieser Stelle doch die Frage von oben auf: Ist ein Samenstau gefährlich? Das erfahren wir später!)

Beim Geschlechtsverkehr (oder bei Masturbation, sexueller Erregung) flitzen die Spermien (zweihundert bis vierhundert Millionen!) durch die Samenleiter zur Bläschendrüse, wo sie sich mit deren fruktosehaltigem Sekret vermischen. Nun bekommen die kleinen Spermien richtig Energie und legen noch einen Zahn zu. Am Ausgang der Bläschendrüse, wo der Samenleiter von nun an Spritzkanälchen heißt, geht's in die

Prostata, die jetzt auch noch ihren »Senf« dazugibt. Nämlich in Form des wertvollen Superkraftstoff-Prostata-Sekrets, für noch mehr Beweglich- und Schnelligkeit. Beide Sekrete, das der Bläschendrüse und das der Prostata nennen wir zusammen Samenflüssigkeit. Erst wenn sich die Spermien mit der Samenflüssigkeit vermischen, sprechen wir von Sperma. Kann man sich mal merken:

Bläschenflüssigkeit-Sekret + Prostata-Sekret = Samenflüssigkeit

Samenflüssigkeit + Spermien = Sperma

Okay, nun sind wir kurz vor der Ejakulation.

Phase 1: Die Emission. Das Sperma (also die Super-Mischung) wird zum Samenhügel transportiert, an dem sich der Übergang zur Harnröhre befindet. (Das ist die Phase, Männer, in der ihr vielleicht versucht euch zu konzentrieren oder an die Fußball-Bundesliga denkt, damit's nicht so schnell geht.) Das könnt ihr jetzt bitte auch machen, wir müssen nämlich die nächste Phase noch mal ein bisschen herauszögern, es gibt einfach zu viel zu besprechen. Sorry. Aber der Reiz liegt ja bekanntlich in der Verzögerung.

Denn nun kommt noch die Erklärung, warum Männer mit einer Erektion nicht pinkeln können: Zwischen Blase und Prostata ist die Harnröhre von einem Muskelring umschlossen. Der sorgt jetzt dafür, dass bei dem bevorstehenden Samenerguss kein Urin mehr in die Harnröhre fließt, da darf jetzt nur noch Sperma durch. Und so kann auch kein Sperma in die Blase gelangen.

Ejakulation und Harnlassen sind absolut voneinander getrennt. (Außer im Falle einer Anomalie, zum Beispiel nach einer Prostataoperation.) Warum hat die Natur das so eingerichtet? Weil Urin und Sperma sich nicht gut vertragen! Samenflüssigkeit mag alkalisches Milieu (höherer pH-Wert, über 7), Urin wiederum sorgt für ein saures Milieu (niedriger pH-Wert, unter 7). Der basische pH-Wert der Samenflüssigkeit schützt die Spermien dann später auch im Vagina-Milieu, das ja eher sauer ist.

Der Lusttropfen

Wir nähern uns dem Samenerguss. Macht euch schon mal bereit. Denn jetzt kommt das sogenannte Präejakulat. Viele Männer, nicht alle, geben unmittelbar ganz kurz vor der Ejakulation ein Sekret ab, im Volksmund Lusttropfen genannt. Dieses Sekret hat auch die Funktion, die Harnröhre zu reinigen, es hebt den pH-Wert an (der vom Urin noch zu sauer, also zu niedrig sein kann) und wandelt das saure in ein alkalisches Milieu um. Also spermienfreundlich. Zur Verfügung gestellt wird dieses klare, zähe Sekret freundlicherweise von der Bulbourethraldrüse, die unterhalb der Prostata im Bereich der Peniswurzel liegt. Das weibliche Gegenstück kennen wir bereits: die Bartholin-Drüse, die bei sexueller Erregung mit ihrem Sekret für eine Scheidenbefeuchtung sorgt. Beim Mann dient sie neben der pH-Wert-Regulierung ebenfalls als Gleitmittel.

Achtung: Da das Präejakulat für viele Männer ein Zeichen ist, dass nun der Samenerguss kurz bevorsteht, ziehen sie ihren Penis schnell aus der Scheide, um eine mögliche Schwangerschaft zu vermeiden. Ob diese »Methode« tatsächlich funktioniert, erfahren wir gleich.

So, nun tritt aber die nächste Phase ein, jetzt gibt es kein Zurück mehr! (Dem *Point of no return* begegnen wir im Orgasmus-Kapitel!)

Phase 2: Die Expulsion. Das Sperma wird mit Hilfe verschiedener Muskeln (Bläschendrüse, Prostata, Beckenboden!) ausgestoßen und durch die Harnröhre zur Eichel gepumpt, wo es dann durch die Harnröhrenöffnung austritt. Ums noch mal klar zu sagen, das alles geht nur im Teamwork, Männer! Ihr braucht eure Prostata und auch den Beckenboden; sexuelle Erregung und ein erigierter Penis alleine können da gar nichts ausrichten. Der Orgasmus! Ihr könnt ihn weder zurückhalten, noch die Beine zusammenklemmen oder dann an die Steuererklärung denken. Ab dem *Point of no return* geht's nur noch nach vorne!

Geschafft! Na, seid ihr jetzt erleichtert? Zumindest glücklich! Denn dieser Hormoncocktail, der beim Orgasmus ausgeschüttet wird, wirkt wie eine Droge.

Ich hoffe, dass diese kleine Reise durch den männlichen Genitalbereich euch hilft, euren Körper, die Organe und Funktionen mit anderen Augen zu betrachten und als das zu erkennen, was es tatsächlich ist: ein Wunderwerk!

Jetzt seid ihr sicher bereit für ein paar interessante Fragen und kuriose Behauptungen!

Kurz und knapp zusammengefasst

äußere männliche Geschlechtsorgane: Penis und Hodensack

- **Penis:** Peniswurzel, Peniskörper, Eichel
- **drei Schwellkörper:** zwei Penisschwellkörper, ein Harnröhrenschwellkörper

innere männliche Geschlechtsorgane: Hoden, Nebenhoden, Samenleiter, Prostata, Bläschendrüse, Bulbourethraldrüse

Stimmt's?
Kann man vom Lusttropfen schwanger werden?

Das Präejakulat. Haben wir bereits kennengelernt. Ein dickflüssiges Sekret aus der Bulbourethraldrüse, das erst mal tatsächlich vollkommen unabhängig vom Samenerguss abgegeben wird. Somit kommt dieses Sekret nicht aus den Hoden und kann – rein theoretisch – keine Spermien enthalten. Nun kommen mehrere Aber: Zum einen können Spermien alleine durch die sexuelle Erregung schon vor der eigentlichen Ejakulation ihren Weg aus den Nebenhoden und Samenleitern in die Harnröhre gefunden haben, die würden nun mit dem Lusttropfen zusammen herausgespült. Hierbei macht es nicht die Menge der Spermien, sondern deren Schnelligkeit. (Man könnte sagen, die konnten es kaum erwarten …)

Oder es befinden sich in der Harnröhre von einer vorigen Ejakulation noch Spermien. Also Restsperma sozusagen. Das würde das Präejakulat nun auch mitnehmen. Die Wahrscheinlichkeit, durch den Lusttropfen schwanger zu werden, ist zwar gering, aber es ist möglich. Ein Coitus interruptus (das Rausziehen des Penis unmittelbar vor der Ejakulation) ist nach wie vor absolut keine geeignete Verhütungsmethode.

Also, ja: Der Lusttropfen kann unter Umständen durchaus Spermien enthalten und zu einer Schwangerschaft führen.

Beschnittene Männer können länger!

Stimmt das? Das wollen wir doch mal sehen!

Nach einer Zirkumzision (Beschneidung) liegen die vielen tausend Nervenendungen auf der Eichel nun dauerhaft frei, werden also nicht durch die Vorhaut befeuchtet und geschützt. Wie aber geht's der Eichel damit, dass sie nun keine »Mütze«

mehr aufhat? Gut. Die hat damit keine Probleme, und wie wir wissen, hat ihr Besitzer es nun leichter mit der Hygiene. Es bildet sich weniger Smegma, und der Penis plus Eichel lässt sich leichter reinigen. Aber die Nervenendungen liegen frei, was die Eichel natürlich empfindlicher macht, denn sie ist ja jetzt schon alleine in der Unterhose den ganzen Tag Reibung ausgesetzt. Eine frisch beschnittene Eichel ist empfindlich, die muss sich an neuen Zustand erst gewöhnen. Und dabei bekommt sie Hilfe.

Im Laufe der Zeit nämlich bildet sich um diese Nervenendungen eine stetig wachsende Hornhaut. Es findet eine Umwandlung von lebenden Epithelzellen (Epithel = oberste Zellschicht der Haut) in totes Hornmaterial statt, die sogenannte Keratinisierung. Infolgedessen wird die Sensibilität der Eichel zunehmend geringer. Das war tatsächlich das Ergebnis einer Studie zur Penissensibilität. Nichtbeschnittene Männer wiesen eine bis zu viermal höhere Sensitivität auf als beschnittene Männer. Was aber einerseits weder ein Qualitätsmerkmal noch andererseits ein Nachteil sein muss! Durch die Beschneidung kann sich zum Beispiel die Wahrscheinlichkeit eines vorzeitigen Samenergusses reduzieren und den Geschlechtsverkehr länger andauern lassen. Und die sexuelle Empfindung muss dadurch auch nicht in Mitleidenschaft gezogen werden. Dazu gibt es aber keine wissenschaftlichen Erkenntnisse, nur Erfahrungsberichte. Und da hat sicher jeder Mann seine eigenen. Also, das eine ist nicht besser oder schlechter als das andere.

Die Eichel von beschnittenen Männern wird mit der Zeit unempfindlicher. Und ja, deshalb kann es auch sein, dass sie länger »können«.

Ist ein Samenstau gefährlich? Und gibt's den überhaupt?

Okay, werfen wir noch mal einen Blick in die Nebenhoden. Dort lagern nun Hunderte Millionen Spermien und warten auf ihren Einsatz. Und jeden Tag kommen neue dazu. Das wird irgendwann sicher ganz schön voll. Es passiert aber nix. Blöd. Nun gibt es Gerüchte, die besagen, dass sich bei langer sexueller Enthaltsamkeit (oder eben ausbleibender »Entleerung«) die Libido (Sexualtrieb) verstärkt und der Hodensack anschwillt. Furchtbare Vorstellung. Männer laufen vollkommen notgeil und mit geschwollenen Eiern durch die Gegend. Stimmt aber nicht.

Wenn ein Mann keinen Samenerguss hat, baut der Körper die ungebrauchten Samenzellen in den Nebenhoden irgendwann ab. Oder aber sie werden bei einem unwillkürlichen Samenerguss (Pollution) ausgestoßen. Quasi eine Zwangsentleerung. Ein Stau kann somit nicht entstehen.

Es gibt aber Männer, die von einem angeblichen schmerzvollen »Samenstau« berichten. Da sage ich: Schmerzen ja, Samenstau nein. Denn hier liegt ein anderes Phänomen vor. Wenn der Sexualakt (oder die sexuelle Erregung) länger andauert (zu lange!), ohne dass es zum Samenerguss kommt, kann das Schmerzen im Penis und Hodensack verursachen. Hat aber nichts mit prall gefüllten Nebenhoden zu tun. Hierbei handelt es sich um Kavaliersschmerzen. Auch Bräutigamsschmerz genannt. Schöne Begriffe. Möglicherweise weil der Mann so nett ist, mit dem Orgasmus zu warten (... und zu warten und zu warten ...), damit auch die Frau auf ihre Kosten kommt – bis es irgendwann weh tut. Das liegt einerseits an der verstärkten Durchblutung (die wartet nämlich nicht, die macht immer weiter). Dazu kommt dann ein Krampf in der glatten

Muskulatur der Samenwege (Hodenkanälchen, Samenleiter, Spritzkanälchen, Harnröhre). Die sind ja, wie alle anderen Muskeln auch, nicht unbegrenzt belastbar und vor allem empfindlich. Es ist auch kein Hodenkrampf, dieser Begriff wird ja auch immer gerne in diesem Zusammenhang benutzt. Der ziehende Schmerz (von den Hoden bis in den Leistenbereich) entsteht durch die Muskulatur. Und nein, Kavaliersschmerzen sind nicht gefährlich. Kein Notfall, kein Grund, den Rettungsdienst zu rufen. Die einfachste und schnellste Therapie: eine Ejakulation. Und vielleicht noch eine kühle Kompresse auf die Hoden. Dann wird das wieder! Was soll ich sagen? Zu viel Empathie und Rücksichtnahme ist nicht immer gut. Man muss auch mal an sich denken!

Priapismus
ist eine schmerzhafte Dauererektion ohne Lust oder sexuelle Erregung

Ursachen: u. a. Medikamente, neurologische Erkrankungen

Folge: Sauerstoffunterversorgung des Penis, Gewebe kann absterben

***Low-Flow-Typ* (starke Schmerzen):**

- Blut kann aus den Schwellkörpern nicht mehr abfließen, es staut sich.
- Penis ist mindestens zwei Stunden lang verhärtet
- urologischer Notfall, der spätestens nach zwölf Stunden behandelt werden muss

***High-Flow-Typ* (kaum oder keine Schmerzen):**

- Blut fließt unkontrolliert aus den Arterien in die Schwellkörper. Penis eher weich und elastisch

- bildet sich meist spontan zurück und muss nicht zwingend behandelt werden

Im Sitzen pinkeln ist besser für die Blase!

Na, Jungs, das wären keine guten Nachrichten, oder? Die Hausfrauen unter uns wird es freuen, denn wir machen die Sauerei in der Regel ja dann hinterher weg. Schauen wir mal.

Ums gleich vorweg zu sagen, es gibt zig Studien – und alle sagen was anderes. Echt wahr. Eine richtig gute fundierte wissenschaftliche Aussage gibt es nicht. Aber Vermutungen. Und wir nehmen diese Behauptung mal zum Anlass, uns ein paar grundsätzliche Gedanken zum Thema Wasserlassen zu machen. Denn das ist ja eine enorm wichtige Angelegenheit. (Wird leider ebenfalls zum Problem im Alter, dazu kommen wir auch noch.)

Urin ist ein Ausscheidungsprodukt. Unsere Nieren filtern Stoffe und Substanzen heraus, die unser Organismus nicht verwerten kann. Das sind (zum Teil sogar giftige) Abfallprodukte aus dem Stoffwechsel. Und diese Stoffe werden mit dem Harn ausgeschieden. Super Sache. Somit ist eine vollständige Entleerung der Blase gut und wichtig, damit da nicht unerwünschte Stoffe zurückbleiben. Wir sprechen da von Restharn. So könnten sich zum Beispiel Krankheitskeime an der Blaseninnenwand festsetzen und Infektionen auslösen. Also kann hinter der Behauptung, dass Pipimachen im Sitzen besser ist, nur die Annahme stecken, dass sich im Stehen vielleicht die Blase nicht vollständig entleert. Es wäre also deshalb besser, weil die Gefahr von Restharn geringer wäre.

Harnblase

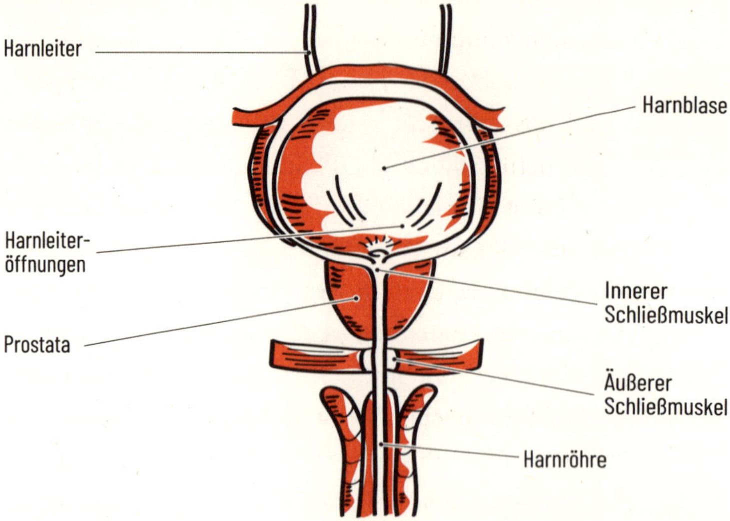

Schauen wir uns mal den Pinkel-Mechanismus genauer an: Die Harnröhre hat zwei Schließmuskeln. Einen (inneren) unterhalb der Harnblase, der andere (äußere) zur Harnröhre hin. Dazwischen befindet sich die Prostata, durch die die Harnröhre ja hindurchführt. Bei gut gefüllter Blase meldet sich das Gehirn. Kennen wir schon von den Frauen. Dazu hat eine Blase Rezeptoren, die den Füllstand messen und ans Gehirn funken. Sind die Männer nun bereit zum Wasserlassen und haben ein stilles Örtchen gefunden (hier darf's ja auch mal der Park sein), öffnen sich die beiden Schließmuskeln, und das ist das Zeichen für den Blasenmuskel, sich zusammenzuziehen. Wasser marsch. Mit wenig Druckaufwand kann der Urin ausfließen. Und im Normalfall entleert sich die Blase vollständig. Anschließend machen die beiden Schließmuskeln alles wieder dicht. Bis zum nächsten Mal.

So, und nun haben vor Jahren mal ein paar Experten (oder

waren es Expertinnen?) behauptet, dass die Blase es im Sitzen leichter hat, sich komplett zu entleeren. Weil die Muskeln im Unterbauch, im Becken und in den Hüften dann entspannter sind und das Urinieren wäre kraftvoller. Würde bedeuten, dass die beim Stehen angespannten Muskeln das eher erschweren. Lässt sich aber nicht beweisen. Außerdem gibt es viele Männer, die super entspannt stehen können und dabei auch noch pinkeln. Eins ist klar: Die Blase braucht keinen Druck, die kann das alleine. Wenn das Gehirn sagt: Blase voll! und wir den Schließmuskeln erlauben, sich zu öffnen, dann reicht das. Den Rest machen Harnblase plus Harnröhre.

Man darf nicht allen Studien vertrauen! Außerdem gibt es zahlreiche Urologen, die das Gegenteil behaupten und sagen, das gesunde Männer sowohl im Sitzen als auch im Stehen ganz prima ihre Blase entleeren können. Am besten, liebe Jungs, ihr checkt einfach mal Folgendes: Wann ist euer Strahl am kräftigsten? Im Sitzen oder im Stehen? Wie lange braucht ihr zum Entleeren der Blase? Und wann müsst ihr wieder? (Denn Resturin könnte die Ursache sein, wenn ihr schon bald wieder Harndrang verspürt.)

Pinkeln im Sitzen ist nicht zwingend besser für die Blase. Wichtig ist, dass die Blase vollständig geleert wird. Und wenn ihr den Eindruck habt, das ist nicht der Fall, dann lasst das bitte mal untersuchen. Und nicht vergessen, Jungs: Beckenbodentraining! Das unterstützt auch eure Blase!

Gibt es den »Horny Hangover« wirklich?

Schon mal gehört? Vielleicht nicht, aber möglicherweise habt ihr das Phänomen schon mal selbst erlebt? Ihr wacht nach einer durchzechten Nacht morgens verkatert auf und habt Lust auf Sex. Klar, beim Mann könnte die morgendliche Erektion auch eine einfache selbstregulierende Blutversorgung der Penisschwellkörper sein. Aber es gibt für die »postalkoholische Geilheit« tatsächlich eine medizinische Erklärung.

Bei Frauen bewirkt Alkohol im Blut eine Senkung des Östrogenspiegels, wodurch sich der Testosteronspiegel im Verhältnis etwas erhöht. Ja, auch Frauen haben dieses Geschlechtshormon, nur deutlich weniger. Die Wirkung auf die Libido ist aber ähnlich stimulierend. Bei Männern hingegen bewirken die alkoholischen Getränke eine Steigerung des Östrogenspiegels und das Testosteron nimmt ab. (Ja, auch Jungs haben Östrogen!) Ein niedriger Testosteronwert ist für sexuelle Aktivitäten aber eher kontraproduktiv. Kennt ihr vielleicht. Das klappt dann im betrunkenen Zustand nicht mehr so richtig gut mit der Erektion und Standfestigkeit. Der männliche Körper aber registriert dieses hormonelle Ungleichgewicht und versucht es auszugleichen, indem er eine Extraportion Testosteron ausschüttet – und diese Wirkung spürt ihr am nächsten Morgen. Sex (vor allem ein Orgasmus) hat übrigens auch eine Anti-Kater-Funktion. (Siehe »Kommen wir zum Höhepunkt …«)

Ja, es gibt den Horny Hangover. Eine ganz einfache hormonelle Reaktion des Körpers auf den Alkohol.

Können Spermien riechen?

Ja, ihr habt richtig gelesen. Und nein, es geht nicht darum, wie oder wonach Samenflüssigkeit riecht. Es geht darum, ob ein Spermium in der Lage ist, etwas olfaktorisch wahrzunehmen. Okay, jetzt denkt ihr vielleicht, was soll denn das? Will die mich veräppeln …? Nein! Ich habe es euch versprochen, ihr werdet hier unglaubliche Dinge erfahren. Und ihr erinnert euch doch sicher noch an den Maiglöckchenduft in der Eileiterflüssigkeit. Da stellt sich doch die Frage, ob Spermien das riechen können. Oder anders gefragt: Was motiviert die Spermien eigentlich, sich Richtung Gebärmutter und Eileiter zu bewegen? Was zieht sie so magisch zu den Eizellen hin? Natürlich hat sich die Wissenschaft diese Fragen auch gestellt. Und wer suchet, der findet! Das gilt für Wissenschaft und Spermien.

In dem Fall wurde man im Hodengewebe fündig. Anfang der Nullerjahre verkündete die Ruhr-Universität Bochum: Samenzellen können riechen. Anders gesagt: Sie verfügen über spezielle Riechrezeptoren. Ich dachte auch: Wie bitte? Die schnüffeln sich durch die Vagina und den Gebärmutterhals nach oben? Lustiges Bild. Und das Spermium mit der besten Nase gewinnt? Also habe ich mich schlau gemacht: Dazu wurden natürlich seriöse Versuche angestellt, und dabei reagierten die Samenzellen auf den künstlichen Duftstoff Bourgeonal, ein aromatisches Aldehyd (Molekül), das in der Parfümherstellung verwendet wird und leicht nach Maiglöckchen duftet (Aha!). Doch um herauszufinden, was genau dieser Duft nun beim Spermium bewirkt, mussten sie weiterforschen, so was dauert Jahre! Und dann endlich die Erkenntnis: Der Duftstoff steigert die Konzentration an Kalzium in der Samenzelle. Er öffnet Kanäle auf der dünnen Hautschicht (Membran) des Spermiums, die sogenannten CatSper-Kanäle. Die Folge: Kalzium strömt in die Samenzelle. Ein Spermium verfügt – wie ihr natürlich wisst – über einen Schwanzteil, eine Art Motor, der die Samenzelle antreibt und beweglich macht. (Wie eine kleine Schwimmflosse.) Und der Mineralstoff Kalzium sorgt dafür, dass sich die Geschwindigkeit, also die Schlagfrequenz des Schwanzes, erhöht. So, an dieser Stelle habt ihr natürlich sofort an das gute Prostatasekret gedacht. Denn das enthält unter anderem ja auch Kalzium. Maiglöckchenduft sorgt für mehr Kalzium, ist somit offenbar ebenfalls ein Treibstoff. Die Spermien geben also Gas, und ihr Ziel ist, na klar, die Geruchsquelle. Und wo genau kommt nun dieser Maiglöckchenduft her?

Jahre später konnten die Bochumer Forscher dann gemeinsam mit Wissenschaftlern vom Fraunhofer-Institut in München nachweisen, dass in der Eileiterflüssigkeit und im Vaginalsekret mehr als zwanzig Duftstoffe vorhanden sind. Darunter eben auch verwandte Moleküle des Maiglöckchendufts.

Da sich aber viele schlaue Menschen mit dem Phänomen der Befruchtung beschäftigen, gibt es auch andere Erkenntnisse, und die möchte ich euch natürlich nicht vorenthalten. Eine andere Studie kommt zu dem Ergebnis, dass das weibliche Sexualhormon Progesteron die Spermien anlockt. (Von der Maiglöckchen-Theorie waren die nicht so überzeugt. Leider.)

Das Progesteron öffnet ebenfalls die CatSper-Kanäle. Die Folge ist die gleiche: Kalzium strömt in die Samenzelle, und der Turbo wird eingeschaltet. Klar ist, da sind sich alle weitgehend einig, Progesteron aktiviert die CatSper-Kanäle, aber auch der – synthetisch hergestellte – Maiglöckchenduft Bourgeonal. Ob dieser Stoff nun aber wirklich im weiblichen Genitaltrakt vorkommt und es da tatsächlich nach Frühlingsblumen riecht, ist weiterhin umstritten. Sicher gibt es noch viele andere Faktoren, die eine Befruchtung beeinflussen, und die Wissenschaftler forschen und streiten weiter.

Aber die Maiglöckchen-Theorie gefällt mir eindeutig am besten!

Und die Frage, ob Spermien riechen können, können wir wohl zum jetzigen Zeitpunkt mit Ja beantworten. (Bis zur nächsten wissenschaftlichen Erkenntnis.)

Kann ein Penis brechen?

Da wir ja jetzt wissen, woraus so ein Penis besteht, können wir die Frage ja sicher gleich mit Nein beantworten, oder? Nee, können wir nicht. So einfach ist das mal wieder nicht.

Klar, ein Penis hat keine Knochen, daher ist der allgemein bekannte Begriff vom Penisbruch (oder Penisfraktur) medizinisch auch nicht ganz korrekt. Es müsste Ruptur heißen. Ein Schwellkörperriss. Denn damit bezeichnet man in der Medizin den Riss einer Gewebsstruktur, also zum Beispiel einer Sehne, eines Muskels oder Gefäßes. Und das kann infolge eines Biege- oder Stauchungstraumas passieren. Also vor allem beim Geschlechtsverkehr. Es kommt zu einem Riss in der Bindegewebsschicht, die die Schwellkörper umgibt, oder sogar im Schwellkörper selbst. Das passiert tatsächlich meist während einer Erektion und ist sehr schmerzhaft. Und vor allem nicht ungefährlich. Denn es kann zu Einblutungen im Penis kommen, das heißt zu einer Blutansammlung im Organ oder Gewebe. Und Einblutungen können eine Hypovolämie auslösen: Das im Kreislauf zirkulierende Blut verringert sich. Im schlimmsten Fall kann das sogar zum Schock führen: ein lebensbedrohlicher Zustand. Die Blutzirkulation in den Kapillaren (feinste Blutgefäße) ist vermindert, und das Gewebe wird nicht ausreichend mit Sauerstoff versorgt, es kann zu schweren Kreislaufstörungen bis hin zum Stoffwechselversagen kommen. Hier ist ein operativer Eingriff nötig, um die Einblutungen zu stoppen. In manchen Fällen ist auch die Harnröhre von der Penisruptur betroffen, dann muss ein Blasenkatheter eingeführt werden, der bis zur vollständigen Heilung die Funktion der Harnröhre übernimmt.

Mit einer Penisruptur darf (und sollte) man durchaus in die Notaufnahme fahren. Keine falsche Scham, bitte!

Penisruptur

Symptome:

- knackendes Geräusch, der Riss ist deutlich hörbar
- Penis erschlafft sofort und wirkt leicht gekrümmt
- evtl. tritt Blut aus der Harnröhre aus
- es bildet sich ein Bluterguss, der Penis schwillt an
- starke Schmerzen im Penis

***Therapie*:**

- **konservativ:** Kühlung, komprimierende Verbände, Medikamente (Antibiotika-Behandlung gegen bakterielle Infektionen, Antiandrogene, um eine Erektion zu vermeiden)
- **operativ:** bei einem chirurgischen Eingriff werden die Risse in den Schwellkörpern vernäht, Medikamente (siehe oben)

Bekommt man von Smegma Peniskrebs?

Zunächst klären wir zwei Dinge: Was macht das Smegma zu einem potenziellen Krankheitserreger? Und was genau ist Peniskrebs?

Das Peniskarzinom entsteht in den meisten Fällen an der Eichel oder Vorhaut. Grund sind veränderte Zellen der obersten Hautschicht. Daher auch Plattenepithelkarzinom genannt.

Peniskrebs ist eine eher seltene Krankheit und betrifft meist Männer über siebzig. Mögliche Ursachen: häufige (auch chronische) nicht behandelte Entzündungen der Vorhaut und Eichel. Diese Entzündungen entstehen durch mangelnde Hygiene oder eine Vorhautverengung, was wiederum dazu führt, dass Männer ihre Vorhaut nicht vollständig zurückziehen können und somit auch eine Reinigung nur unzureichend durchgeführt werden kann. Eine weitere Ursache kann eine Infektion mit dem Humanen Papilloma-Virus (HP-Viren) sein, das in erster Linie über Geschlechtsverkehr übertragen wird (siehe auch Seite 217, Impfung HP-Viren).

Stellt sich also die Frage, ob Smegma krebserregend ist. Zu einer guten Penis-Hygiene gehört das tägliche Entfernen des Smegmas. Wie wir wissen, bildet sich diese weißlich-gelbe Ablagerung an der Eichel (unter der Vorhaut). Das ist nicht schlimm, sondern normal! Der Körper reinigt sich selbst, er will das Zeug loswerden. Smegma besteht aus Talgdrüsen-Absonderungen, Hautschuppen, Schweiß, Urin und Bakterien. Und es riecht übel! Ein echt fieser Erotikkiller.

Liebe Männer, schon alleine deshalb bitte waschen! Smegma ist griechisch und bedeutet Salbe oder Seife. Gute Erklärung für den kleinen Sohn: Smegma sieht so aus wie Salbe und sollte mit Seife entfernt werden. Jeden Tag. Diese käsige Masse (die Begriffe Eichelkäse oder Vorhautschmiere sind zwar krass, aber leider zutreffend) ist ein Nährboden für Bakterien, die zu den oben genannten Entzündungen führen können. Und häufige Entzündungen führen zu chronischen, und dann kann auch das Plattenepithelkarzinom entstehen. Das Peniskarzinom. Man kann also tatsächlich Peniskrebs bekommen, wenn man das Smegma über einen längeren Zeitraum nicht entfernt und es in der Folge zu chronischen Entzündungen kommt.

Übrigens Mädels, auch Frauen können Smegma haben. *Smegma clitoridis.* (Riecht auch nicht gut, nix Maiglöckchen!) Das Sekret entsteht zwischen den äußeren und inneren Schamlippen und an der Klitoris (wie der Name schon sagt). Bei Frauen tritt es normalerweise nicht häufig auf, weil wir beim Baden oder Duschen die Vulva äußerlich leicht reinigen können und sich nichts unter einer Vorhaut verstecken kann. Mangelnde Hygiene kann ebenfalls Entzündungen zur Folge haben. Auch hier reicht die äußerliche Reinigung, die Vagina muss nicht mit einem Intimhochdruckreiniger ausgespült werden!

Klar ist: Das Smegma muss weg! Es kann wirklich Entzündungen verursachen, und wenn's ganz schlimm kommt, ein Peniskarzinom.

Was ist der Unterschied zwischen Sterilisation und Kastration?

Man kann es kaum glauben, aber diese Frage können nicht alle Menschen einwandfrei beantworten. Besonders Kinder und Jugendliche bringen das gerne durcheinander (wie meine kleine Geschichte beim Abendessen zeigt).

»Mein Papa ist kastriert.« – »Echt? Hat der keine Eier mehr?«

Dann bringen wir mal Licht ins Dunkel.

Die Sterilisation ist eine Methode für Männer zur dauerhaften Verhütung. Nach einer sogenannten Vasektomie können keine Spermien aus den Nebenhoden mehr in die Samenflüssigkeit gelangen. Wir erinnern uns: Samenflüssigkeit setzt sich aus den Sekreten der Bläschendrüse und der Prostata zusammen. Und Spermien. Eigentlich. Nun aber fehlt diese entscheidende Zutat bei der Ejakulation. Und von Samenflüssigkeit alleine kann eine Frau nicht schwanger werden.

Vasektomie

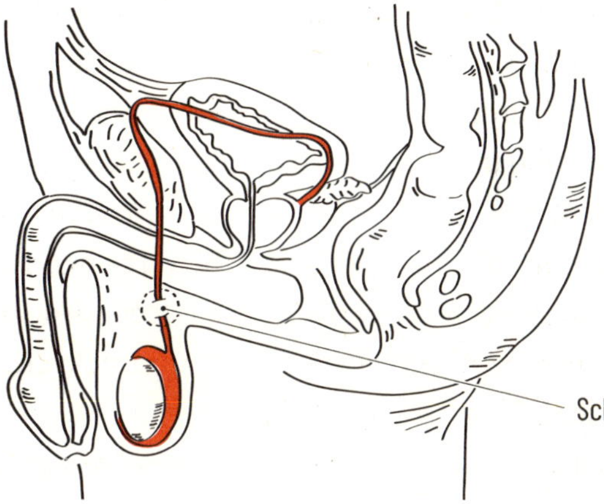

Die Vasektomie ist ein kleiner ambulanter Eingriff, bei dem – nein, nicht die Hoden abgeschnitten, sondern – die Samenleiter auf beiden Seiten durchtrennt werden. Mit zwei kleinen Hautschnitten am Hodensack werden die Samenleiter freigelegt, und dann kann der Eingriff relativ einfach durchgeführt werden. Dabei wird auch ein kleiner Abschnitt der Samenleiter entfernt, um ein erneutes Zusammenwachsen zu verhindern. Anschließend werden die Enden verödet und in verschiedene Gewebeschichten des Hodensacks zurückverlagert, damit sie nicht unbemerkt und still und heimlich wieder zusammenwachsen. Die ganze Geschichte dauert circa zwanzig Minuten. Fertig.

Die sexuelle Erregbarkeit und/oder Potenz bleibt davon total unbeeinträchtigt. Folglich produzieren die Hoden weiterhin Hormone (Testosteron) und Spermien. Auch Bläschendrüse und Prostata machen unermüdlich ihren Job, auch da wird keine Produktion eingestellt. Und somit verringert sich die Menge, sprich das Volumen, des Ejakulats auch nur minimal (um etwa fünf Prozent).

Nun aber bitte nicht gleich nach einer Vasektomie ungeschützten Geschlechtsverkehr praktizieren! Denn in den oberen Abschnitten der Samenleiter können sich immer noch muntere Spermien befinden. Erst nach circa zwanzig Ejakulationen kann man ziemlich sicher davon ausgehen, dass die Samenflüssigkeit spermienfrei ist. Daher sollten Männer nach drei Monaten (gemäß der europäischen Leitlinie zur Vasektomie) eine Spermaprobe bei ihrem Arzt abgeben, von der dann ein Spermiogramm erstellt wird. Erst danach kann Mann wirklich sicher sein, dass keine Spermien mehr den Weg in die Freiheit finden.

Was passiert nun aber mit den Spermien, die ja weiter von den Hoden produziert werden? Der Körper baut sie ab. Das wissen wir ja jetzt auch vom angeblichen »Samenstau«, den es so nicht geben kann. Weil der Organismus sich darum kümmert. Was nicht mehr gebraucht wird, kann weg.

So, nun hat ein Mann eine Vasektomie durchführen lassen und plötzlich, ein paar Jahre später, lernt er die Frau seines Lebens kennen, mit der er sich ein Kind wünscht. Kann man die Samenleiter wieder zusammennähen? Theoretisch kann man eine Vasektomie rückgängig machen. Die Refertilisierung ist ein mikrochirurgischer Eingriff, bei dem die Samenleiter wieder miteinander verbunden werden (Vaso-Vasostomie) oder das zur Harnröhre verlaufende Samenleiterende wird mit dem Nebenhoden verbunden (Tubulo-Vasostomie). Aber eine Erfolgsgarantie gibt es hier nicht. Klar ist: Je länger die Sterilisation zurückliegt, desto geringer werden die Chancen, dass so eine Refertilisierung gelingt. Also, Jungs, bevor ihr euch für diese Verhütungsmethode entscheidet, denkt gut darüber nach, ob die Familienplanung auch wirklich ad acta gelegt werden kann.

Bevor wir uns mit dem Thema »Kastration« beschäftigen, noch kurz der Vergleich zur weiblichen Sterilisation.

Tubenligatur

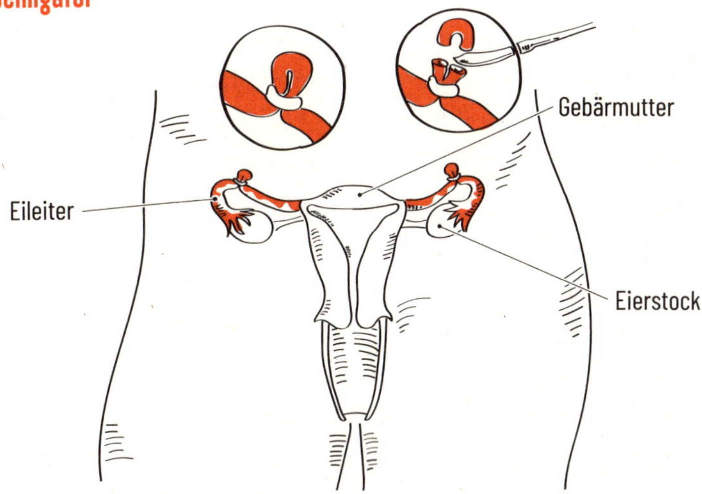

Die Tubenligatur. Das ist ebenfalls eine Methode zur dauerhaften Verhütung. Dabei werden die Eileiter über eine Länge von zwei bis drei Zentimeter verödet oder mit einem Clip verschlossen. Also ebenfalls eine Unterbrechung des Transportweges. Beim sterilisierten Mann können die Spermien nicht weiter durch die Samenwege nach oben gelangen, da ist der Weg irgendwann zu Ende. Sackgasse. (Auch ein schönes Wortspiel.) Bei den Frauen gelangen die Eizellen nicht mehr in die Gebärmutter. Beziehungsweise ein Zusammentreffen zwischen Spermium und Eizelle in den Eileitern wird verhindert. Der Zyklus bleibt davon unberührt, unter normalen Umständen hat die Sterilisation bei der Frau auch keinen Einfluss auf den Hormonhaushalt. Es wird weiterhin Östrogen produziert, und es findet in der Folge auch ein Eisprung statt, aber die unbefruchtete Eizelle wandert nicht mehr in die Gebärmutter, sondern nimmt den Weg über die Bauchhöhle und löst sich auf.

Nun zurück zur Frage: Was unterscheidet eine Kastration von einer Sterilisation? Meist hört man davon, wenn die Nachbarin mit ihrem sedierten Kater im Körbchen heimkehrt. »Mein armer Simba! Aber es musste sein!« Was haben die mit dem Tier angestellt? Die haben ihm tatsächlich die Hoden abgeschnitten. Klingt hart, ist aber exakt so. Und wird natürlich fachgerecht von Veterinärmedizinern durchgeführt. Können aber auch Männer, also männliche Menschen, kastriert werden? Und wenn ja, warum?

Zunächst muss ich Folgendes loswerden. Als ich mich mit diesem Thema beschäftigt habe, musste ich feststellen, dass im Internet bei den Schlagwörtern »Kastration Mann« oft eine Vasektomie beschrieben wird. Also siehe oben: Durchtrennen der Samenleiter. Was mal wieder zeigt, man darf nicht alles glauben, was schwarz auf weiß geschrieben steht. Eine Kastration ist etwas völlig anderes und hat auch ganz andere Auswirkungen auf den Körper!

Eine operative Entfernung der Hoden (Orchiektomie) kann zum Beispiel bei Tumorerkrankungen notwendig sein. Etwa bei Hodenkrebs oder bei fortgeschrittenem Prostatakrebs. Hier handelt es sich um hormonabhängige Erkrankungen. Und in diesen Fällen muss die Funktion der Keimdrüsen unterbunden werden, um ein weiteres Wachstum der Krebszellen zu stoppen. (Manchmal wird auch nur ein Hoden entfernt.)

Eine andere Methode ist die hormonale Kastration, hier wird mit Medikamenten die Keimdrüsen-Funktion unterbunden.

Also wenn wir hier und heute über eine operative Entfernung der Hoden sprechen, liegt in erster Linie eine schwere Erkrankung zugrunde. Aber ihr habt bestimmt auch schon mal von Eunuchen gehört. Das Wort kommt aus dem Griechischen und bedeutet so viel wie »das Bett bewachen«. Diese »Palasteunuchen« gab es in grauer Vorzeit (im Byzantinischen Reich oder im Kaiserreich China) an vielen Höfen, und damit diese Kammerdiener beim »Bett bewachen« nicht auf dumme Gedanken kamen, hat man nur kastrierte Männer für diese Aufgabe ausgewählt. Diesen Männern wurden also die Hoden entfernt, damit sie keinen Sexualtrieb mehr haben. Heute weiß man allerdings, dass eine sexuelle Erregung zwar stark vermindert ist, aber nicht gänzlich unmöglich. Und natürlich mit Hilfe von Hormonmedikamenten (zumindest teilweise) wiederhergestellt werden kann.

Tatsächlich gibt es noch andere Fälle, in denen auch hierzulande noch Kastrationen (oder hormonale Kastrationen) vorgenommen werden. Bei Sexualstraftätern. Seit 1969 gibt es ein »Gesetz über die freiwillige Kastration und andere Behandlungsmethoden«. Heißt, in schwerwiegenden Fällen können Sexualstraftäter mit ihrer Einwilligung eine Kastration vornehmen lassen. Dazu gehört auch die chemische Kastration, eine Behandlung mit Hormonen, die den Sexualtrieb eindämmen.

Also, in Zukunft bitte unterscheiden: Sterilisation und Kastration sind zwei völlig verschiedene Eingriffe!

Ein sterilisierter Mann hat seine Hoden noch.

Kann man mit einer Erektionspumpe seinen Penis vergrößern?

Als ich mich mit dem Thema Kastration in Zusammenhang mit Hoden- oder Prostatakrebs beschäftigt habe, begegnete mir die Frage, ob Männer, denen man zum Beispiel aus diesem Grund einen Hoden oder die Prostata entfernt hat, noch Sex haben können. Eine wichtige Frage. Denn die Testosteronproduktion ist natürlich eingeschränkt, was sich auf den Sexualtrieb und die sexuelle Erregbarkeit auswirkt. Hier können Hormontherapien helfen. Aber es ist häufig auch von mechanischen Erektionshilfen die Rede. Auch Penispumpe genannt. Sie wird vor dem Sex über den Penis gestülpt und durch das Pumpen ein Unterdruck hergestellt. Blut strömt in den Penis und erzeugt eine Erektion. Wenn das gute Stück dann steht, kann man die Pumpe entfernen und mit einem elastischen Penisring die ganze Angelegenheit stabilisieren. Also die Erektion aufrechterhalten, weil das Blut nicht so schnell wieder abfließen kann. Das ist bestimmt eine gute Methode, um diesen Männern wieder zu einem erfüllten Sexualleben zu verhelfen.

Jetzt das Aber! Gerne werden Erektionspumpen auch von gesunden Männern benutzt, weil sie glauben, so dauerhaft ihren Penis vergrößern zu können! Dazu gibt es keine wissenschaftlichen Studien. Natürlich findet ihr im Netz zahlreiche Anbieter, die das hoch und heilig versprechen und dafür angeblich auch Beweise haben. Vorsicht. Die wollen euch nur was verkaufen! Die Penisgröße wird zum Großteil von den elterlichen Genen bestimmt. Was aber klar ist: Eine zu häufige und übermäßige Benutzung der Pumpe kann zu Blutstau, Hämatomen, Schwellungen, Gewebeschäden oder sogar Taubheit führen. Und bitte vorsichtig sein: Die Hoden sollten nicht miteingesaugt werden.

Wie ihr wisst, sind die sehr schmerzempfindlich. Und dann landet ihr unter Umständen in der Notaufnahme.

Penispumpe, gut und schön, kann man machen. Was aber, wenn man gerade keine mechanische Erektionshilfe zur Hand hat? Da können Männer tatsächlich ganz schön kreativ werden – landen dann aber leider manchmal tatsächlich in der Notaufnahme.

Kennt ihr die wohl berühmteste (und wahrscheinlich beliebteste) urologische Doktorarbeit, die jemals geschrieben wurde? Zugegeben – ich kenne nur eine, nämlich die vom »Morbus Kobold«! Der Begriff stammt von einem Kollegen, der 1978 an der TU München seine Dissertation mit dem Titel »Penisverletzungen bei Masturbation mit Staubsaugern« verfasste. Somit müsste schon mal klar sein, worum es geht: Wer kennt ihn nicht, den Staubauger der Marke »Kobold«!

Und Morbus = Krankheit. In seiner Doktorarbeit beschäftigte sich der Kollege mit insgesamt acht Fällen, bei denen es infolge einer Masturbation mit dem besagten Staubsauger zu Verletzungen gekommen war. Hierbei handelte es sich nämlich um einen Handstaubsauger, den kleinen Kobold eben, in den die (späteren) Patienten ihren (noch) nicht erigierten Penis einführten, genauer gesagt: in den Ansaugstutzen. Das Ziel war ja klar: Durch die Saugwirkung sollte eine Erektion herbeigeführt werden. Also im Prinzip nichts anderes als bei einer Penispumpe. Blöd war nur, dass die Jungs mit ihrem Penis in den rotierenden Ventilator gekommen sind, der sich beim Typ Kobold ziemlich kurz hinter der Ansaugöffnung befindet. Wer sich mit Staubsaugern auskennt, weiß, dass bei den meisten Modellen der Propeller hinter dem Staub-

beutel sitzt. Aber eben nicht beim Kobold. Dumm gelaufen. Ab in die Notaufnahme. Aber da kennt man sich mit multiplen Riss- und Quetschwunden bestens aus!

Und wenn ihr euch jetzt fragt, ob denn ein Cockring (also ein Penisring) beim Liebesspiel okay (und vor allem ungefährlich) ist, dann kann ich nur sagen: Ja, wenn's euch Spaß macht. Für alle, die dieses Sexspielzeug nicht kennen: Der Cockring (dehnbar und wahlweise aus Latex, Gummi oder Silikon) wird um Penis, Eichel oder Hodensack gelegt und sorgt dafür, dass eine Erektion erhalten oder verstärkt wird. So wird verhindert, dass das Blut aus den Schwellkörpern wieder abfließt. (Siehe oben!) Bedeutet medizinisch-praktisch: Die Venen werden abgedrückt. Und das solltet ihr bitte nicht zu lange praktizieren! Nach circa dreißig Minuten solltet ihr euer Spielzeug auch mal wieder abnehmen. Denn eine stundenlange Dauerbenutzung kann zu einem gefährlichen Blutstau führen (siehe Priapismus!). Ihr könnt zwar länger, bekommt den Penisring dann aber irgendwann nicht mehr ab. Und dann? Muss die Feuerwehr kommen und das Ding mit einer Säge entfernen. Das kann ja keiner wollen. Ich kenne dieses Problem bis dato nur aus Sicht der Notärztin. Und ich kann euch sagen, nein, das möchte keiner. So eine Situation ist für alle Beteiligten höchst unangenehm.

Um auf die Frage zurückzukommen, ob eine Erektionspumpe den Penis vergrößert: Das ist sehr fraglich. Sie kann aber zu einer Erektion verhelfen. Und das ist doch schön.

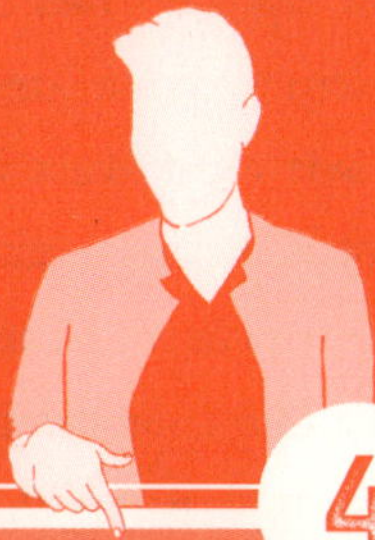

4

JE OLLER, JE DOLLER!?

ANGINA D'AMOUR nennen Mediziner anfallartige Schmerzen (Brustenge) in der Herzgegend, die beim Geschlechtsakt durch körperliche Anstrengung auftreten.

Oh Gott, was für ein Auftakt! Herzinfarkt beim Geschlechtsverkehr. Jetzt denkt ihr bestimmt: Was kommt da noch? Fiese Geschlechtskrankheiten? Unappetitliche Bilder von krummen Penissen? Zugewachsene Vaginen? Noch mehr Hornzipfel?! Leute, das Beste kommt doch immer zum Schluss – in diesem Fall bedeutet das: Wir werden zwar älter, aber das heißt noch lange nicht, dass wir zum alten Eisen gehören und untenrum nix mehr los ist. Ein sechzigjähriger Penis ist nicht automatisch krumm. Und eine Vagina? Wächst die bei einer Siebzigjährigen dann zu? Oder leiert gar aus? Wahr ist, die Geschlechtsorgane verändern sich mit dem Alter. Alles andere wäre gelogen.

Aber was genau verändert sich da eigentlich unter der Gürtellinie? Das schauen wir uns jetzt mal an.

Die weiblichen und männlichen Geschlechtsorgane haben wir nun ausführlich besprochen. Da kennt ihr euch jetzt bestens aus. Begegnet sind uns dabei vor allem zwei Hormone: Östrogen und Testosteron. Sogenannte Sexualhormone, die hauptsächlich für Eizellen- und Spermienreifung und somit für die Fortpflanzung zuständig sind. Die halten den ganzen Zirkus Tag für Tag und Monat für Monat am Laufen. Und das machen die großartig. Was aber passiert im Körper, wenn mit fortschreitendem Alter die Reproduktion kaum oder gar keine Rolle mehr spielt? Was machen dann die Geschlechtshormone? Gehen die in Rente? Lösen die sich einfach in Luft auf? Und wie reagiert der Körper darauf?

Gehören wir dann zum alten Eisen, ist der Lack ab, Schluss mit lustig – ja, was dann? Haben wir überhaupt noch Lust am Sex oder geht das überhaupt noch?

Der Formel-eins-Guru Bernie Ecclestone wurde mit 89 noch mal Vater. Der Schauspieler Robert de Niro mit 79, Richard Gere und Peter Maffay mit 69 Jahren. Die Lover von Pop-Ikone Madonna (65) hingegen werden mit der Zeit immer jünger: Einer war 29 Jahre jünger, der nächste schon satte 39 Jahre. (Jünger wohlgemerkt!) Der Freund von Cher (Baujahr 1946) ist vierzig Jahre jünger. (Zumindest ist das der aktuelle Stand.) Und dass die Damen mit ihren Jungs nur alte Platten hören, glaubt ja kein Mensch. Klar, auch mit Ü50, 60, 70 haben Frauen Sex – und Männer auch. Letztere können sogar noch munter Nachwuchs zeugen. Zumindest behaupten sie das. Und biologisch möglich ist das natürlich. Das wird mit Madonna und Cher nicht (mehr) klappen. Hier hätten wir also schon mal einen entscheidenden Unterschied. Hinsichtlich der Fortpflanzung setzt das Alter uns Frauen Grenzen, den Männern (eher) nicht. Wobei wir da auch noch genauer hinschauen werden: Warum das so ist und auch, warum es nicht egal ist, wie alt Männer sind, wenn sie Kinder zeugen.

Je oller, je doller!? – warum habe ich mich für dieses Kapitel entschieden? Weil ich auch älter werde (unfassbar) und »Altwerden« unter der Gürtellinie ein wichtiges (medizinisches) Thema ist. Und auch weil es immer noch extrem tabu-behaftet ist. Sex im Alter. Das hört sich irgendwie komisch an. Alte Menschen beim Sex sind schwer vorstellbar, oder? Aber was ist eigentlich alt? Und warum kann das nicht auch sinnlich, erotisch und sexy sein? Okay, sind wir mal ehrlich: Keiner von uns wollte sich als Kind (oder sogar heute noch) vorstellen, dass unsere Eltern Sex haben. Bitte nicht. Warum eigentlich? Aber hatten (und haben) sie natürlich. Hoffentlich.

Doch in diesem Kapitel geht es nicht nur um Sexualität. Es geht um die Veränderungen, die unser Körper mit den Jahren durchlebt. Eben auch »untenrum«. Das ist normal, wir sollten nur wissen, was da passiert. Und warum. Und wie wir damit umgehen. Es ist wichtig, auch unter der Gürtellinie gesund und fit zu bleiben.

Die wunderbare Welt der Botenstoffe

Hormone begegnen uns ständig und überall. Trotzdem hat man den Eindruck, dass sie immer noch unterschätzt werden. Woran liegt das? Weil man sie nicht sehen kann? Oder weil sie oft einen zweifelhaften Ruf haben, besonders bei uns Frauen, da richten sie ja angeblich allerhand Unheil an. Oder liegt es vielleicht daran, dass sie in unserem Körper so viel Macht und Einfluss haben und uns das beängstigend vorkommt? Ja, sie haben einen enormen Einfluss, das muss uns aber überhaupt nicht ängstigen. Wir müssen ihnen einfach mehr Aufmerksamkeit und Respekt entgegenbringen. Weil sie uns mit Hilfe des vegetativen (also autonomen, von uns nicht steuerbaren) Nervensystems von morgens bis abends lenken und beeinflussen.

Hormone sind biochemische Botenstoffe, sie werden in endokrinen Drüsen oder im Zellgewebe produziert: in der Hirnanhangdrüse, der Zirbeldrüse (im Zwischenhirn), der Schilddrüse, den Nebennieren, der Bauchspeicheldrüse und (das wissen wir bereits) in den Eierstöcken und Hoden. Und noch an so vielen Stellen mehr.

Neurotransmitter (und das wird häufig durcheinandergebracht) sind ebenfalls biochemische Botenstoffe.

Der Unterschied: Neurotransmitter werden im Gehirn aktiviert und wirken zwischen zwei Nervenzellen. Hormone hingegen entfalten ihre Wirkung über die Blutbahn und gelangen so zu den entsprechenden Organen. Beide Botenstoffarten übertragen Informationen auf Zellen, die dann entsprechend darauf reagieren. Einfaches Beispiel: Bei Stress werden Adrenalin und Cortisol in der Nebenniere ausgeschüttet, die dafür sorgen, dass wir plötzlich hellwach sind, blitzschnell reagieren können, unsere Muskeln aktiv werden und wir die Beine in die Hand nehmen, wenn Gefahr droht. Oder das Östrogen. Es wird bei sexueller Erregung ausgeschüttet, dann wird unter anderem die gute Bartholin-Drüse aktiv und sondert ein Sekret zur Scheidenbefeuchtung ab. Toll, so Hormone, oder? Sie übertragen Informationen und kommunizieren mit Organen. Geniales System. Ohne Hormone geht nix. Sie sind Alarmsystem, Glücks- und Energielieferanten, Stoffwechselantreiber und noch vieles mehr.

Das sind einige der wichtigsten Botenstoffe:

- Cortisol (Nebenniere)
- Adrenalin (Nebenniere)
- Noradrenalin (Nebenniere)
- Thyroxin (Schilddrüse)
- Insulin (Bauchspeicheldrüse)
- Somatropin (Hypothalamus)
- Dopamin (Nebenniere, Hypothalamus)
- Serotonin (Gehirn, Darmschleimhaut)
- Testosteron (Hoden, geringfügig Nebenniere)
- Östrogen (Eierstöcke)
- FSH (Follikel-stimulierendes Hormon, Hirnanhangdrüse)
- LH (Luteinisierendes Hormon, Hirnanhangdrüse)

So, da sind 'ne Menge Botenstoffe unterwegs, die den ganzen Tag (und nachts) Informationen weiterleiten und den Apparat am Laufen halten. Wir wollen uns aber vor allem mit vieren beschäftigen, die physiologisch unter der Gürtellinie mit am meisten zu sagen haben. Östrogen, Testosteron, FSH und LH. Dieses Hormon-Quartett hat einen großen Einfluss auf alles, was sich bei Männern und Frauen ab ungefähr vierzig im Genitalbereich verändert. Mit ins Spiel kommen noch das Somatropin (Wachstumshormon) und Kollagene (Eiweiß). Man könnte sagen: Diese sechs sind zusammen für die Alterungsprozesse unter der Gürtellinie verantwortlich. Bei allem, was wir nun besprechen, haben diese SECHS ihre Finger im Spiel. Oder eben leider nicht (mehr).

Hormone

Östrogen: Steuerung der weiblichen Menstruation, Reifung der Eizellen, Aufbau von Gebärmutterschleimhaut, fördert knochenaufbauende Zellen, Durchblutung

Testosteron: Bildung und Reifung von Spermien, Fett- und Zuckerstoffwechsel, Blutbildung, Aufbau von Knochen und Muskeln

FSH: Follikelreifung, korrekte Bildung und Reifung der Spermien

LH: Eisprung und Gelbkörperbildung, Stimulierung der Produktion von Testosteron im Hoden

Somatropin: Wachstum von Knochen und Organen, erhöht den Blutzuckerspiegel, fettabbauend

Kollagen: hält Haut und Bindegewebe elastisch, gibt Gelenken, Knochen, Muskeln und Sehnen Halt

Keine Panik!

Medizinisch und biologisch betrachtet fängt unser Körper schon ab zwanzig an zu altern. Erste Fältchen werden sichtbar, weil Kollagen, Elastin und Hyaluronsäure abnehmen. Ab dreißig werden die Bandscheiben dünner, die Haare können ab Mitte 35 grau werden, weil die Produktion des biologischen Pigments Melanin sich verlangsamt. Bei Frauen nimmt die Fruchtbarkeit allmählich ab, und der Testosteronspiegel von Männern sinkt ebenfalls schon ab dem dreißigsten Lebensjahr, zwar sehr langsam, aber stetig. Und zu diesem Zeitpunkt fühlt sich kein Mensch alt. Im Gegenteil – sind das nicht immer die vielzitierten »besten Jahre«? Gut, irgendwann macht sich »das Alter« aber wirklich bemerkbar, dann sind da nicht nur ein paar Fältchen oder drei graue Haare, dann sendet der Körper eindeutige Signale. Auch unter der Gürtellinie. Das ist erstens nicht schön und zweitens spricht man darüber nicht. Das ist falsch, weil Verdrängen und Verschweigen keine Probleme lösen. Weil nur Offenheit und Aufklärung sinnvoll sind und helfen.

Sexualität, Hygiene, medizinische Vorsorge: Wir müssen unser Leben an diese altersbedingten körperlichen Veränderungen anpassen. Vor allem aber müssen wir Bescheid wissen. Und drüber reden. Denn gerade bei diesem Thema kursieren immer noch Halbwahrheiten, Gerüchte und Behauptungen. Und das meist auch nur hinter vorgehaltener Hand.

- Wird der Venushügel im Alter größer? (Und, wäre das schlimm?)
- Sind Wechseljahre und Menopause das Gleiche? (Ich bin gespannt.)

- Der Penis schrumpft im Alter! (Oh, Jungs, jetzt wird die Panik schon größer, oder?)
- Wird die Scheide in den Wechseljahren enger? Oder leiert sie gar aus? (Und wenn ja, warum?)
- Warum müssen Männer im Alter öfter (nachts) aufs Klo? (An den nächtlichen Erektionen liegt es auf jeden Fall nicht!)
- In den Wechseljahren muss man nicht mehr verhüten! (Oh, oh, gefährliches Halbwissen!)
- Sind Erektionsstörungen ein gesundheitliches Warnsignal? (Wichtiges Thema!)
- Nach der Menopause steigt das Risiko für Osteoporose! (Jetzt müsste man wissen, was die Menopause ist. Oder Osteoporose.)
- Warum vertragen sich Viagra und Nitrospray nicht? (Klar, Viagra kennt ihr, aber was ist Nitrospray?)

Bevor wir uns mit diesen Fragen und Behauptungen näher beschäftigen, müssen wir erst mal wissen, mit welchen konkreten körperlichen Veränderungen wir überhaupt konfrontiert sind oder werden. Und wie sie Gesundheit, Wohlbefinden und (Sexual-)Leben beeinflussen. Doch vorab gibt's zur Einstimmung aufs »Alter« noch eine amüsante Geschichte aus der Praxis. Denn nicht nur die Schönen und Reichen, die Fitten und Sportlichen möchten auch im hohen Alter noch ein erfülltes Sexualleben haben.

Ein Tag wie jeder andere in der KV-Notdienstpraxis. Patienten und Patientinnen kommen und gehen. Husten, Schnupfen, Heiserkeit. Ohrenschmerzen, Brennen beim Wasserlas-

sen. Ich genieße mal schnell einen Hafer-Latte-Macchiato und eine Handvoll grüne Fruchtgummifrösche, da steht ein entzückendes älteres Paar in der Tür. Sehr betagt. Und beide stützen sich auf einen Rollator. Also jeder auf seinen eigenen. Okay, vielleicht »Herzklabastern« oder Schmerzen in den Gelenken. Auf jeden Fall sind sie selbstständig hergerollert, ein Notfall ist es offensichtlich nicht. Aber irgendwie dann doch …

»Dann nehmen Sie mal Platz«, sage ich freundlich, und die beiden drehen gekonnt wie beim Synchronschwimmen ihre Rollatoren um und setzen sich auf die Sitzfläche. Ich muss grinsen und bin irgendwie so richtig gespannt, was da jetzt als Notfall kommt.

»Wie kann ich helfen?«

Die ältere Dame übernimmt sofort das Kommando.

»Wir brauchen Viagra.« Klar und deutlich. An dieser Stelle finde ich das »Wir« besonders schön. Recht hat sie.

Ich erwidere trotzdem und eigentlich vollkommen überflüssig: »Sie brauchen was?«

Manchmal helfen solche rhetorischen Fragen ja auch, um sich selbst mal kurz zu sammeln.

»Viagra. Die blaue Pille.«

Ich kann mir auch das nächste Grinsen nicht verkneifen. Die beiden sind bestimmt um die achtzig. »Also, was Viagra ist, weiß ich schon, aber Sie möchten, dass ich Ihnen ein Potenzmittel verschreibe und kommen deshalb zum Notdienst?«

»Genau. Es ist eben auch eine Art Notfall«, bekräftigt die alte Dame, und ihr Mann nickt etwas zerknirscht.

Ich nicke ebenfalls. Nur nicht so zerknirscht. »Ja, dem

kann ich folgen.« In meinem Kopf formuliere ich schon diverse Sätze vor, während die beiden mich erwartungsvoll anschauen.

»Aber ...« Das Pärchen ist mir wirklich sehr sympathisch, die beiden sind zum Knuddeln und ihren »Notfall« kann ich total gut verstehen. Als Mensch. Als Ärztin zwar auch, da muss ich jedoch noch ein paar Faktoren mehr beachten.

»Aber ich kann Ihnen jetzt hier und heute nicht einfach Viagra verschreiben.«

»Warum nicht?« Für die resolute Dame scheint das tatsächlich ein echter Notfall zu sein, sie stemmt sich auf ihrem Rolli noch ein paar Zentimeter höher.

»Gut,« seufze ich, »dann versuche ich es Ihnen mal zu erklären ...«

Und das habe ich dann lang und breit getan: Warum ich Viagra nicht mal eben so verschreibe, denn aufgrund des Risikoprofils (Alter, Erkrankungen, Medikamente) würde ich eine vorherige kardiologische Unbedenklichkeit befürworten.

»Und deshalb sollten Sie«, wende ich mich ihrem Mann zu, »mit Ihrem Hausarzt beziehungsweise einem Kardiologen sprechen.«

Es sind schon Leute aufeinander gestorben. Das muss nun wirklich nicht sein. Das behalte ich allerdings für mich.

»Und wenn da keine Bedenken vorliegen, verschreibt der Ihnen vielleicht auch Viagra.«

»Können Sie uns wenigstens einen Wagen bestellen?«

»Einen was?« Diesmal muss ich wirklich nachfragen.

»Na, so einen Krankentransportwagen.«

Jetzt ist aber wirklich Schluss mit lustig. Das ist ja wohl der Hammer.

Nein, einen Krankentransport nach Hause gab es für die beiden nicht. Ich bin standhaft geblieben (auch ohne Viagra☺), und möchte hier gerne einen Kollegen zitieren, der mal in einer ähnlichen Situation war: »Wer vögeln kann, kann auch Bus fahren.« So würde ich das auch sehen. Und ich habe wieder was gelernt: Sex ist alterslos. Wie naiv oder gar überheblich von mir, dass ich wohl gedacht habe, Sex wäre nichts für Alte und Gebrechliche ... Und wer weiß, wo mein Mann und ich mit neunzig so hinrollern.☺

Ich habe diese Geschichte an den Anfang gestellt, weil die beiden gute Senioren-Role-Models für dieses Kapitel sind. Je oller, je doller. Vor allem deshalb, weil sie keine Scham haben. Weil sie weiterhin ein glückliches Sexualleben haben wollen, trotz aller anderen altersbedingten Einschränkungen, mit denen sie so zurechtkommen müssen.

Klar ist, mit dem Alter fangen die Zipperlein an. Das können nicht nur Herz-Kreislauf-Probleme sein, auch die Knochen, Gelenke und Muskeln werden schwächer. Die Haut verliert an Spannkraft, und die Blase hält vielleicht nicht mehr so dicht wie früher. Klingt schlimm, aber man kann gegen viele Alterserscheinungen auch was tun. Vor allem kann man sich schlau machen. Auch »untenrum«!

Frauen: Schön (und) alt werden

Klimakterium, Wechseljahre, Menopause

Wenn es um »Frauen und Alter« geht, sind die Wechseljahre das Erste, was uns einfällt. Die Menopause. Das Klimakterium kommt aus dem Griechischen: »Stufenleiter«. Gleich vorweg: Nein, wir werden hier nicht das große Klagelied singen über die furchtbaren Wechseljahre. Wir wollen verstehen, was im Körper passiert und wie wir bestmöglich damit umgehen. Und für Aufklärung sorgen. Denn dann wissen hoffentlich auch die Männer in Zukunft besser Bescheid, was sich da bei den Frauen verändert und warum. Und dass das nichts Schlimmes ist.

Zunächst mal die Begriffe: Als Menopause wird der letzte Eisprung und damit auch die letzte Monatsblutung bezeichnet. Meistens bei Frauen um die fünfzig Jahre, aber es kann auch deutlich früher oder später sein. Frauen sind unterschiedlich. Körper, Gene und Lebensgewohnheiten sind verschieden. Daher will ich mich hier auch gar nicht auf Zahlen festlegen, das tun seriöse Gynäkologinnen nämlich auch nicht. Es gibt immer Ausnahmen und Sonderfälle. Den Zeitpunkt der Menopause kann man somit erst exakt bestimmen, wenn ein Jahr lang keine Regelblutung mehr aufgetreten ist.

Die Wechseljahre (Klimakterium) beginnen aber schon Jahre früher. Nämlich mit der Hormonumstellung des Körpers. Daher die »Stufenleiter«. Sie geht in Phasen vonstatten. Eisprung und Menstruation finden nach wie vor in schöner Regelmäßigkeit statt, aber der Körper bereitet sich schon mal auf eine neue Zeit vor. Grob gesagt, kann das schon zwischen dem vierzigsten und fünfzigsten Lebensjahr beginnen. Wenn frau also mental noch Lichtjahre von den Wechseljahren entfernt ist, geschweige denn irgendetwas bemerkt, hat der Prozess im Körper schon schleichend begonnen. So eine Umstellung dauert mehrere Jahre und wird in drei Phasen eingeteilt.

Prämenopause: Möglich ab dem vierzigsten Lebensjahr. Die Östrogenproduktion nimmt langsam, aber stetig ab. Vielleicht kennt ihr das oder habt es schon hinter euch. Wie macht sich das bemerkbar? Jede Frau ist anders, aber man könnte es vereinfacht so beschreiben: Ihr merkt vor allem, wenn es auf die Periode zu geht, dass ihr müder werdet als noch vor einigen Jahren, ihr während der Periode oder davor vielleicht schlechter schlaft, nicht mehr so voller Energie, einfach schlapper seid. Dafür ist der schleichende Abfall der Hormone verantwortlich. Und vielleicht seid ihr so sensibel, dass ihr kleinste körperliche Veränderungen sofort wahrnehmt. Diese Prämenopausen-Phase geht dann nahtlos in die Perimenopause über. Also die Phase mittendrin.

Perimenopause: Etwa ein bis zwei Jahre vor der letzten Regelblutung, die Blutungen werden schwächer, es treten eventuell schon erste Beschwerden (Hitzewallungen, Schlafstörungen, Stimmungsschwankungen) auf.

Menopause: Zeitpunkt der letzten Regelblutung.

Postmenopause: Ungefähr ein Jahr nach der letzten Regelblutung. Der Hormonhaushalt kommt langsam zur Ruhe und stabilisiert sich.

An dieser Stelle können wir schon mal eine Frage und eine Behauptung aus dem Weg räumen (und das machen wir ab jetzt immer zwischendurch und nicht erst ganz am Schluss): Nein, Wechseljahre und Menopause sind nicht das Gleiche! Die Wechseljahre beginnen lange vor der Menopause. Und die Menopause können wir erst rückwirkend bestimmen, nämlich dann, wenn mindestens ein Jahr lang keine Regelblutungen mehr stattgefunden haben.

Zweitens: In den Wechseljahren muss man sehr wohl noch verhüten! Die Follikelreifung der Eizellen nimmt zwar langsam ab, und vielleicht treten auch schon erste typische Beschwerden auf. Aber es findet trotzdem jeden Monat ein Eisprung statt, und reife Eizellen machen sich auf den Weg über die Eileiter in die Gebärmutter. Und wenn sie einem Spermium begegnen, kann es natürlich zur Befruchtung kommen, und die befruchtete Eizelle nistet sich in der Gebärmutter ein. Auch wenn die Regelblutung im Zuge des Klimakteriums irgendwann ausbleibt, sollte weiter verhütet werden. Erst circa zwölf Monate nach der letzten Regelblutung kann frau (und Mann) sicher sein, dass kein Eisprung beziehungsweise keine Befruchtung mehr stattfindet. Bitte merken: Auf eine Verhütung sollte erst ein Jahr nach der letzten Regelblutung verzichtet werden!

Postmenopausale Blutung
bezeichnen Mediziner Blutungen, die ungefähr ein Jahr nach der letzten Regelblutung auftreten

- Ursachen können *hormonelle Schwankungen* sein
- oder *Polypen* (Schleimhautwucherungen an der Innenwand der Gebärmutter), Myome (gutartige Wucherungen im Gebärmuttermuskel)
- diese Blutungen sollten immer ärztlich abgeklärt werden

Östrogen und Testosteron

Ja, da sind sie wieder, unsere Freunde (manch einer sieht das nicht immer so), die Botenstoffe! Die Geschlechtshormone verfolgen uns! Stimmt. Aber auch hier wollen wir ja genau hinschauen. Hormone sind irgendwie immer an allem schuld, keiner weiß so genau, warum und wieso, aber der Übeltäter ist klar. Wir wollen jetzt mal mit medizinischem Sachverstand eruieren, was Hormone (oder nicht mehr vorhandene Hormone) im weiblichen Organismus auslösen.

Im ersten Kapitel haben wir uns zuerst die äußeren Geschlechtsteile (anatomisch und funktional) angeschaut. Die Vulva mit Schamlippen, Scheidenvorhof und Klitoris. Nun beginnen wir mit den inneren, bei Eierstöcken und Eileiter, denn da liegt die Hauptursache für die körperlichen »Umbrüche«, die wir eben auch unter der Gürtellinie zu spüren bekommen. Werfen wir also noch mal einen Blick in die Eierstöcke.

Letztlich ist das Klimakterium eine einfache Rechenaufgabe. Der Vorrat, der schon vor der Geburt angelegten Eizellen (wir erinnern uns: Es werden keine neuen gebildet), schwindet dahin, es werden immer weniger. Nun sinkt zuerst der Progesteronspiegel. Das Gelbkörperhormon wird vor allem im zweiten Menstruationszyklus gebildet und sorgt in der Gebärmutter für eine entsprechend stabile Schleimhaut, damit sich befruchtete Eizellen gut einnisten können. Wenn aber weniger Eisprünge stattfinden, drosselt natürlich auch das Progesteron seine Produktion. Eigentlich clever. Wozu den Tisch jeden Abend reichhaltig decken, wenn gar keiner zum Essen kommt? Der Körper und die zu Unrecht verteufelten Hormone machen also etwas sehr Schlaues. Das sinkende Progesteron macht Frauen in den Wechseljahren aber weniger Probleme als in den Jahren davor. Ihr erinnert euch sicher: PMS! Als Nächstes sinkt im Verlauf der Wechseljahre der Östrogenspiegel. Ebenfalls logisch. In den Eierstöcken wird weniger Östrogen produziert, weil immer weniger Eizellen das Hormon zur Follikelreifung benötigen. Auch in der Gebärmutter wird immer seltener Besuch erwartet. Somit ist die eingeschränkte Hormonproduktion zunächst mal eine vollkommen sinnvolle Entscheidung des weiblichen Körpers.

Fakt eins: Östrogenspiegel sinkt

So, nun fahren Östrogen und Progesteron langsam, aber allmählich die Produktion zurück. Dafür werden nun andere aktiv. Im Hirn (in der Hirnanhangdrüse) werden jetzt vermehrt FSH und LH ausgeschüttet. FSH hatten wir schon: das Follikel-stimulierende-Hormon. LH: das Luteinisierende Hormon. Beide wollen die Eierstöcke wieder zur Hormonproduktion anregen. Das muss man sich mal vorstellen! Unser Körper ist doch der Hammer! Da haben Östrogen und Progesteron, schlau wie sie sind, die Produktion runtergefahren, da wird unser Gehirn sofort munter und sagt sich: Oh! Was ist denn da los? Und *schwupps* wird eine Ladung FSH und LH geliefert. (Ein Anstieg des FSH-Spiegels im Blut ist also ein guter Hinweis darauf, dass du dich in den Wechseljahren befindest.)

Okay, Östrogen und Progesteron runter, FSH und LH rauf. Dieser Mechanismus ist ja gut, weil er dafür sorgt, dass wir regelmäßig schwanger werden können und Eizellen reifen. Aber in den Wechseljahren? Grundsätzlich funktioniert die Selbstregulation unseres Organismus ja super, aber der Körper braucht eben Zeit, bis er kapiert, dass da jetzt alles anders läuft.

Zu dieser ganzen hormonellen Achterbahnfahrt kommt nun noch ein entscheidender Faktor hinzu: das Testosteron. Auch Frauen produzieren dieses Geschlechtshormon. Ebenfalls in den Eierstöcken. Wie bei den Männern hat Testosteron viele gute Funktionen, wie Muskelaufbau zum Beispiel. Aber vor allem hat es auch Einfluss auf die Libido, und es ist ein Antriebsmittel. Für Lust, Leidenschaft und (sexuelle) Energie. So, und nun stellt das Testosteron auch allmählich seine Produktion ein. Schade. Kann man aber nichts machen. Die sind alle auf Fortpflanzung programmiert, für Sex zum Spaß sind die nicht erfunden worden. Leider. Da kann man ihnen gar keinen

Vorwurf machen. (Da müssen wir dann selbst aktiv werden! Dazu kommen wir aber noch!)

Fakt zwei: Testosteronspiegel sinkt

Also hormonelle Achterbahnfahrt und ein Antriebsmittel, das langsam versiegt – so geht das ein paar Jahre, bis das ganze System endlich mal zur Ruhe kommt. Das markiert dann irgendwann das Ende der Wechseljahre. Geschafft. Leider geht dieser kleine Hormonkonflikt (um nicht zu sagen: -krieg) an vielen Frauen nicht spurlos vorüber. Jahrzehntelang war der Organismus mit dem hormonellen Zyklus vertraut, und dann ist auf einmal: alles anders. Zwar irgendwie sinnvoll, aber trotzdem mitunter anstrengend. Die Beschwerden sind vielfältig und unterschiedlich: Hitzewallungen, Schweißausbrüche, Schlafstörungen, Gereiztheit, depressive Verstimmung. Und so weiter. Zum Thema Wechseljahre gibt es Tausende Informationsquellen, und da sollte sich jede Frau ganz individuell bei der Gynäkologin ihres Vertrauens beraten lassen. Und ja, es gibt auch sanfte Mittel, die über die schlimmsten Beschwerden hinweghelfen, es muss keine Hormonbombentherapie sein. (Zu Hormonmedikamenten später mehr.)

Wechseljahre schon ab 30?

Mediziner sprechen von einer vorzeitigen Menopause, wenn sie vor dem vierzigsten Lebensjahr auftritt. Auch vorzeitige Eierstockinsuffizienz oder primäre Eierstockinsuffizienz genannt.

Ursachen:

- Gene
- Erkrankungen wie Schilddrüsenfunktionsstörungen

- systemischer Lupus erythematodes (Autoimmunerkrankung), Stoffwechselerkrankungen, Chromosomenanomalien
- oder diverse Probleme mit den Eierstöcken

Die Ursachen für die Veränderungen im weiblichen Organismus sind somit klar. Diese berühmt-berüchtigten ominösen Hormonschwankungen gibt es wirklich. Und die Botenstoffe schwanken nicht nur, die schwinden in den Wechseljahren sogar. Und, liebe Männer: Dafür können wir nix. Wir haben jahrelang Monat für Monat geblutet, wir hatten Bauch- und Rückenschmerzen, wir haben Kinder zur Welt gebracht, und nun ist langsam Schluss. Eine neue Phase. Und wie das so ist im Leben, manchmal muss man erst durchs Tal der Tränen, bis man auf der anderen Seite im Paradies wieder rauskommt. Die Wechseljahre sind nicht das Ende, sondern der Anfang einer neuen, wunderschönen Lebensphase, die auch gut und durchaus in mancherlei Hinsicht sogar besser sein kann. Keine Regelblutungen mehr, keine Schmerzen, und man muss vielleicht auch nicht mehr still, heimlich und leise unter der Bettdecke Sex haben, weil nämlich die Kinder groß und aus dem Haus sind. Und wenn nicht, auch egal, denn die haben ja mittlerweile selber Sex. Gleiches Recht für alle!

Kleine Exkursion: Hitzewallungen

Viele Frauen im Klimakterium kennen sie. Aber kaum eine(r) weiß, warum plötzlich der Schweiß ausbricht und/oder einem heiß wird. Die Wahrheit ist: Auch Mediziner wissen es (immer noch) nicht genau. Klar ist, dass sich die Blutgefäße spontan erweitern. Das machen die von jetzt auf gleich. Und hier spielt

wahrscheinlich die hormonelle Umstellung eine Rolle. Aber was veranlasst die Blutgefäße dazu?
Normalerweise ist Schwitzen einfach eine lebenswichtige Körperfunktion, eine körpereigene Klimaanlage, die für den nötigen Temperaturausgleich sorgt. Schmoren wir im Sommer bei Affenhitze in der Sonne, erweitern sich die Blutgefäße, und dadurch fließt mehr Blut aus dem Körperinneren bis unter die Hautoberfläche. Nun werden unsere Schweißdrüsen (circa vier Millionen!) aktiv, sie sondern ein wässriges Sekret ab: Schweiß. Wenn der an der Hautoberfläche ankommt, verdunstet er, und die dabei entstehende Kälte entzieht der Haut und den Blutgefäßen die überschüssige Wärme. Super Sache, der Körper kühlt ab. In den Wechseljahren hat aber offenbar die Klimaanlage einen Wackelkontakt, sie spinnt. Vermutlich (wie gesagt: Das ist nicht hundertprozentig erforscht) ist auch hier der sinkende Östrogenspiegel schuld, wenn die Wärmeregulierung verrücktspielt. Hitzewallungen und Nachtschweiß sind vasomotorische Symptome (also die Gefäßnerven betreffend). Wahrscheinlich findet die Fehlschaltung schon im Gehirn statt, im vegetativen Nervensystem. Denn hier fungieren Östrogen und Progesteron als wichtige Botenstoffe. Durch die Schwankungen von Östrogen und Progesteron kommt im Gehirn zwar das Signal an, dass hier etwas durcheinandergeraten ist, aber die Information wird offenbar »falsch« übersetzt. Urplötzlich und völlig unabhängig von Wetter oder Raumtemperaturen weiten sich die Blutgefäße, größere Mengen Blut verteilen sich im Körper, und der Blutdruck steigt: ein Hitzeschub, ein Schweißausbruch. Wichtig ist, in diesen Situationen ruhig zu bleiben, Panik und Angst verstärken das ganze Klimaanlagenproblem nur. Beim Thema Hitzewallungen müssen wir

uns tatsächlich leider mit diesen spärlichen Erkenntnissen begnügen, konkretere Informationen gibt es (noch) nicht. Klar ist aber, dass unser Körper auf die Hormonschwankungen in irgendeiner Form reagiert. Und damit müssen wir umgehen und wiederum ebenfalls darauf reagieren.

Verlassen wir nun das Gehirn, jetzt heißt es wieder: Ab unter die Gürtellinie. Denn da gibt es mehr gesicherte Erkenntnisse über Veränderungen und das Warum und Wieso.

Also los, wir gehen da jetzt zusammen durch. Wenn man weiß, warum sich die Dinge so entwickeln, kann man viel besser damit umgehen. Was bedeutet die in den Eierstöcken nachlassende Hormonproduktion für Vulva und Vagina? Denn neben den üblichen Beschwerden haben die Menopausen-Phasen und das fortschreitende Alter auch ganz konkrete Folgen für unseren Intimbereich. Was richten die hormonellen Veränderungen da an?

Schleimhäute und körpereigene Gleitmittel

Zunächst müssen wir vor allem einen Blick auf die gute Bartholin-Drüse im hinteren Scheidenvorhof werfen. Die war es jahrzehntelang gewohnt, vom Östrogen beliefert zu werden, dadurch konnte sie bei sexueller Erregung ein Sekret absondern, was zur Scheidenbefeuchtung diente. Dieses natürliche Gleitmittel fehlt nun. Manche Frauen merken, dass sie trotz Lust nicht mehr feucht werden. Somit kann der Geschlechtsverkehr, also die Penetration, unangenehm sein oder sogar Schmerzen verursachen. (Das verunsichert übrigens auch die Männer, und sie denken, die Frau hat keinen Bock. Das stimmt aber nicht!)

Fakt drei: Scheidensekret vermindert sich

Mit sinkendem Östrogenspiegel verändert sich auch die Haut von Vagina und Vulva. Nicht nur die Klitoris wird weniger durchblutet, auch die Schamlippen. Sie können schlaffer werden. Auch dass die inneren Schamlippen mit zunehmendem Alter dunkler werden, ist normal. Unsere Haut lässt insgesamt an Spannkraft nach, dieser Prozess macht auch vor den Schamlippen nicht halt. Ich sag nur: Kollagen. Kollagen ist ein Eiweiß, ein sogenanntes Strukturprotein, das Haut und Bindegewebe elastisch hält. Das Östrogen hat nämlich auch bislang die Produktion von Kollagen angeregt. Damit ist jetzt Schluss. Und wenn der Östrogenspiegel sinkt, geht auch die Kollagenproduktion zurück. (Danke dafür.)

(Ich weiß nicht, ob das jemanden beruhigt, aber das passiert auch bei Madonna, Cher und Co. Auch deren Schamlippen werden schlaffer. Da helfen auch keine jungen Lover. In anderen Bereichen aber schon, dazu kommen wir noch.)

Fakt vier: Kollagenproduktion sinkt

Der Schönheitswahn …

… macht leider auch unter der Gürtellinie nicht halt. Und deshalb möchte ich dazu ein paar Worte verlieren. Wir haben schon gehört, dass sich Frauen den (vermeintlichen) G-Punkt mit Eigenfett oder Hyaluron aufspritzen lassen, um den Orgasmus zu verstärken. Und Männer lassen sich die kleinen (harmlosen) Hornzipfel an der Eichel weglasern. Aber jetzt kommt der Hammer. Der absolute Knaller in der plastischen Chirurgie: die »Barbie-Vagina«. War mir bis dato neu. Aber mal im Ernst. Der Wunsch nach einer »perfekten« Vagina (was immer das auch sein soll) scheint so groß zu sein, dass das Geschäft boomt: Vaginal-Verschönerungen beziehungsweise

-verjüngung, Vaginalverengung und Schamlippenstraffung und -verkleinerung zählen (laut der Deutschen Gesellschaft für Ästhetisch-Plastische Chirurgie (DGÄPC)) neben Hymenrekonstruktion (und dass das wirklich absurd ist, haben wir ja oben schon gelernt) zu den am häufigsten durchgeführten operativen Eingriffen im weiblichen Genitalbereich. Bei der Schamlippenverkleinerung wird überschüssiges Hautgewebe entfernt, bei der Vaginalunterspritzung wird die Vagina mit Eigenfett ausgepolstert. Manche lassen sich auch Eigenfett in die Schamlippen spritzen, wenn ihnen diese nicht (mehr) prall genug sind. In Fachkreisen spricht man auch von der »Designer-Vagina«. Operative Eingriffe an den sensibelsten Stellen! Und Achtung: »Schönheitschirurg« ist keine geschützte Berufsbezeichnung. Das bedeutet nicht automatisch: spezielle Ausbildung und entsprechende Erfahrung.

Ich gehe mal nicht davon aus, dass ihr solche Pläne habt, und solltet ihr jemanden kennen, dann bitte warnen. Wenn es unbedingt sein muss, auf die Bezeichnung »Facharzt für Plastische und Ästhetische Chirurgie« achten, das ist dann wenigstens ein staatlich geprüftes Qualitätsmerkmal. Aber die Risiken mindert das auch nicht. Wir sprechen hier von medizinisch nicht notwendigen Eingriffen. Und wie bei jeder OP können auch hier Komplikationen auftreten: Infektionen, Narben, Verwachsungen bis hin zu Schmerzen beim Geschlechtsverkehr. Ich bin zwar keine Psychologin, aber möglicherweise haben wir es hier mit anderen Problemen zu tun. Und denen sollte man zuerst mal auf den Grund gehen. Und den Namen »Barbie-Vagina« finde ich auch irreführend. Barbie hat doch gar keine. Ken hat auch keinen Penis. Viel interessanter fände ich da, wann das endlich so weit ist, denn die Zeit der geschlechts-

losen Puppen muss doch langsam mal vorbei sein.
Apropos Schamlippen. Ja, insbesondere die inneren Labien können wie gesagt mit dem Alter dunkler werden. Auch hier haben geschäftstüchtige »Schönheitschirurgen« die Lösung: Intimbleaching! Mit einem Laser oder Mittels Peeling wird die obere Hautschicht an den Schamlippen abgetragen. Wird auch für den Venushügel angeboten. Lasst den Blödsinn! Natürlich können auch hier Hautverletzungen auftreten: Rötung, Juckreiz und Schmerzen. Liebt eure Vulva bitte so, wie sie ist. Und euch auch!
Ihr glaubt jetzt vielleicht, das war schon der Gipfel in Sachen Intimverschönerung – nee, jetzt kommt nämlich wieder ein Beispiel aus der Kategorie »Gibt's das?«. Ja, es gibt tatsächlich Männer (und Frauen!), die sich den After aufhellen lassen. Der wird nämlich mit der Zeit dunkler (ähnlich wie die kleinen Schamlippen), eine simple Alterserscheinung und total normal. Beim Bleaching werden säurehaltige Cremes verwendet, die die Pigmentierung unterbinden, und die Haut wird heller. Das sind aggressive Chemikalien! Überflüssig zu erwähnen, dass auch hier mit Risiken und Nebenwirkungen zu rechnen ist: Brennen, Jucken und sogar Infektionen, wenn die behandelte Stelle mit Stuhl in Berührung kommt. Und wie sollte Mann (oder Frau) das verhindern?

Die »reife« Vagina

Ja, auch eine Vagina kommt in die Jahre. Macht aber nichts. Die Scheide ist ein dehnbares Organ. Ihre Elastizität hat sie ebenfalls dem Kollagen zu verdanken. Mit den Jahren aber produziert unser Körper nicht mehr so viel davon. In jüngeren Jahren ist die Vagina noch gut durchblutet, die Zellschichten der Scheidenwände sorgen für Feuchtigkeit. Aber die Schleimhaut der Vagina wird allmählich dünner und empfindlicher, weil die Zellschichten aufgrund des niedrigeren Östrogenspiegels abnehmen, dadurch kommt es zu einer geringeren Durchblutung und Befeuchtung. Abnehmendes Kollagen und ein sinkender Östrogenspiegel wirken sich hier doppelt ungünstig aus.

Wird also die Scheide in den Wechseljahren tatsächlich enger?

Ja. Man könnte auch etwas plump sagen: Sie kann »schrumpfen«.

Übrigens: Auch längere Sexpausen lassen eine Vagina enger werden, weil sie nicht mehr regelmäßig durchblutet wird.

Logisch, das kennen wir ja auch von anderen Organen. Unser gesamter Körper, alle Organe wollen gut durchblutet und mit Sauerstoff versorgt werden. Das gilt natürlich auch für die Vagina. Im Laufe der Wechseljahre haben die abnehmenden Zellschichten daher Einfluss auf die Scheidenhaut, und das führt eventuell zu Juckreiz und Rötungen in der Scheide. Das kann das Sexualleben beeinträchtigen, und Frauen haben (vermeintlich) irgendwann nicht mehr so viel Lust auf Sex. Verständlich, das Liebesspiel soll ja Spaß machen und nicht mit Schmerzen verbunden sein.

Fakt fünf: Die Scheidenschleimhaut wird dünner und empfindlicher

Die Scheidentrockenheit ist aber nicht nur beim Geschlechtsverkehr relevant. Das Scheidenmilieu verändert sich insgesamt. Bei fruchtbaren Frauen (also im fortpflanzungsfähigen Alter) sorgen die Östrogene dafür, dass Glykogen (eine Speicherform der Kohlenhydrate) in der Scheide verfügbar ist. Für die wichtigen Milchsäure-Bakterien ist das Glykogen Nahrung, sie wandeln es in Milchsäure um, und so entsteht der ideale pH-Wert (saures Milieu 3,8-4,5). Sinkt der Östrogenspiegel in den Wechseljahren, ist auch weniger Glykogen vorhanden, ergo gibt es auch weniger Milchsäure-Bakterien, und der pH-Wert steigt leicht an. Die veränderte Vaginalflora wiederum begünstigt nun Scheideninfektionen, die Anfälligkeit für Pilzinfektionen nimmt zu.

Fakt sechs: Die Scheidenflora verändert sich

Und weil auch das Gewebe der Harnröhre dünner wird, können verstärkt Harnwegsinfekte auftreten. Die Bakterien haben es durch die dünner werdende Scheidenschleimhaut und den höheren pH-Wert einfach leichter, in die Harnröhre zu gelangen. Daher ist es gerade bei Frauen ab vierzig wichtig, dass sie nach dem Sex die Blase entleeren (und Bakterien so ausspülen) und Vulva und Vagina (Scheideneingang) waschen, um eventuelle Keime daran zu hindern, nach oben zu wandern.

Fakt sieben: Das Risiko für Harnwegsinfektionen steigt

Vulvo-vaginale Atrophie

Atrophie bezeichnet die Rückbildung von Körpergewebe, zum Beispiel eines Organs, der Muskulatur oder der Haut. Das Gewebe von Schamlippen, Klitoris, Scheide und Harnröhre wird dünner.

Folge: Trockenheit, Reizung, erhöhtes Risiko für Scheidenpilz und Harnwegsinfektionen

Wenn Beckenorgane »schlappmachen«

Nicht nur die Vagina wird »schwächer« und empfindlicher, auch die Muskeln und Sehnen, die sie umgeben. Davon ist auch die Blase betroffen. Womit wir wieder beim Beckenboden angekommen wären. Regelmäßiges Training stärkt die Blase und die Vagina! An- und Entspannen ist gut für Muskulatur und Durchblutung. Und eine gut durchblutete Vagina ist weniger empfindlich.

Prolaps

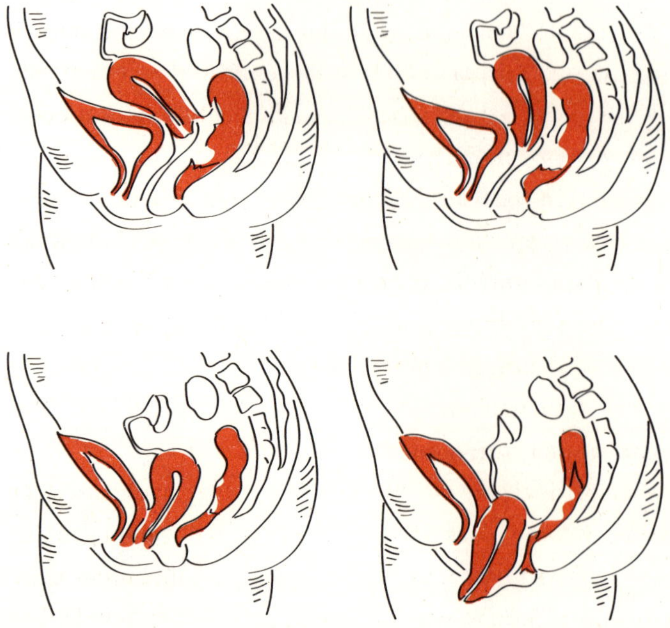

Ohne Beckenbodentraining werden Muskeln und Bänder, die Blase, Gebärmutter und Scheide halten, mit den Jahren immer schwächer, was dazu führen kann, dass sie absinken. Wir sprechen dann von einem Prolaps. Bedeutet: Vorfall eines Organs oder eines Organteils durch eine Öffnung. Dann können die betroffenen Organe sich an der Scheidenöffnung vorwölben und zum Beispiel Probleme beim Wasserlassen machen. Hier ist das Beckenbodentraining immer die erste Maßnahme! Je nach Schwere des Organvorfalls kann auch ein chirurgischer Eingriff nötig sein.

Fakt acht: Muskeln und Bänder werden schwächer

Keine Lust mehr?

Rein medizinisch betrachtet, bewirkt das Östrogen (altgriechisch: Leidenschaft!) natürlich eine Luststeigerung, schließlich will unser Körper, dass wir Geschlechtsverkehr haben, damit sich in der Gebärmutter eine Eizelle einnistet. Und dass mit dem gesunkenen Östrogen- und Testosteronspiegel das sexuelle Verlangen nachlässt, ist auch nachvollziehbar. Aber hier spielen wahrscheinlich auch andere Faktoren eine Rolle. Wir sollten uns unbedingt bewusst sein, dass Frauen in den Wechseljahren nicht automatisch ihre Libido verlieren.

Die mit am häufigsten gestellte Frage (die Wechseljahre betreffend), ist die nach der angeblich schwindenden Lust. (Das interessiert auch die Männer brennend, nicht wahr?!) Liegt es vielleicht doch an der hormonell bedingt nachlassenden Libido oder daran, dass der Geschlechtsverkehr unangenehm und schmerzhaft geworden ist? Die Vagina wird nicht mehr (oder weniger) feucht, was ja erst mal als Zeichen von Unlust gewertet wird. Das ist wohl die Frage nach: Henne oder Ei? Was war zuerst? Klar, wenn Frauen mehrfach die Erfahrung gemacht haben, dass der Sex mit unschönen Nebenwirkungen verbunden ist, weil die Bartholin-Drüse nicht mehr für

Befeuchtung sorgt, dann registriert das auch unser Gehirn, es werden nämlich keine Glückshormone wie Endorphine, Dopamin und Serotonin ausgeschüttet. Weil das Zeug wie eine Droge wirkt, wollen wir es immer wieder haben. Dieser Effekt bleibt jetzt aus. Viele Frauen vermeiden dann Sex, was körperlich logisch ist. Weil der menschliche Organismus und vor allem das Gehirn nämlich darauf geeicht sind, Unangenehmes und Schmerzen zu vermeiden. Guter Schutzmechanismus. Kann aber auch dazu führen, dass wir immer nur vermeiden, statt gute Lösungen zu finden.

Männer – und Frauen –, ran da! Es sind die körperlichen Veränderungen insgesamt, die zu Einschränkungen führen. Und dagegen kann man etwas tun. Dagegen könnt IHR etwas tun!

Fakt neun: Der sinkende Hormonspiegel hat Einfluss auf die Libido

Was hat Östrogen mit Fett zu tun?

Doch die hormonelle Veränderung hat noch andere körperliche Auswirkungen, und die darf man bei dem ganzen Thema nicht außer Acht lassen. Mit zunehmendem Alter plagt uns die Gewichtszunahme. Wir verlieren an Muskelmasse, und da unsere Muskeln einen großen Teil der aufgenommenen Energie verbrauchen, sinkt natürlich der Verbrauch. Fett wird schlechter verbrannt. Auch bei der Gewichtszunahme spielen Geschlechtshormone eine Rolle. Wusstet ihr eigentlich, dass Frauen für das Heranreifen der Eizellen und den damit verbundenen Eisprung richtig hohe Energiemengen verbrauchen? Ja, ist so. Und wenn dieser regelmäßige monatliche Grundumsatz in den Wechseljahren wegfällt, bleibt einfach mehr Fett am Körper hängen. Auch hier ist der sinkende Östrogenspiegel ursächlich, und Frauen bemerken vor allem eine Zunahme an Bauchfett.

Da drängt sich doch gleich die Frage von vorhin auf: Wird der Venushügel im Alter größer? Der Schamhügel besteht aus Unterfettgewebe. Er ist das Polster über dem Schambein. Und klar, da wo Fett ist, kann sich noch mehr ansammeln. Fettzellen sind Depots, sie lagern Fettsäuren ein und dadurch vergrößern sie sich, auch am Venushügel. Auch hier spielen die hormonellen Veränderungen eine Rolle, Fett sammelt sich nicht nur am Bauch an, sondern auch auf dem schönen Venushügel.

Fakt zehn: Fett wird schlechter verbrannt

Bis in die Knochen

Kommen wir zum Wachstumshormon Somatropin. Auch das macht den Frauen das Leben schwer. Das Hormon erlebt seine Blütezeit natürlich im Kindes- und Jugendalter, zwischen dem zwanzigsten und dreißigsten Lebensjahr beginnt es zu sinken, erst leicht, dann irgendwann rapide. Wird ja nicht mehr gebraucht.

So, und das wirkt sich nun zusätzlich auch noch ungünstig auf den Fettabbau aus. Na prima! Aber nicht nur das. Jetzt lässt uns schon wieder das körpereigene Kollagen im Stich. Es macht ja nicht nur die Haut elastisch, es gibt auch Knochen, Gelenken, Muskeln und Sehnen Halt. Da mit sinkendem Östrogenspiegel auch die Kollagenproduktion schwindet, macht sich das in der Meno- und Postmenopause in den Knochen bemerkbar. Experten konnten nachweisen, dass Frauen in den zehn Jahren nach der Menopause vierzig Prozent des inneren und zehn Prozent des äußeren harten Knochens verlieren. Ein altersbedingter Knochenschwund. Und das passiert nicht erst mit achtzig.

Die Behauptung stimmt also: Nach der Menopause steigt das Risiko für Osteoporose! Hier konnte ein klarer Zusammenhang zwischen der Menopause und einer späteren Osteoporose festgestellt werden. Weil das alles leider noch nicht reicht, leidet auch unsere gesamte Haut unter dem Östrogenabfall. Klar, weniger Östrogen = weniger Kollagen. Die Haut wird dünner und trockener, sie braucht mehr Feuchtigkeit von außen.

Fakt elf: Weniger Östrogen, Somatropin und Kollagen wirkt sich auf Haut, Knochen und Muskeln aus

Osteoporose

Risikofaktoren:

- Bewegungsmangel, ungesunde Ernährung, familiäre Vorbelastung, Calcium- und Vitamin-D-Mangel, Rauchen, Alkohol und Östrogenmangel

Symptome:

- Schmerzen, vor allem auch Rückenschmerzen, vermehrte Anfälligkeit für Knochenbrüche

Was braucht der Körper?

- Kalzium, Vitamin D, Vitamin K2, Magnesium, Proteine, Phytoöstrogene, Bewegung, Sport

Was sind Phytoöstrogene?

Phytoöstrogene sind in Pflanzen enthaltene Östrogene, sie haben eine ähnliche chemische Struktur wie 17-Beta-Östradiol (Östradiol ist eine Östrogen-Form). Man teilt Phytoöstrogene in

zwei Gruppen ein: Flavonoide und Nicht-Flavonoide. Zu den Flavonoiden gehören zum Beispiel Isoflavone, die vor allem in Soja und Sojaprodukten vorkommen. Phytoöstrogene können unter Umständen die typischen klimakterischen Beschwerden mildern und das Osteoporose-Risiko senken. Ein klinischer Nutzen von Phytoöstrogenen ist aber nicht erwiesen. Und Achtung: Fügt man bei einem ohnehin hohen Östrogenspiegel noch Phytoöstrogene über Lebensmittel zu, konkurrieren die mit den körpereigenen Östrogenen. Beide wollen an die Rezeptorbindungsstellen, und damit wird die Wirksamkeit der körpereigenen Östrogene reduziert. Es kommt zum gegenteiligen, dem sogenannten antiöstrogenen Effekt. Bei einem niedrigem Östrogenspiegel (zum Beispiel in der Menopause) können die Phytoöstrogene aber zu einer östrogenen Wirkung führen.

Wir müssen was tun!

Merkt ihr was? Man könnte sagen, die ganzen Hormone lassen uns Frauen einfach im Stich! Machen sich aus dem Staub, und wir müssen zusehen, wie wir klarkommen. Schönen Dank! Ja, ein bisschen ist das so. Heißt: Wir müssen nun mehr Verantwortung für unseren Körper übernehmen. Man könnte auch sagen: Je oller, je doller kümmern! Jahrzehntelang hat der Organismus sich um viele wichtige Dinge selbst gekümmert, ohne dass wir viel tun mussten. Ich sage nur: Bartholin-Drüse. Jetzt sind wir gefordert.

Kommen wir noch mal auf die (nachlassende) Libido zu sprechen. Es ist ja nicht verwunderlich, dass sich viele Frauen plötzlich unattraktiv finden, nicht mehr sexy genug, zu fett, zu faltig. Die Stimmung ist im Keller. Alles hormonbedingt. Alles Scheiße. Nein! Nicht alles Scheiße! Gerade in dieser

Situation müssen wir unseren Hintern hochkriegen und unserem Körper jetzt das zurückgeben, was er all die Jahre für uns getan hat. Wir brauchen mehr Bewegung, mehr Hautpflege, mehr Erholung und Wellness, eine gesunde Ernährung und einen neuen Blick auf unser Sexualleben. Dazu gehört auch, unsere Vulva regelmäßig mit Feuchtigkeit zu versorgen, damit Reizung und Rötung vermieden werden. Es gibt viele unterschiedliche hormonfreie Cremes, da könnt ihr euch in der Apotheke mal informieren. Gut sind auch milchsäurehaltige Produkte, die sich günstig auf die Scheidenflora auswirken. Und Gleitcremes beim Geschlechtsverkehr verhindern, dass die empfindlichen Scheidenschleimhäute Schmerzen verursachen. Damit der Sex wieder Spaß macht! Ihr könnt aber auch einfach ein schönes natürliches Körperpflegeöl (natives Kokosöl zum Bespiel) nehmen und das mal in euer Liebespiel miteinbeziehen. Dann flutscht's, wetten?

Fakt zwölf: Altwerden ist nichts für Jammerlappen!

TIPP

Bei Scheidentrockenheit helfen

- hormonfreie Feuchtigkeitsmittel
- pH-ausgleichende Feuchtigkeitscremes mit Laktobazillen
- Gleitcremes: auf Wasserbasis (laut einer Studie etwas verträglicher als auf Silikonbasis)

Am besten testet man sie vor der ersten Anwendung auf einem weniger empfindlichen Körperteil

Hilft eine Hormonersatztherapie?

Wahrscheinlich habt ihr bei dem ganzen Thema etwas Entscheidendes vermisst, oder ihr habt euch die ganze Zeit gefragt: Was ist eigentlich mit der Östrogen- oder Hormonersatztherapie? Erst mal grundsätzlich: Hormone, so viel müsste ja mittlerweile klar sein, sind nicht irgendwelche Pillepalle-Botenstoffe, die da einfach nur so durch unseren Körper rauschen. Egal ob Wachstums-, Geschlechts-, Stress- oder Glückshormone, alle haben enorm wichtige Funktionen, sie haben großen Einfluss auf lebenswichtige Prozesse. Und wenn ein Mangel an Östrogen vorliegt wie in den Wechseljahren, dann bekommt frau das körperlich zu spüren. (Das gilt natürlich auch zu allen anderen Zeiten für alle anderen Hormone.)

Wäre da nicht einfach eine Hormonersatztherapie total sinnvoll? Und alle Wechseljahresprobleme sind gelöst?

Vielleicht klären wir zunächst ein Missverständnis:

Das Ziel einer Hormonersatztherapie (HRT: Hormone Replacement Therapy) bedeutet nicht, die bisherige Hormonkonzentration im Körper eins zu eins wiederherzustellen. Also zu ersetzen *(to replace)*, wie der Name vorgaukelt. Eine HRT soll nur die Beschwerden beseitigen, die durch den Östrogenmangel entstanden sind. Das heißt, die medizinische Indikation für eine solche Therapie liegt vor, wenn die körperliche Beeinträchtigung signifikant ist. Zum Beispiel im Falle einer Atrophie, wenn der Gewebeschwund in der Scheidenschleimhaut zu urogenitalen Beschwerden führt.

Als Ende der Sechzigerjahre die HRT bei Frauen in den Wechseljahren erstmalig angewendet wurde, löste das eine Welle der Euphorie aus. Eine Art Jungbrunnen! Juchuuh! Alles wieder wie früher! Aber die Wissenschaft war fleißig (und blieb skeptisch und vorsichtig – Gott sei Dank), und heute wissen wir, dass Hormonersatztherapien nur dann angewendet werden sollen, wenn sie zwingend notwendig sind. Und dann nur kurzzeitig und so niedrig dosiert wie möglich. Das konnten dann auch zahlreiche Studien in den letzten fünfzig Jahren zeigen. Bei längerer Einnahme von Hormonen wie Östrogen und/oder Gestagen (Gelbkörperhormone) steigen die Risiken für diverse Erkrankungen: Endometriumkarzinom, (Gebärmutterschleimhautkrebs), Brust- und Eierstockkrebs.

Auch die Gefahr von Herzerkrankungen und Thrombosen ist nicht zu unterschätzen. (Stichwort: Pille – dazu später mehr.) Daher solltet ihr euch bitte umfangreich ärztlich beraten lassen und vernünftig abwägen, wie schlimm eure Beschwerden tatsächlich sind.

Alternativ gibt es hormonhaltige Cremes, die nur lokal wirken und deshalb risikoärmer sind. Man spricht von einer topischen (örtlichen, äußerlichen) Hormonersatztherapie mit Gel oder Cremes, die das weibliche Hormon Estradiol (eine synthetische Form vom Östrogen) enthalten. Ebenso können Vaginaltabletten mit niedrig dosiertem Estradiol eine Option sein. Aber auch hier gilt: Fragen Sie bitte Ihren Arzt, Ihre Ärztin – und nicht nur in der Apotheke!

Und zu guter Letzt: Es gibt auch natürliche pflanzliche Präparate bei Wechseljahresbeschwerden. Probiert die doch mal aus!

Medizinische Gesundheitsvorsorge

Natürlich ist es zu allen Zeiten wichtig, sich beim Arzt mal »durchchecken« zu lassen. Daher haben in Deutschland gesetzlich Versicherte zwischen 18 und 34 Jahren einen einmaligen Anspruch auf eine Gesundheitsuntersuchung, um häufig auftretende Krankheiten (wie zum Beispiel Herz-Kreislauf, Diabetes) und deren Risikofaktoren frühzeitig zu erkennen. Ab 35 können Männer und Frauen diesen »Service« der gesetzlichen Krankenkassen sogar alle drei Jahre nutzen. Und das solltet ihr auch! Regelmäßige Blut- und Harnuntersuchungen, Hämoccult-Tests (auf Blut im Stuhl), Blutdruckmessungen und gynäkologische Untersuchungen können Hinweise auf Erkrankungen (oder Risiken) geben, diese können dadurch rechtzeitig behandelt werden.

Konkret für Frauen und ihre Geschlechtsorgane bedeutet das: Bei der gynäkologischen Vorsorgeuntersuchung steht vor allem die Gebärmutterhalskrebs-Vorsorge im Vordergrund. Zervix-Karzinome, also bösartige Tumore des Gebärmutterhalses, entwickeln sich meistens aus der Plattenepithelhaut im äußeren Muttermund-Bereich. Verursacht wird Gebärmutterhalskrebs in fast einhundert Prozent der Fälle durch Humane Papillomviren (HPV). HP-Viren werden über Haut- und Schleimhautkontakt direkt übertragen, nicht über Körperflüssigkeiten wie Blut oder Sperma. Eine Ansteckung kann schon beim ersten sexuellen Kontakt stattfinden, und das Virus dringt über die Haut beziehungsweise Schleimhäute in den Körper ein. Kleiner Hinweis am Rande: Männern sollte also unbedingt bewusst sein, dass ein kleiner »ungeschützter« Seitensprung gravierende Folgen für die eigene Partnerin haben kann! Das HP-Virus ist für sie selbst meist harmlos, aber nicht für die Frau. Eine Infektion bleibt anfangs meist unbemerkt, weil sie keine typischen Beschwerden verursacht. Daher ist der jährliche Test bei der Frauenärztin so wichtig! Dabei wird ein Zellabstrich vom Muttermund und aus dem Gebärmutterhalskanal (Zervikalkanal) genommen, auf Zellveränderungen untersucht und in unterschiedliche Schweregrade eingeteilt:

Pap I = keine Auffälligkeit, bis Pap V = Verdacht auf Gebärmutterhalskrebs.

Häufig wird auch ein HPV-Test gemacht, der abklärt, ob eine Infektion mit dem HP-Virus vorliegt. Fällt der Test negativ aus, kann eine Gebärmutterhalskrebs-Erkrankung nahezu ausgeschlossen werden.

Vorsorgeuntersuchungen bei Frauen

Pap-Test und ***HPV-Test*** (Gebärmutterhalskrebs-Vorsorge):

- 20 bis 34 Jahre – einmal jährlich
- ab 35 – alle drei Jahre (Kombiuntersuchung Pap & HPV)

Mammographie (Brustkrebs-Früherkennung):

- ab 50 – alle zwei Jahre

Stuhluntersuchung (iFOBT Darmkrebs-Vorsorgeuntersuchung):

- »Immunological Faecal Occult Blood Test«, immunologischer Test auf okkultes Blut im Stuhl (ab 55, alle zwei Jahre)
- Koloskopie/Darmspiegelung (ab 55 – zweimal im Abstand von zehn Jahren

Lustkiller: Medikamente

Mit dem Alter können leider auch diverse Krankheiten auftreten. Und die müssen nicht unbedingt unter der Gürtellinie verortet sein, um Einfluss auf die Libido zu haben. In einigen Fällen mindert die Krankheit selbst das sexuelle Verlangen, wie bei depressiven Störungen oder der Schilddrüsenunterfunktion. Die Schilddrüsenhormone Thyroxin und Trijodthyronin haben auch Auswirkungen auf sexuelles Verlangen, die Fähigkeit zum Orgasmus und die Potenz. Wird zu wenig davon produziert, kann auch hier eine verminderte Libido die Folge sein.

Häufig sind aber nicht nur die Erkrankungen selber »schuld«, wenn die sexuelle Aktivität nachlässt, sondern auch die Medikamente, die sie bessern sollen. Zum Beispiel bei Diabetes, Hypertonie (Bluthochdruck), Asthma oder Harnwegserkrankungen. Ebenso Diuretika (Wassertabletten) bei Herzinsuffizienz. Deren Wirkstoff Spironolacton ist sozusagen ein Gegenspieler des Testosterons. Auch Anticholinergika (zum Beispiel bei Asthma bronchiale oder Harninkontinenz), die die Wirkung des körpereigenen Botenstoffs Acetylcholin hemmen, können die Libido beeinträchtigen. (Schaut dazu mal in eure Packungsbeilagen.) Und zu guter Letzt: Auch Verhütungsmittel wie die Pille können die Lust am Sex mindern. Sie reduzieren nämlich den Testosteronspiegel, indem sie die Produktion des Luteinisierenden Hormons (LH) unterdrücken. Es kann also durchaus sein, dass die entsprechenden Beschwerden mit den Tabletten besser werden, aber im Bett plötzlich tote Hose herrscht. Sprecht auch bitte darüber mit eurem Arzt oder eurer Ärztin. Sexualität ist wichtig für unser Wohlbefinden, egal wie alt wir sind oder welche Zipperlein uns plagen.

Kurz und knapp zusammengefasst

Östrogenmangel in den Wechseljahren wirkt sich aus auf

- Schleimhäute (Scheidentrockenheit)
- Scheidenmilieu (höherer pH-Wert)
- Fettabbau (Gewichtszunahme)
- Kollagenproduktion
- Libido
- Psyche
- Medikamente können sexuelle Lust mindern

Helfen können:

- Gleit- und Vaginalcremes
- Phytoöstrogenreiche Lebensmittel: (z. B. Tofu, Soja, Kürbiskerne)
- Vitamin D
- Bewegung, Entspannung, Stressreduktion
- Vorsorgeuntersuchungen wahrnehmen!

Auch im Alter seinen Mann stehen!

Madonna antwortete einmal in einem Interview, warum sie immer deutlich jüngere Liebhaber habe (der damalige war 26, sie 61) mit: »Sie wissen nicht, was sie tun, aber sie tun es die ganze Nacht!«

Frauen! Jetzt mal ehrlich. Die ganze Nacht, das will doch keine(r), aber dass er weiß, was er tut, wollen wir doch alle! Also liebe Männer: Wir schätzen eure Erfahrung. Und die kommt eben hoffentlich mit dem Alter. Angeblich sei die Zufriedenheit in jedem Alter gleich (laut einer Studie der Medizinischen Hochschule Hannover). Das kann ich mir nur so erklären: Die Jüngeren wissen gar nicht, was da noch Tolles auf sie zukommt. Deshalb Männer: Gemeinsam alt werden ist richtig toll! Entgegen der Annahme, dass sich ältere Männer als »Schmuckstücke« also jüngere Frauen nehmen, ist es doch wohl eher anders herum. Die jungen Frauen schätzen vielleicht doch die Erfahrung der älteren Männer. ☺

Aber wenn es um das Thema Männer, Gesundheit und Alter geht, da kommt die Prostata ins Gedankenspiel. Und das war's dann auch schon, zumindest unter der Gürtellinie. Jahrzehntelang hat die Vorsteherdrüse einen super Job gemacht, ohne dass sich Männer (und Frauen) mit ihr wirklich (bewusst!) beschäftigt haben. Und dann kommt dauernd diese unangenehme Frage: Warst du eigentlich schon bei der Prostata-Untersuchung?

Ich möchte zunächst mal ganz grundsätzlich einen Blick auf die männlichen Alterungsprozesse untenrum werfen. Auch hier spielen natürlich die Hormone eine Rolle. Nicht nur das Testosteron. Mit der Prostata, möglichen Problemen und Vorsorgeuntersuchungen – und wie schön eine Prostatamassage sein kann – beschäftigen wir uns gleich.

Zunächst mal zum Mythos »Wechseljahre beim Mann«, auch Andropause oder *Klimakterium virile (virile* = maskulin, männlich) genannt. *Andro* = altgriechisch für Mann. Somit würde es bedeuten, der Mann hört irgendwann auf, Mann zu sein. (Was ja Quatsch ist, siehe Robert de Niro, Richard Gere und Kollegen.) Dann spricht man in dem Zusammenhang auch vom PADAM-Syndrom, dem partiellen Androgendefizit des alternden Mannes. Fragen wir mal die Experten: Gibt es das männliche Klimakterium wirklich? Nein, sagt die Deutsche Gesellschaft für Endokrinologie (DGE), nicht so wie wir es von den Frauen kennen. Und die DGE hat Ahnung von Hormonen.

Der Grund ist, dass die männlichen Geschlechtshormone nicht innerhalb weniger Jahre rapide schwinden und irgendwann nahezu versiegen. Dieses (fragwürdige) »Privileg« haben nur wir Frauen. Laut DGE sinkt der Testosteronspiegel beim Mann ab vierzig jährlich um etwa ein bis zwei Prozent. Das reicht bei einem ansonsten gesunden Mann nicht für Hitzewallungen, Schlafstörungen und depressive Verstimmungen. Da müssen noch andere Faktoren hinzukommen. Und einen echten Testosteronmangel haben nur drei bis fünf Prozent der über Sechzigjährigen. Das sind doch gute Nachrichten, Jungs!

Heißt aber leider nicht, dass sich bei euch unter der Gürtellinie mit dem Alter nichts verändert. Deshalb betrachten wir jetzt zuerst noch mal die äußeren Geschlechtsorgane. Auch an denen nagt der Zahn der Zeit. Sorry, Jungs, das kann ich euch nicht ersparen. Auch ihr müsst den Tatsachen ins Auge sehen. Beziehungsweise wir Frauen müssen es uns anschauen. ☺

Was passiert mit dem Penis?

Der Penis schrumpft im Alter! Ist das so? Oh je, eine Horrormeldung! Aber stimmt das wirklich? Jein. Da müssen wir differenzierter ran. Die gute Nachricht: Der Penis, also die Länge im unerigierten Zustand, verändert sich nicht. Erste Entwarnung. Im erigierten Zustand aber schon. Ist aber trotzdem keine schlechte Nachricht. Der Grund ist simpel und müsste nach unserem kleinen Anatomiekurs auch logisch herzuleiten sein. Wie wir wissen, regt Testosteron nicht nur die Libido an, sondern ist auch für den Aufbau von Muskeln und Knochen zuständig, es hat Einfluss auf die Produktion von roten Blutkörperchen, auf den Stoffwechsel und ist zudem entscheidend am Fettabbau und der Fettverteilung beteiligt. Der Testosteronspiegel eines Mannes ist in den frühen Zwanzigern am höchsten. Danach geht er nur minimal zurück. Im Alter von vierzig Jahren aber beginnt der Körper mit der Produktion eines Sexualhormon-bindenden Globulins (SHBG). Und dieses Protein bewirkt, dass der Testosteronspiegel sinkt. SHBG reduziert die Verfügbarkeit der Sexualhormone. Ab dann nimmt die Testosteronproduktion immer weiter ab, zwar noch langsam, aber die Ausschüttung wird weniger. Auch hier stellt der Körper offenbar seine Funktion um: Reproduktion und Fortpflanzung scheinen nicht mehr so im Vordergrund zu stehen.

Weniger Testosteron heißt, die Muskelzellen schwinden und werden durch Bindegewebe ersetzt. Kennt man auch von anderen Körperstellen. Ist alles nicht mehr so fest, prall und knackig. Und der Penis besteht ja nicht nur aus den drei Schwellkörpern, sondern eben auch aus Bindegewebe und sogenanntem funktionellen Gewebe. Im Alter wird immer mehr funktionelles Gewebe in Bindegewebe umgewandelt, das Verhältnis verändert sich. Bindegewebsfasern sind aber nicht so elastisch wie funktionelle Fasern. Sie können sich weniger gut mit Blut füllen und dadurch natürlich auch nicht mehr so vergrößern. Daher kann der erigierte Penis im Alter nicht mehr die Größe annehmen, die er mal hatte. Das wäre Grund 1: Verlust von Elastizität. Grund 2: mangelnde Durchblutung. Weil sich mit den Jahren an den Blutgefäßen fett- und eiweißreiche Substanzen ablagern, wird der Penis schlechter durchblutet. Und im Falle einer Erektion nicht mehr so prall. Und weil aller guten Dinge drei sind, noch Grund 3 für den vermeintlich »schrumpfenden« Penis: weniger Sex. Huch? Echt? Ja, hier spielt natürlich auch das Testosteron eine Rolle. Ging es in jüngeren Jahren noch regelmäßig rund, wird es mit dem

Alter im Bett ruhiger. Das hat natürlich meist auch noch andere Gründe, aber wir wollen hier medizinisch bleiben. Kommt der Penis seltener zum Einsatz, bildet er sich zurück. Das machen andere Organe und Muskeln ja auch. Mediziner sprechen dann von Inaktivitätsatrophie.

Kurze Wiederholung zur Erinnerung: Atrophie, die Rückbildung von Körpergewebe, zum Beispiel eines Organs, der Muskulatur oder der Haut. Da bildet sich also etwas zurück, weil es nicht mehr regelmäßig trainiert wird. (Alle drei Monate ist zwar auch irgendwie »regelmäßig«, aber leider nah an der Inaktivität.) Also auch beim Penis gilt: regelmäßiges Training – und das nun auch als ärztliche Anweisung!

Mit der Atrophie haben also Männer und Frauen gleichermaßen zu kämpfen. Die Jungs durch schwächer werdendes Bindegewebe und Penis-Inaktivität, die Mädels, weil die Scheidenschleimhäute dünner und empfindlicher werden.

Und an dieser Stelle schauen wir noch mal kurz an den Anfang dieses Kapitels zurück, da habe ich kurz »krumme Penisse« erwähnt. Und ja, es stimmt, ein Penis wird nicht einfach so irgendwann mal krumm, weil er quasi vor dem Alter »einknickt«.

Es gibt aber die *Induratio penis plastica* (IPP). Eine Erkrankung der Penis-Schwellkörper (auch Morbus Peyronie genannt). Die IPP ist meistens chronisch und verläuft schub- oder phasenweise. Erkennbar an den tastbaren Verhärtungen im Penisschaft. Das sind verhärtete und vernarbte Bindegewebs-Plaques im Bereich der Penisschwellkörper. Und die führen zu einer Deviation, einer Krümmung. Die Ursachen sind tatsächlich noch unklar: Es kann genetisch bedingt sein oder nach einer Penisruptur auftreten. Eine IPP kann sehr unterschiedliche Verläufe haben, sie kann sich zurückbilden, fortschreiten oder stagnieren. Auch die Behandlungsansätze, in der Regel erst mal medikamentös, sollten immer individuell mit einem Urologen besprochen werden.

Doch nun schieben wir den Penis mal kurz beiseite und schauen, was sich sonst noch so im Alter verändert.

Woher kommt plötzlich das Fett?

Auch Männer plagen im Alter durch den sinkenden Testosteronspiegel Gewichtszunahme und vermehrte Fetteinlagerung, in der Regel wird zuerst der Bauch größer, und dann versteckt sich der Penisschaft gerne unter einer Fettgewebsschwulst am Unterbauch. Weg ist er. Na ja, zumindest wirkt er kleiner. Männer kennen das. Du guckst runter und *schwupps* … war da nicht mal was? Was tun? Aufs Gewicht achten (Sport und Ernährung!).

Wusstet ihr, dass Fettzellen Östrogene bilden?

Je mehr Fett, vor allem Bauchfett, desto mehr Östrogen wird freigesetzt. Heißt: Männer mit Übergewicht haben einen Östrogenüberschuss. Und da Östrogene der »Gegenspieler« des Testosterons sind, kann das natürlich zu nachlassender sexueller Lust führen. Da gerät etwas in Schieflage! Die richtige Balance zwischen Östrogen und Testosteron ist wichtig, dann stimmt's auch mit der Libido!

Liebe Männer: Gewicht und Testosteronproduktion hängen zusammen, somit freut sich auch euer Testosteronwert, wenn ihr es mit Chips und Bierchen am Abend nicht übertreibt. Und natürlich: für regelmäßige Penis-Durchblutung sorgt! Ich glaube, das muss ich euch nicht erklären … Das könnt ihr auch alleine. Auf geht's!

Testosteronmangel

kann sich bemerkbar machen durch

- Erektionsstörungen
- Gewichtszunahme (Bauchfett!)
- depressive Verstimmungen
- allgemeine Abgeschlagenheit
- Libidoverlust
- der Testosteronwert kann durch eine Blutuntersuchung im Labor bestimmt werden

Was kann den Testosteronwert steigern?

- Sport, Bewegung
- Alkohol reduzieren
- ausreichend Schlaf (schon über eine Woche Schlafmangel kann den T.-Wert im Blut senken!)

Schlapper Hodensack?

Nehmen wir als Nächstes den Hodensack unter die Lupe, das Skrotum. Auch der kommt in die Jahre. Wie wir nun wissen, ist der Hodensack ein echtes Muskelpaket. Der Kremastermuskel kann zusammen mit dem *Musculus dartos* die glatte Muskulatur im Hodensack blitzschnell anspannen und ihn mitsamt Hoden schützend an den Körper heranziehen. Zum Beispiel bei Kälte. Was aber, wenn nun auch diese Muskulatur im Alter schwindet und das Bindegewebe schwächer wird? Dann kann die Haut die innenliegenden Hoden (jeweils circa dreißig Gramm) nicht mehr so gut halten wie sonst, sie hängen sichtbar tiefer. Wie die Äpfel vom Markt im fadenscheinig gewordenen Stoffbeutel. Aber das ist nicht bei allen Männern gleich stark ausgeprägt. Auch Jungs haben unterschiedliche

Bindegewebsqualitäten. Und wenn das Bindegewebe insgesamt schwächer ist (meistens genetisch bedingt), dann betrifft das auch das Skrotum.

Ich glaube, es ist mittlerweile überflüssig zu erwähnen, dass auch hier die plastische Chirurgie gerne nachhilft: Mit einer Hodensackstraffung. Ich würde Wechselduschen empfehlen! Das fördert die Durchblutung und stärkt das Bindegewebe. Ihr wisst ja was passiert, wenn den Hoden kalt wird, die Muskulatur beginnt zu arbeiten. Und genau das wollt ihr ja: eine gut funktionierende Hodensackmuskulatur. Aber bitte traktiert eure Hoden nicht zu lange mit eiskaltem Wasser. Die können auch unterkühlen. Übrigens mag auch das Skrotum (wie die Haut insgesamt) sanfte Massagen, gerne mit einer Creme, da freut sich nicht nur das Bindegewebe.

Was ist in den Hoden los?

Jetzt wird's interessant. Denn hier werden ja nicht nur der größte Anteil des Testosterons gebildet, sondern auch die Spermien produziert und ausgereift. Das passiert auch weiterhin, jeden Tag zig Millionen. Der langsam und nur geringfügig absinkende Testosteronspiegel hat darauf keinen Einfluss, erst bei einem echten Mangel kann die Spermienproduktion beeinträchtigt werden. Ist der Ü40-Mann gesund, läuft alles weiter wie am Schnürchen. Aber …

Ja, auch beim Mann gibt es eine physiologische Alterung der Geschlechtsorgane:

Erstens: Das Spermavolumen verringert sich. Achtung, nicht die Spermien! Ihr erinnert euch: Sperma = Spermien plus Samenflüssigkeit. Und das Sekret kommt aus der Bläschendrüse und der Prostata. Die Bläschendrüse produziert irgendwann weniger Sekret, eine einfache Alterserscheinung. Die wird auch mit den Jahren schlapper. Und Samenflüssigkeit gibt den Spermien Energie, sie macht sie schneller.

Zweitens: In der Folge nimmt der Prozentsatz der Spermien mit maximaler Beweglichkeit ab. Immer mehr der kleinen Samenzellen werden langsamer. Man spricht da von Motilität, also die Fähigkeit zur aktiven Bewegung.

Generell trifft auf Spermien das zu, was für uns Menschen im Allgemeinen gilt: Kraft, Ausdauer und Beweglichkeit nehmen ab.

Drittens: Ab circa Vierzig steigt das Risiko von Chromosomenstörungen in den Samenzellen. Anders gesagt: Die Spermien älterer Männer weisen häufiger genetische Defekte auf. (Zur Erinnerung: Bei Frauen kommen schon ab dem 35. Lebensjahr Chromosomendefekte in den Eizellen häufiger vor.) Auch Gesundheits- und Lebensstilfaktoren (Ernährung, Rauchen, Alkohol, Stress) können die Spermienzahl zudem verringern oder die Qualität der Spermien beeinträchtigen.

Man könnte also sagen: Auch bei Männern ab circa vierzig Jahren tickt die biologische Uhr. Denn sie können die Gesundheit ihrer (noch ungeborenen) Kinder negativ beeinflussen. Studien zeigen, dass bei Vätern, die deutlich über fünfzig sind, das Risiko für bestimmte genetische Störungen und/oder Frühgeburten steigt. Zusätzlich nimmt auch für ihre Partnerinnen das Risiko für Komplikationen während der Schwangerschaft zu: zum Beispiel Schwangerschaftsdiabetes und -vergiftung (Präeklampsie).

Heißt: Männer produzieren zwar bis ins hohe Alter Spermien, und solange sie ejakulieren können, können sie auch Vater werden. Aber sie sollten sich der Risiken bewusst sein.

Warum macht die Prostata Probleme?

Da sind wir nun endlich wieder bei der guten Prostata gelandet. Ihr erinnert euch sicher noch an meine kleine Geschichte von dem älteren Herrn, dem ich die Vorsteherdrüse massiert habe. Was soll ich sagen: So eine Prostatamassage kann ja vielleicht auch ganz schön sein. (Hab ich mal gehört.) Der Arzt bekommt am Ende Prostatasekret, das er untersuchen kann, und die Männer hatten ein paar schöne Minuten. (Übrigens: Es muss nicht immer ein Arzt oder eine Ärztin sein, die Partnerin oder der Partner kann das auch. Damit beschäftigen wir uns bei Thema Orgasmus.)

Gut, warum aber diese Prozedur? Wir müssen hier zwischen der Prostata-Vorsorge-Untersuchung und dem Prostatitis-Syndrom unterscheiden. Letzteres ist eine Entzündung der Prostata, die Schmerzen beim Urinieren oder Ejakulieren verursachen kann. Um eine Infektion sicher zu diagnostizieren, entnimmt der Arzt Prostatasekret (oder lässt das die Medizinstudentin machen). Dazu muss man die Drüse stimulieren.

Warum aber ist die Prostata-Untersuchung beim Mann irgendwann ein Muss? Prostata-Krebs ist laut Robert-Koch-Institut in Deutschland die häufigste Krebserkrankung beim Mann. Pro Jahr werden über 60.000 Neuerkrankungen diagnostiziert. Die Häufigkeit nimmt zu, weil immer mehr Karzinome im Frühstadium entdeckt werden.

Da wäre zum einen die Bestimmung des PSA-Werts im Blut. Das Prostata-spezifische-Antigen ist ein Eiweißstoff, ein Glykoprotein, das in der Samenflüssigkeit vorhanden ist und die Spermien beweglich macht. (Ihr erinnert euch?) Und genau dieses Sekret wird ja von der Prostata beim Samenerguss abgegeben. Darüber hinaus ist das PSA aber auch ein Tumormarker.

Bei einer gut durchbluteten Prostata gelangen ständig kleine Mengen PSA ins Blut. Liegt der PSA-Wert unter drei Nanogramm pro Milliliter, ist er unauffällig. Ein erhöhter Wert kann auf Prostata-Krebs hinweisen, aber auch auf eine Entzündung oder gutartige Vergrößerung. Ein regelmäßiger Check-up ist also die beste Vorsorge.

Nun zur »kleinen Hafenrundfahrt«, der Prostata-Untersuchung.

Prostata-Untersuchung

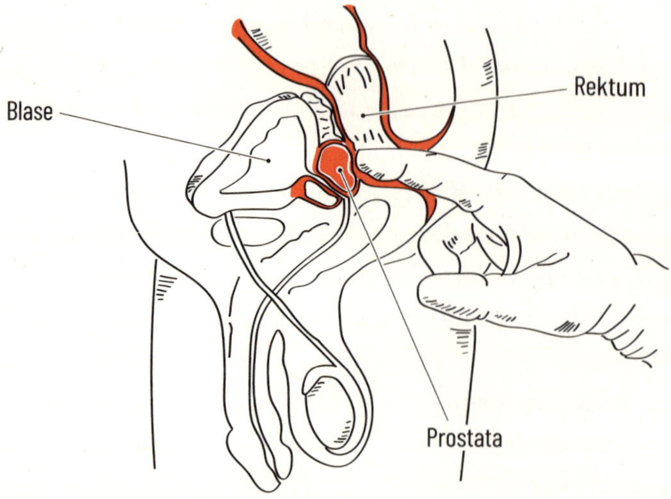

Bei der Untersuchung schiebt der Arzt seinen Finger (mit viel Gleitgel!) in den Enddarm und stößt nach nur wenigen Zentimetern auf die Prostata, die sich ja vor der Harnblase befindet. Zunächst kann der Fachmann (oder die Fachfrau) durch Abtasten die Größe der Vorsteherdrüse abschätzen. Als Nächstes prüft er oder sie die Beschaffenheit: Eine normale oder gutartig vergrößerte Prostata ist prall und elastisch. Ein Karzinom ist steinhart. Was heißt gutartig vergrößert? Da wären wir wieder beim Alter. Es ist nämlich vollkommen normal, wenn die Vorsteherdrüse sich mit den Jahren (ab ca. 50) vergrößert. Eine Alterserscheinung, die Ursachen dafür sind nicht bekannt. Ein »Benignes Prostatasyndrom« (BPS) oder die »Benigne Prostatahyperplasie« (BPH) ist zwar meistens harmlos, aber mitunter lästig.

Somit kommen wir zur folgenden Frage: Warum müssen Männer im Alter öfter (nachts) aufs Klo? Eine (gutartig) vergrößerte Prostata verengt die Harnröhre, die sie umschließt. Logisch. Das ist klar und bewiesen, das kann zu Problemen beim Wasserlassen führen, und auch der Harnstrahl wird schwächer. Das merken Männer, wenn sie nachts häufiger aufs Klo müssen oder das Gefühl haben, die Blase wird nie ganz leer. (Hier könnte also ein Risiko für Restharn bestehen!) Das liegt ganz einfach daran, dass die vergrößerte Drüse auf Blase und Harnröhre drückt.

Liebe Herren, ihr solltet vor so einer harmlosen und schmerzfreien »Hafenrundfahrt« keinen Schiss haben. (Vielleicht probiert ihr es vorher einfach mal zu Hause. Übung macht den Meister!) Ab fünfzig kann die sogenannte gutartig vergrößerte Prostata auftreten. Das ist ganz normal. Und damit sich kein Karzinom bildet, geht bitte regelmäßig zur Vorsorge.

»Weniger müssen müssen!?«

Oder: Wirken pflanzliche Prostatapräparate wirklich?

Fakt ist: Es gibt (bislang) keinen Beweis für eine klinisch relevante Wirkung

Phytotherapeutika haben keinen Einfluss auf das Prostatavolumen (sie können es nicht verkleinern!)

Aber: Probiert es einfach aus, wenn es euch hilft, sind Phytotherapeutika absolut okay!

Wirkstoffe u. a.:

Früchte der Sägepalme *(Sabal serrulata)* sind reich an freien Fettsäuren:

- haben hemmende Wirkung auf männliche Sexualhormone
- können Zellteilung und das Zellwachstum bremsen
- haben antientzündliche Eigenschaften

Extrakt aus Kürbissamen:

- vermutlich entzündungshemmend
- wirkt evtl. entspannend auf die glatte Muskulatur von Blase und Prostata

Erektile Dysfunktion

Ich hoffe, euch ist bis hierhin nicht die Lust vergangen. Das sollte nämlich auf gar keinen Fall passieren. Im Gegenteil: Ich hoffe, ihr habt jede Menge Lust! Passend dazu: Lasst uns mal über Erektionsstörungen sprechen. Kurze Anmerkung: Ich möchte mich hier weiterhin mit Männern über fünfzig beschäftigen. Die Erektile Dysfunktion (ED) bei jungen Männern kann viele Ursachen haben. Psychisch und körperlich. Bitte abklären lassen. Erektionsstörungen können auf gesundheitliche Probleme hinweisen. Wir wollen aber wissen, was uns im Alter unter der Gürtellinie so alles widerfahren kann. Mal ganz praktisch: Die sexuelle Lust und Leidenschaft sind da, aber der Penis wird nicht mehr steif oder die Erektion kann nicht lange genug aufrechterhalten werden. Da habe ich zunächst mal eine Zahl für euch: Bei rund achtzig Prozent aller Männer (ab 50) mit einer Erektilen Dysfunktion liegt eine körperliche Erkrankung zugrunde. Davon geht der Berufsverband der Internistinnen und Internisten aus. Dazu gehören: Herz-Kreislauf-Erkrankungen, Durchblutungsstörungen, Schilddrüsenüber-/-unterfunktion, Diabetes, Leber- und Nierenerkrankungen. (Sie können auch den Testosteronwert deutlich absenken.) (Klar, es gibt auch psychische Faktoren wie Stress oder Leistungsdruck, Konflikte, Ängste oder Depressionen. Aber die klammern wir jetzt mal aus.)

Die Frage, ob Erektionsstörungen ein gesundheitliches Warnsignal sind, ist also nicht ganz unberechtigt. Wenn Erektion und Ejakulation bislang immer tadellos funktioniert haben und plötzlich nicht mehr, dann sollte das ärztlich abgeklärt werden. Sowohl Lustminderung als auch Erektionsstörungen können durchaus an einer ganz anderen Erkrankung beziehungsweise an den Medikamenten liegen. Darüber müssen betroffene Männer unbedingt mit ihrem Arzt sprechen. Ansonsten können auch hier Erektionspumpen und/oder Penisringe helfen. (Bitte nicht den Kobold-Handstaubsauger nehmen – es sei denn, ihr wollt wie ein Springbrunnen pinkeln!)

Wie funktioniert eigentlich Viagra?

Kommen wir noch mal auf unser betagtes Rollatoren-Pärchen zurück. Die beiden hatten sicher auch schon diverse körperliche Einschränkungen, auf Sex wollten sie aber nicht verzichten. Also wollten sie sich ein Hilfsmittel besorgen.

Viagra. Das sagenumwobene Superpotenzmittel. Die berühmte blaue Pille. Zwar ist Viagra längst kein Potenzmittel mehr nur für alte Leute. Auch jüngere Männer oder im mittleren Alter greifen darauf zurück, wenn Standfestigkeit und Ausdauer nachlassen. Im Pornobusiness zum Beispiel.

Ein paar Zahlen vorab: Im Jahr 2022 wurden in Deutschland 1,5 Millionen Potenzmittel vom Typ »Viagra« verkauft (Analyse des Marktforschungsinstitut IQVIA). Fünf Jahre zuvor waren es noch 1,9 Millionen. Was ist los in Deutschland? Gibt es weniger Männer mit Erektionsstörungen? Das wäre eine sehr gute Nachricht!

Was ist Viagra eigentlich? Der Name ist nur ein griffiger Handelsname. Interessant ist aber der Arzneimittelwirkstoff: Sildenafil. Es gehört zur Gruppe der PDE-5-Hemmer. Ursprünglich wurden diese Phosphodiesterase-5-Hemmer entwickelt, um Bluthochdruck und Angina pectoris zu behandeln. Letzteres heißt, also bei Schmerzen und Druckgefühl in der Brust, die bei starker körperlicher Belastung auftreten und durch Verengung der Herzkranzgefäße verursacht werden. PDE-5-Hemmer wirken nämlich gefäßerweiternd. Und während man Sildenafil für genau diese Erkrankungen erprobte, fand man ganz zufällig heraus, dass es auch bei der Erektilen Dysfunktion (Erektionsstörungen) wirkte. Dazu hatte man Tests an männlichen Minenarbeitern in England durchgeführt – und die hatten auf einmal deutlich mehr Spaß und Standhaftigkeit beim Sex. So was nennt man wohl positive Nebenwirkungen. Heute wird bei fast allen Potenzmitteln, die einen entsprechenden Wirkstoff haben, allgemein von Viagra gesprochen. Da weiß man gleich, was gemeint ist.

Wie wirkt die blaue Pille? Beziehungsweise der Wirkstoff Sildenafil? Und was genau ist PDE-5? Eine Erektion ist ein komplexes Unterfangen. Da spielen Nervenreize und Botenstoffe eine Rolle, aber auch Blutzirkulation und Muskeln. Und nun kommt das Enzym Phosphodiesterase 5 (PDE-5) ins Spiel. Das spaltet nämlich in den Penisschwellkörpern einen Stoff, der für die Erektion nötig ist. Und was passiert? Das Glied erschlafft. Die Erektion klingt (zu schnell) ab. Um das zu verhindern, muss das PDE-5-Enzym blockiert werden. Das kann das Sildenafil, der PDE-5-Hemmer. Und gleichzeitig fördert der Wirkstoff die Durchblutung. Siehe Bluthochdruck und Angina pectoris. Voilà! Das Potenzmittel war geboren! Viagra verschafft aber nicht mehr Lust, die muss MANN schon selber haben, das Mittel greift nur in den physiologisch-chemischen Prozess ein. Es verstärkt die Reaktion auf eine ohnehin schon vorhandene sexuelle Erregung und stabilisiert die Erektion. Die Wirkung von Sildenafil hält etwa fünf Stunden an. Dann muss nachgeladen werden. Inzwischen gibt es einen anderen Wirkstoff (Tadalafil), der mehr als 24 Stunden anhält. Das könnte der Grund sein, weshalb die Nachfrage nach Viagra (beziehungsweise nach dem Wirkstoff Sildenafil) gesunken ist. Und nicht, dass es eine Abnahme von Erektionsstörungen gibt.

Was mich automatisch zum nächsten Thema führt: Immer mal wieder liest man von Männern, die in Bordellen einen Herzinfarkt erleiden und sogar tragischerweise auch an Ort und Stelle versterben. Im Tessin (in der Schweiz) hat man nach ein paar Fällen aus diesem Grund schon vor Jahren Prostituierte zu »Re-Animierdamen« ausgebildet, damit sie im Notfall, bis die Rettungskräfte eintreffen, eine Herzdruckmassage durchführen können. Ich sag's ja immer: Wir sollten alle Menschen zu Ersthelfern ausbilden!

Potenzmittel und die Risiken

Klar, man kann beim Sex einen Herzinfarkt erleiden. Und dann: Exitus. Das kann aber auch beim Puzzlespielen oder Wäsche aufhängen passieren. Denn der Auslöser ist in der Regel ein Verschluss der Herzkranzgefäße (KHK: koronare Herzkrankheit). Und die Ursache sind meist Fett- und /oder Kalkablagerungen in den Gefäßen (Arteriosklerose), die über Jahre entstehen: durch Rauchen, ungesunde Ernährung, Stress, hohe Blutfettwerte und Bewegungsmangel. Und starke körperliche Anstrengung kann dann den Myokardinfarkt auslösen. Auch Menschen mit Herzerkrankungen wie Vorhofflimmern oder einer Herzrhythmusstörung sollten aber nicht auf Sex verzichten oder gar Angst davor haben. Kardiologen berichten, dass sich sexuell aktive Herzpatienten in der Regel fitter und besser fühlen. Hier ist es immer ratsam, mit seinem Arzt oder seiner Ärztin zu sprechen. Und bitte, keine falsche Scham! Wir haben lieber glückliche Herzpatienten als frustrierte. (Denkt an das Rollator-Pärchen!)

Zurück zur blauen Pille. Kommt es zu einem Notfall beim Sex (nicht nur in Bordellen), dann haben diese Männer eine Vorerkrankung, und die ungewöhnlich starke körperliche Belastung, die das Sildenafil (oder Tadalafil) erst ermöglicht hat, führt dann zu einem Infarkt. Also auch hier: Lasst euch beraten. Denn wer zum Beispiel unter Angina-pectoris-Anfällen leidet, hat meist von seinem Arzt ein Notfallmedikament bekommen. Das hilft schnell gegen Brustenge und Herzschmerzen. In der Regel handelt es sich um Nitro-Spray. Das darin enthaltene Glyceroltrinitrat wirkt innerhalb von Sekunden und sorgt dafür, dass sich die Gefäße weiten. Glyceroltrinitrat ist ein NO-Donator (NO = Stickstoffmonoxid), es erhöht die Konzentration von Stickstoffmonoxid und die Produktion von cGMP (ein chemischer Botenstoff), der dafür sorgt, dass sich die glatte Muskulatur um die Blutgefäße herum entspannt. Die Gefäße erweitern sich, der Blutdruck fällt wieder.

So, und nun kommt Viagra ins Spiel beziehungsweise die Phosphodiesterase-5-Hemmer. Hat ein Herzpatient ein Potenzmittel mit diesem Wirkstoff eingenommen und erleidet dann einen Angina-pectoris-Anfall: Finger weg vom Nitrospray!

Wie wir nun wissen, bewirken PDE-5-Hemmer einen gehemmten Abbau von cGMP, damit die Gefäße in den Schwellkörpern erweitert bleiben, mit mehr Blut gefüllt und so die Erektion aufrechterhalten wird. Verabreicht man nun bei einer Herzattacke zusätzlich Nitro, also einen NO-Donator, steigt die Konzentration von Stickstoff und auch von cGMP unkontrolliert an. Logisch, aufgrund des Potenzmittels kann cGMP durch das PDE-5 nämlich nicht abgebaut werden. Die Folge: Der Blutdruck fällt rasant ab. Bei einer akuten Hypotonie können Gehirn und andere Organe vorübergehend nicht ausreichend mit Sauerstoff versorgt werden. Das kann bis zur Ohnmacht führen.

Also Mädels, wenn ihr mal zufällig in die Situation kommt, dass euer Sexualpartner über Herzschmerzen klagt und vorher eine Potenzpille eingeworfen hat, dann nehmt ihm das Nitrospray weg! Und ruft den Rettungsdienst.

Und genau deswegen fragen wir Notärzte bei Patienten mit Brustenge vor der Nitrogabe, ob Viagra eingenommen wurde (und ernten verwirrte Blicke): »Meinen Sie nicht, ich habe gerade andere Probleme??!« – »Ähhh … ja.«

Vorsorge untenrum

Wusstet ihr, dass nur etwa vierzig Prozent der Männer regelmäßig zu Vorsorgeuntersuchungen gehen? Ich zum Beispiel habe meinem Mann eine Darmkrebs-Vorsorgeuntersuchung zu Weihnachten »geschenkt«. Kein Scherz. Das ist mal ein sinnvolles Geschenk. Nicht immer nur Socken und Bücher. Es gibt hier verschiedene Möglichkeiten: Man kann sich zum Beispiel einen Stuhltest beim Hausarzt besorgen, nett einpacken, Schleife drum – fertig. Den Stuhltest kann man prima zu Hause durchführen. In dem Set ist alles enthalten: Mit einem kleinen Löffelchen eine Stuhlprobe entnehmen, in das Röhrchen füllen, den Schraubverschluss gut zudrehen und dann beim Arzt abgeben. Der schickt das ins Labor.

Ein etwas größeres Geschenk wäre die Koloskopie, die Darmspiegelung. Macht einfach einen Termin bei einem Gastroenterologen und packt die Terminerinnerungen in einen schönen Umschlag. So wie ich es gemacht habe. Von mir aus auch mit Schleifchen. Das Gleiche gilt für eine Prostatauntersuchung. Natürlich ist dies kein Geschenk im klassischen Sinne, denn die Kasse übernimmt die Kosten, aber Gesundheit zu »verschenken« ist eh unbezahlbar. Mein Mann hat nach der ersten Verwirrung laut gelacht und gesagt: »Schatz, tolle Idee!« Zunächst noch etwas zerknirscht, dann aber aus voller Überzeugung. Okay, dieses »Geschenk« braucht halt einen Moment.

Männer! Wartet nicht auf Geschenke! Kümmert euch bitte um eure Gesundheit, dazu hat unser Gesundheitssystem Vorsorgeuntersuchungen erfunden. Die werden von den Krankenkassen angeboten. Kann man sich mal merken: Je oller, je doller vorsorgen! Übrigens werden wir »oller«, wenn wir einen Partner oder eine Partnerin haben, der oder die sich um uns kümmert (in allen Bereichen!) – echt wahr: Menschen in Beziehungen werden älter. Das ist doch eine gute Nachricht und ein Grund mehr für schöne Geschenke! ☺

Vorsorge Prostata & PSA-Test

- Rektales Abtasten der Prostata zur Früherkennung von Prostatakrebs & Bluttest auf PSA-Wert:
  Männer ab 45 – einmal jährlich

Darmkrebs-Vorsorge:

- Stuhltest auf okkultes Blut:
  ab 50 – einmal jährlich, ab 55 alle zwei Jahre
- zwei Darmspiegelungen (Koloskopie) zur Früherkennung:
  Männer ab 50 – Abstand von mindestens zehn Jahren wird empfohlen)

Wir haben es geschafft. War doch gar nicht so schlimm, oder? Ja, wir werden älter, und das sehen und spüren wir. Frauen können sich nicht mehr auf ihr Östrogen verlassen, auch das Kollagen und Somatropin machen sich aus dem Staub, aber das ist nicht der Weltuntergang. Und liebe Männer, wenn euer Penis vielleicht ein bisschen weniger hart wird und der Hodensack schlaffer: lacht darüber. Für ein erfülltes Sexualleben braucht es keine »perfekte« Vagina und keinen Super-Penis.

Sondern Vertrautheit, Verständnis, Geborgenheit. Nehmt euch Zeit, seid einfühlsam und habt Lust aufeinander. Und manchmal reicht schon etwas Gleitgel … Und wenn wir uns dann wohl fühlen, kommt die Lust von ganz alleine. Auch mit weniger Östrogen und Testosteron.

Sex ist gesund. Er kurbelt Kreislauf und Stoffwechsel an, senkt die Ausschüttung von Stresshormonen wie Adrenalin und Cortisol und wirkt wie Sport: gut für Körper, Geist und Seele. Zur Belohnung gibt es eine Ladung Endorphine, Dopamin, Serotonin und Oxytocin. Das »Kuschelhormon« fördert Wohlbefinden und zusammen mit den anderen Glückshormonen kann es uns in Hochstimmung versetzen. Da ist dann auch die Erregung nicht mehr weit. Wir sollten den Glückshormonen mehr vertrauen, die lassen uns nämlich nicht im Stich!

Kümmert euch! Auch um alles unterhalb der Gürtellinie!

Kurz und knapp zusammengefasst

Testosteron ankurbeln:

- Sport, Fettabbau, gesunde Ernährung, Vitamin D, Stress und Alkohol reduzieren, ausreichend Schlaf
- Medikamente können Libido negativ beeinflussen
- Vorsorgeuntersuchungen wahrnehmen!

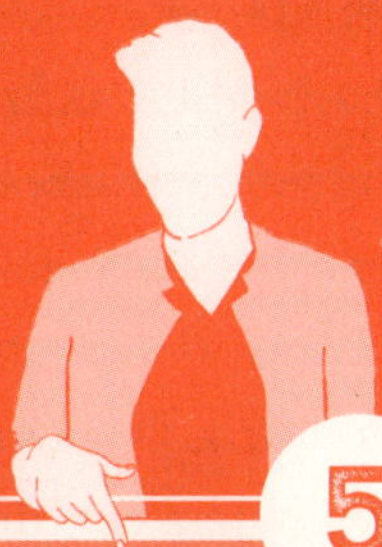

5

WIE SAG ICH'S MEINEM KIND?

MENARCHE
(altgriechisch Monat und Anfang) nennt man die erste Menstruation bei Mädchen.
EJAKULARCHE
(altgriechisch auswerfen und Anfang) bezeichnet den ersten Samenerguss bei einem Jungen.

Ich kann mir lebhaft vorstellen, was ihr gerade denkt: Jetzt haben wir uns tapfer durch den Unterleib gewühlt, das »Altwerden« überlebt, und jetzt kommt sie damit! Bitte, nicht! Bitte, ja! Blümchen und Bienchen sind nämlich schon lange out!

Zum Auftakt gibt's direkt eine Geschichte. Und danach – das garantiere ich euch – habt ihr richtig Bock auf das Thema Aufklärung. Und verstanden, warum das so immens wichtig ist. (Falls ihr das sowieso nicht schon längst wusstet.)

Willkommen in der Notaufnahme. Hier erlebst du Geschichten, die du dir beim besten Willen nicht ausdenken kannst. Und auch nicht möchtest. Und wo du dich manchmal fragst, was da eigentlich in der Welt so los ist.

Angekündigt vom Rettungsdienst: Ein dreizehnjähriges Mädchen mit Unterbauchschmerzen. In Begleitung eines ahnungslosen Elternpaares. Und dann stehe ich da. Eine Notärztin, die am Ende ziemlich fassungslos ist. (Und das heißt schon was.) Dann mal los. Fragen stellen, Patientin untersuchen, Gehirn einschalten. Oder besser (und die Reihenfolge hat mir mein damaliger Lateinlehrer schon beigebracht): Immer ERST Gehirn einschalten. Das hilft. Zuerst mal vorstellen:

»Dr. Holzner, ich bin hier die Ärztin. Wie heißt du?«

»Sarah.«

Das Mädchen krümmt sich vor Schmerzen. Die kommen krampfartig, in Schüben. Und dann fällt mir unter dem Pulli natürlich noch etwas auf: eine ordentliche Wölbung.

»Wie lange hast du die Schmerzen schon?«

»Den ganzen Tag, immer mal wieder. Die sind aber immer öfter gekommen und schlimmer geworden.«

Alles klar, denke ich. Eröffnungswehen. In regelmäßigen und immer kürzer werdenden Abständen. Mittlerweile sind wir schon bei Zwei-Minuten-Abständen angekommen. Der Weg in die Notaufnahme war also schon mal goldrichtig.

»Sarah, könntest du schwanger sein?«, frage ich. Eigentlich bin ich mir schon sicher, aber eine Dreizehnjährige? Vielleicht hoffe ich insgeheim doch noch auf einen Magen-Darm-Infekt. Oder eine verschluckte Bowlingkugel – oder beides.

Die nächste Welle rollt an. Und wenn das keine Wehen sind, dann hänge ich meinen Kittel an den Nagel, direkt nachdem ich den imaginären Besen gefressen habe. Sarah schüttelt den Kopf.

»NEIN!« Gut, meine Hoffnung stirbt zuletzt. Aber irgendwann stirbt sie. Denn das »NEIN« verschlägt mir dann doch die Sprache. (Vom deutlich kugelrunden Bauch mal abgesehen …)

Für weitere Fragen ist jetzt erst mal keine Zeit. Sarah kämpft gegen die Muskelkontraktion ihrer Gebärmutter an. Was ihr aber offenbar nicht klar ist, vielleicht denkt sie, dass sie nur irgendwas Falsches gegessen hat. Der letzte Döner muss schlecht gewesen sein. Schön wär's. Die Wehe ebbt ab. Durchatmen. Und dann frage ich nach, wo dieses Wehe-mente (Achtung Wortspiel ☺) NEIN seinen Ursprung hat. (Und da lasse ich tatsächlich nur eine einzige Antwort gelten: Keinen Sex gehabt! Mit dreizehn nicht ungewöhnlich … hoffentlich.) Spoiler: falsche Antwort.

»Warum bist du dir da so sicher? Hattest du denn schon mal Sex?«

Nicken. Zwar nur leicht, aber klar als Nicken erkennbar.

»Habt ihr verhütet?«

»Ja!« Ich meine, was soll man auch sagen, wenn da die Eltern neben einem stehen. Wobei das auch nicht ganz richtig ist. Die Mutter (also bald Oma) hat jetzt Kreislauf und lehnt wie ein nasser Sack an der Wand. Also eigentlich hatte sie den schon bei meiner Frage »Könntest du schwanger sein?«. Und Kreislauf ist vielleicht etwas untertrieben. Sie ist kalkweiß.

Verhütet? Ah ja …, so, so, aber nicht wirklich erfolgreich, denke ich. (Man muss ja nicht alle Gedanken laut aussprechen.)

»Also ich glaube, das war nicht wirklich effektiv mit der Verhütung«, sage ich etwas verwundert in der nächsten Wehenpause.

»Doch!« Sarah ist sich da offenbar sehr sicher.

»Und wie?«

»Äh …«

Sarah scheint zu überlegen. Ist ja auch eine etwas skurrile Situation. Notaufnahme, Bauchschmerzen, und dann steht da eine Ärztin, die bescheuerte Fragen stellt. Von den kreideweißen Bald-Großeltern mal abgesehen. Ich weiß nur leider jetzt schon, dass ich diese »Bauchschmerzen« nicht mit einer Tablette in den Griff bekomme. Und die dann auch nicht so schnell weggehen, sondern mal mindestens für die nächsten 18 Jahre bleiben. Ich würde dieses Gespräch gerne über die Bühne bringen, bevor die nächste Wehe anrollt. Aber Sarah lässt sich die Würmer wohl gerne einzeln aus der Nase ziehen.

»Wie habt ihr denn verhütet?«

»Ich hab schnell einen Tampon reingesteckt.«

Okay, Freunde. Ich lasse es dann. Jetzt ist es für eine Auf-

klärung eindeutig zu spät. Ich verweise in den Kreißsaal und weiß jetzt schon, was ich heute Abend beim Essen mit meiner Tochter bespreche. UND meinem Sohn! Thema Tampon. Das hält sich bis heute!

Ich habe in der Notaufnahme eine Menge gelernt. Zum Beispiel: Stell keine Fragen! Natürlich schon nach Krankengeschichte und Symptomen, aber manche Dinge möchte man einfach nicht wissen. Wie es zum Beispiel sein kann, dass weder Sarah noch deren Eltern über Monate mitbekommen haben, dass eine Schwangerschaft vorliegt. (Oder nicht mitbekommen wollten?)

Learning für mich: Differentialdiagnose bei Unterbauchschmerzen: Es könnten Wehen sein! Ja gut, nur bei Frauen in gebärfähigem Alter. Aber dass jemand unter einer Wehentätigkeit im Abstand von zwei Minuten mit dem Rettungsdienst eingeliefert wird, und dann auf die Frage »Könntest du schwanger sein?« mit NEIN! antwortet, haut auch mich aus den Socken. Ja, Leute, der Tampon ist eine super Erfindung, wenn es um die Menstruation geht, zur Verhütung ist er gänzlich ungeeignet.

Im Tal der Ahnungslosen

Na, seid ihr jetzt bereit? Ja, wir müssen über Aufklärung sprechen. Wie man sieht. Wie kann es sein, dass es junge Mädchen gibt, die glauben, ein Tampon sei ein Verhütungsmittel? Dagegen sind ja Jungs, die glauben, man könne mit einem Tampon nicht pinkeln, fast schon niedlich. Oder Kinder, die erzählen, ihrem Papa habe man den Penis abgeschnitten. Dabei ist der arme Kerl einfach nur beschnitten. Mal im Ernst: Die Themen

Sexualität, Verhütung und das Wissen über Geschlechtsorgane werden offenbar immer noch extrem vernachlässigt. Kinder und Jugendliche scheinen auch im 21. Jahrhundert (trotz TikTok und Pornos im Internet) erstaunlich wenig Konkretes über ihren Körper zu wissen. Vor allem scheint es an seriöser Aufklärung zu mangeln. Auch hier müssen wir das Thema aus der Tabuzone holen, wo hinter vorgehaltener Hand gekichert und wild spekuliert wird. Okay, ich weiß, das ist nicht leicht. Wie viele von uns wurden von den Eltern gar nicht richtig aufgeklärt oder nur so am Rande mal mit spärlichen Informationen versorgt? Mit Scham und hochrotem Kopf. Sicher einige! Und das könnte natürlich auch ein Grund sein, wenn wir uns mit der Aufklärung bei den eigenen Kindern so schwertun. Das sollte sich aber ändern. Und vielleicht hilft ja dieses Kapitel. Und meine Erfahrung, die ich dabei mit meinen eigenen Kindern mache. Stichwort: Abendbrot. Da finden bei uns die besten Gespräche statt, da darf alles gefragt werden. Natürlich sonst auch. Bei uns ist es aber häufig das gemütliche Zusammensitzen bei einer leckeren Portion Spaghetti bolognese (zum Beispiel).

Kurz vorab: Ich habe keinen Aufklärungsleitfaden für euch, kein Rezept für die beste Methode oder die perfekten Tipps. Ich möchte einfach, dass ihr Bescheid wisst, denn dann könnt ihr euer Wissen an eure Kinder weitergeben. Am Ende geht es mir immer um Gesundheit und Wohlbefinden, um Vorsorge, Prävention und Aufklärung im Großen und Ganzen, denn wenn man Bescheid weiß und die Dinge vernünftig erklären kann, dann können auch viele Krankheiten und ungewollte Schwangerschaften verhindert und Risiken minimiert werden.

Was erwartet euch? Wir schauen uns an, was physiologisch und hormonell im Körper von Kindern und Jugendlichen während der Pubertät passiert. Wir beschäftigen uns mit dem Thema Verhütung. Wir sprechen über Geschlechtskrankheiten und wie man die Risiken mindert. Und ganz zum Schluss (keine Panik!) sprechen wir auch noch (ein bisschen) über Sex.

Vielleicht doch ein kleiner Tipp: Statt irgendwann aus heiterem Himmel rumzudrucksen à la »Ich muss mal mit dir über etwas reden«, stellt doch einfach erst mal selbst die Fragen:

- Was glaubt ihr, ab wann Jungs Kinder zeugen können?
- Wisst ihr, was eine Phimose ist?
- Muss man während der Menstruation verhüten?
- Was bedeutet eigentlich Penetration?
- Kennt ihr Östrogen und Testosteron?
- Habt ihr schon mal von HP-Viren gehört?
- Was ist der Pearl-Index?
- Warum nennt man das Hymen Jungfernhäutchen?
- Und was ist der Body Count?
  (Das habe ich übrigens selbst nicht gekannt, aber TikTok sei Dank …)

Wir werden diese Fragen natürlich alle beantworten, aber auch diesmal nicht erst zum Schluss, sondern schon zwischendurch. Bei uns eignen sich zur Aufklärung auch immer Schimpfwörter ganz gut, die die Kinder in der Schule aufgreifen und inflationär benutzen. Sie wissen nämlich weder was ein »Hurensohn«, ein »Wichser«, »Ficken« noch eine »Fotze« oder »Schlampe« sind. Der Deal mit meinen Kindern: Wenn jemand so etwas sagt, nicht einfach wiederholen, sondern nachfragen, was das eigentlich ist. Zunächst denjenigen, der diese Wörter benutzt, da kommt meistens nämlich nichts. Schon gar nichts Vernünftiges. Dann mich fragen. Und ganz oft haben meine Kinder dann die Erkenntnis: »Das macht ja gar keinen Sinn …?« – »Genau, macht es auch nicht, aber ihr wisst es jetzt besser!«

Und betrachtet man die Fragen mehr als unterhaltsames Wissensquiz, das neugierig macht, ergibt sich ein ungezwungenes Gespräch von ganz alleine.

Aufklärung: Teil des Alltags

Kinder und Jugendliche sollten auf alle Fragen eine vernünftige Antwort bekommen. Und das immer. Betonung auf vernünftig. Und fundiert sollte sie sein. Und dann bitte kein schwurbeliges Halbwissen, keine Ausflüchte. Wenn man etwas nicht weiß, kann man das sagen und nachlesen. Sich schlau machen. Wie auch immer. Und dann später noch mal darauf zurückkommen.

Experten raten übrigens von diesem gewaltigen »Aufklärungsgespräch« ab. Wenn Eltern also denken, jetzt ist die Zeit gekommen, jetzt setzen wir uns mal hin und erklären alles. Das ist kein guter Ansatz, sexuelle Aufklärung sollte ein ständiger Teil der Erziehung sein, kein einmaliges ernsthaftes Gespräch, und nicht erst dann, wenn das Kind schon »größer« ist. Miteinander reden, Themen und Fragen aufgreifen und kind- und altersgerecht beantworten, das kann viel früher stattfinden. Schon mit zwei, drei Jahren interessieren sich Kinder für ihren Körper und den der anderen. Wenn ein Kind in die Schule kommt, sollte es wissen, woher die Babys kommen. Und die Pubertät sollte nicht erst ein Thema sein, wenn sie bereits stattfindet, sondern bevor sie losgeht. Damit die Mädchen und Jungs mit den körperlichen Veränderungen vertraut sind, wenn sie einsetzen. Dann sind sie weniger verunsichert oder verängstigt, weil sie wissen, was da passiert. Für Kinder gilt das Gleiche wie für Erwachsene: Sie sollten Bescheid wissen! Über ihren Körper, über Funktionen und Entwicklungen. Über Menstruation, Selbstbefriedigung, »das erste Mal«, Verhütung und Geschlechtskrankheiten.

Sexuelle Aufklärung sollte frühzeitig und ungezwungen stattfinden, Kinder sollten ein positives Gefühl für ihren Körper entwickeln. Dann sind Sex, körperliche Veränderungen und das Sprechen darüber für sie ganz normal, etwas, das zum Leben dazugehört. Ich weiß, das klingt in der Theorie alles so leicht und unkompliziert, und ich bin mir total bewusst, dass jede Mutter und jeder Vater individuelle Prägungen haben, die sich auch auf die Aufklärung ihrer Kinder auswirken. Hier spielen viele Faktoren eine Rolle: Gesellschaft, Erziehung, Religion, moralisch-ethische Vorstellungen. Kinder mit ihrem Körper und Sexualität vertraut zu machen ist eine hochsensible (und manchmal auch heikle) Angelegenheit. Und die Herangehensweise der einen Familie kann bei der anderen auf Ablehnung oder sogar Empörung stoßen. Und ja, Eltern stoßen da auch an ihre eigenen Grenzen, wie sagt man so schön: »Man kann nicht aus seiner Haut.«

Daher möchte ich mich in diesem Kapitel vor allem mit Anatomie und Funktion beschäftigen, mit der Entwicklung des Körpers, so wie wir es bei den anderen Kapiteln auch gemacht haben. Einfach die Dinge so betrachten, wie sie sind. Ohne Scham und Peinlichkeiten, denn das erleichtert die Sache ungemein. Einfach aufklären – ja, das geht. Wenn ich während der Arbeit an diesem Buch Männer mal interessehalber gefragt habe (sozusagen stichprobenartig), ob sie wissen, wie viele Schwellkörper ihr Penis eigentlich hat oder was ein Spritzkanälchen ist, dann konnte das KEINER korrekt beantworten. Frauen kannten in den seltensten Fällen den exakten Unterschied zwischen Vagina und Vulva. Ist überhaupt nicht schlimm, denn was danach passierte, war das Tolle: Wir haben darüber geredet, einfach so, ganz normal. Und genau das möchte ich: Dass ihr mit euren Kindern, Freunden und Freundinnen (vielleicht mit Hilfe dieses Buchs) ganz offen über all die Themen sprechen könnt, die euch möglicherweise sonst Bauchschmerzen bereitet hätten.

Aufgeklärte Kinder sind irgendwann aufgeklärte Erwachsene, und die können gut miteinander über alles reden. Sie haben einfach mehr Verständnis füreinander. Sie kennen ihren Körper und den der Partnerin oder des Partners. Und deshalb schauen wir uns mal an, was bei den Kids und Teenies »untenrum« so los ist.

Denn wenn ihr Bescheid wisst und ungezwungen darüber reden könnt, dann ist das nicht nur ein großer Gewinn für euch, sondern auch für eure Kinder.

Was passiert da in und mit dem Körper?

Zwischen dem achten und sechzehnten Lebensjahr ist im Körper von Mädchen und Jungen sozusagen der Bär los. Da bleibt kein Stein auf dem anderen. (Kennen wir ja noch von uns selbst.) Die Kinder und Jugendlichen sollten also schon frühzeitig wissen, was da auf sie zukommt. Wenn man bei körperlichen Veränderungen und Entwicklungen von den Hormonen ausgeht, dann bekommt das gleich einen ganz anderen Touch, da steigt man nicht sofort mit »Samenerguss« oder »Ausfluss« ein, und schon gar nicht mit Geschlechtsverkehr. Das hilft auch den Erwachsenen, man kann sich im seriösen medizinisch-anatomischen Bereich bewegen. Das ist spannend – und nicht peinlich.

Die Jungs und das Testosteron

Schauen wir uns mal die Entwicklung beim Jungen (ab circa neun Jahren) auf einen Blick an:

- Hodenwachstum
- Schambehaarung
- Ejakularche (erster Samenerguss)
- Peniswachstum (bis zur vollen Penisentwicklung)
- Bartwuchs
- Stimmbruch
- Wachstumsschub

Dafür »verantwortlich« ist das Testosteron. Es macht also total Sinn, seinen Kindern von Hormonen und Neurotransmittern zu erzählen, denn die Botenstoffe werden sie ihr Leben lang begleiten und beeinflussen. Aussagen wie »deine Hormone spielen verrückt« sind da wenig hilfreich, was soll das denn auch bedeuten? Die Vorstellung, dass da plötzlich irgendwelche Dinge im Körper ausgelöst werden, auf die man keinen Einfluss hat und von denen man nicht weiß, warum sie passieren, kann ja beängstigend sein. Nein, Hormone spielen nicht verrückt, die sind auch nicht plötzlich irre geworden (auch wenn wir Eltern das manchmal so empfinden☺), die haben eine wichtige Funktion und deshalb schüttet der Körper sie aus. Hormone sind keine unsichtbaren Feinde, die uns das

Leben schwermachen. Vielleicht stellen wir uns einfach mal das Gegenteil vor: Es wird kein Testosteron ausgeschüttet. Ja, Leute, das wäre überhaupt nicht gut.

Testosteron wird schon sehr früh während der embryonalen Entwicklung gebildet und sorgt dafür, dass sich der Fötus männlich entwickelt. Nach der Geburt sinkt der Testosteronspiegel ab, das Geschlechtshormon hat erst mal Pause. Der Job ist gemacht. Und der Testosteronanteil im Körper eines männlichen Babys und kleinen Jungen bleibt auf sehr niedrigem Niveau. Die Geschlechtsorgane wachsen im Zuge des allgemeinen Körperwachstums mit, verändern sich aber nur geringfügig. Dann aber, im Alter von zehn bis zwölf Jahren, explodiert das Testosteron geradezu: Zu Beginn der Pubertät steigt der Testosteronspiegel um mehrere hundert Prozent im Vergleich zum Kleinkindniveau an. Die Zahlenangaben schwanken, manche Quellen sprechen von bis zu achthundert Prozent! Der Hypothalamus (Teil des Zwischenhirns) feuert jetzt aus allen Rohren die Hormonproduktion an. Das ist eine haselnussgroße Drüse, eine Art Schnittstelle, über die das Gehirn Hormone freisetzt, die Wachstum, Fortpflanzung und Stoffwechsel regulieren. Klar, der Körper stellt nun alle Weichen auf Fortpflanzung. Dazu ist er da. Ab jetzt bekommen die Geschlechtsorgane sozusagen auch eine Funktion. Und dazu braucht es Voraussetzungen: Hoden, Nebenhoden, Skrotum und Penis wachsen, ebenso wird das Wachstum von Samenleiter, Bläschendrüse, Prostata und Bulbourethraldrüse angeregt, damit einher geht auch die Ausbildung der sekundären Geschlechtsmerkmale: Schambehaarung, Bart- und Achselhaare, Wachstum der Muskeln und Stimmbruch (oder medizinisch: Mutationsstimmstörung).

Stimmbruch

- Testosteron regt Kehlkopf-Wachstum an (der »Adamsapfel« wird sichtbar)
- Knorpel werden dicker und fester
- Stimmlippen vergrößern sich (um bis zu einen Zentimeter)
- Stimme wird um bis zu einer Oktave tiefer

Dauer:

im Durchschnitt circa neun Monate (Ausnahmen bestätigen wie immer die Regel!)

Symptome:

- krächzende, brüchige Stimme
- Heiserkeit
- Schwanken zwischen hohen und tiefen Tönen
- Überschlagen und Umkippen der Stimme

Übrigens kommen auch Mädchen in den Stimmbruch: Ihre Stimmbänder wachsen (angeregt von deutlich weniger Testosteron) aber nur um wenige Millimeter, daher »sinkt« die Stimme nicht ganz so tief.

Die Vorhaut

Zuerst fallen den Jungs natürlich die äußerlichen Veränderungen auf, von den inneren bekommen sie nicht so viel mit, zumindest nicht bewusst. Die erklären sich dann wie gesagt auch am besten über das Thema Hormone. Dazu kommen wir noch.

Lasst uns kurz bei den äußeren Entwicklungen bleiben und über die Vorhaut sprechen – wichtiges Thema! Das ist nicht nur im Kindes- und Jugendalter relevant, sondern begleitet die

Jungen und Männer ja ein Leben lang. Stichwort: Smegma, Bedeutung und Risiken. Die Vorhaut ist bei den meisten Kindern in den ersten Lebensjahren mit der Eichel verklebt, sie lässt sich also nicht zurückschieben. Das stellt aber kein Problem dar, zum Beispiel beim Pipimachen, auch wenn die Öffnung dadurch (noch) eng ist. Über neunzig Prozent aller Jungen haben diese natürliche Verengung: Das ist harmlos und muss auch in der Regel nicht behandelt werden (sagen Kinder- und Jugendärzte). Nun aber beginnt der Reifeprozess und im Zuge dessen löst sich die Vorhaut, wenige Kinder können schon mit vier, andere mit sieben, acht Jahren die Vorhaut zurückziehen, wieder andere erst mit zehn. Wenn aber mit Abschluss der Pubertät immer noch die sogenannte physiologische Enge besteht, sich also die Vorhaut nicht von der Eichel gelöst hat, spricht man von einer Phimose (Vorhautverengung). Da aber auch dieser Prozess individuell verschieden ist, sollten Eltern darüber mit ihren Söhnen im Gespräch bleiben, und auch mal bei den Vorsorgeuntersuchungen (siehe Kasten Seite 194) mit der Kinderärztin darüber reden. Wenn die Jungen Probleme beim Wasserlassen haben oder Entzündungen auftreten, brauchen sie natürlich ärztliche Hilfe.

Im Zuge der Pubertät beginnt eine vermehrte Talgproduktion, ebenfalls ausgelöst von Hormonen, insbesondere vom Testosteron. In dem überschüssigen Talg vermehren sich Bakterien *(Propionibacterium acnes)* und verursachen Entzündungen. (Die sind auch dafür verantwortlich, wenn sich in der Pubertät aus Mitessern (verstopfte Poren) fiese Pickel entwickeln, sich also entzünden.) Vermehrte Talgdrüsenproduktion bedeutet aber auch, dass sich Smegma unter der Vorhaut bildet, und das muss natürlich (wie wir wissen) entfernt werden.

Und das geht nur, wenn man die Vorhaut auch zurückziehen kann, logisch. Überhaupt sollten wir Eltern den Kindern frühzeitig erklären, wie sie ihre Genitalien reinigen.

Es ist aus zwei Gründen total wichtig, dass man mit seinem Sohn über Smegma spricht: 1. Angst und Verunsicherung nehmen: Das weiße »Zeug« ist nichts Schlimmes, sondern hat eine normale Reinigungsfunktion. 2. Hygiene: Smegma kann Entzündungen verursachen. (Und ist natürlich auch eklig für die Freundin oder den Freund, wenn man irgendwann in die Welt der Sexualität eintaucht.)

Und jetzt aufgepasst, liebe Eltern! Bitte achtet darauf, dass die Jungs ihre Vorhaut (eventuell schon bei bestehender Phimose) nicht mit Gewalt zurückziehen, weil sie vielleicht mitbekommen haben, dass der Schulfreund das kann, also muss das bei ihm auch klappen. So kann es zur Paraphimose kommen, ein urologischer Notfall! Durch das gewaltsame Zurückstreifen wird die Vorhaut hinter dem Eichelkranz eingeklemmt und lässt sich nicht wieder vorschieben. In der Folge wird die Eichel eingeschnürt und schlechter durchblutet. Es kann zu Schwellungen und dadurch zu Gewebsschädigungen kommen. Dann ist schnelle medizinische Hilfe angesagt!

An dieser Stelle möchte ich gerne noch mal an den Papa von Timo erinnern, dem sie angeblich den Penis abgeschnitten haben. Wenn ihr also mit eurem Sohn über das Thema Vorhaut und Phimose sprecht, dann erklärt ihnen das mit der Zirkumzision bitte richtig. Nicht dass der kleine Kerl denkt, man wolle ihm den Penis abschneiden.

Primäre und sekundäre Phimose

primär: wenn sich die Vorhaut bis zum Ende der Puber-

tät (spätestens mit 16) noch nicht gelöst hat
sekundär: wenn sich Narbengewebe aufgrund von Entzündungen oder Verletzungen gebildet hat
Zwei mögliche Behandlungen:
konservativ: mit einer kortisonhaltigen Salbe, um die Haut zu dehnen
operativ: die Vorhaut wird ganz oder teilweise entfernt (Zirkumzision, Beschneidung)

Sekrete werden gebildet

Was passiert nun im Zuge der Pubertät in den inneren Geschlechtsorganen? Ab dem elften/zwölften Lebensjahr (auch das ist höchst individuell) beginnen die Hoden allmählich mit der Spermaproduktion (medizinisch: Spermarche). Testosteron sei Dank. Und dann kann es auch zu ersten Samenergüssen kommen. Sexualwissenschaftler unterscheiden übrigens zwischen zwei verschiedenen »Ergüssen« bei Jungen in der Pubertät: Das »Leerlaufstadium« bezeichnet eine Ejakulation ohne Sperma, bei der nur Samenflüssigkeit (aus der Prostata, der Bläschendrüse und der Bulbourethraldrüse) abgegeben wird. Unter »Funktionsstadium« versteht man die Ejakulation mit Sperma. Es kann also durchaus sein, dass die Jungs schon unwillkürliche Samenergüsse erleben oder der Penis morgens plötzlich nass und klebrig ist, ohne dass schon Spermien ausgereift sind.

Heißt: Bläschendrüse und Prostata geben schon Sekret ab, das aber noch keine Spermien enthält. Denn die Reifung eines Spermiums in den Hoden und später in den Nebenhoden dauert ja circa zehn Wochen. Das Testosteron arbeitet zwar auf

Hochtouren, aber die Spermien müssen erst mal ihre Kaulquappenform mit Schwanz bekommen, damit sie sich fortbewegen können. In der Zeit können aber Bläschen- und Vorsteherdrüse schon munter Sekret produzieren. Für alle Fälle mal Nahrung und Treibstoff vorhalten, wenn die Spermien zu Besuch kommen. Wie schlau ist das denn?! Umgekehrt wäre ja blöd, da stehen ein paar Millionen Samenzellen vor der Tür und du hast nichts (keinen Proviant, keinen Sprit), was du ihnen mit auf den Weg geben kannst.

Wie ihr seht, das kann man herrlich unterhaltsam und kindgerecht aufbereiten, und dann gleich den Zusammenhang von Samenleiter, Bläschendrüse, Spritzkanälchen, Prostata und Samenhügel erklären. (Doch, ihr könnt das!)

Alle Beteiligten nehmen also langsam ihre Arbeit auf – und das ist auch gut so! Bitte vergesst nicht, die Bulbourethraldrüse zu erwähnen, die das Präejakulat absondert (den Lusttropfen). Die Jungs sollen keine Angst (oder gar Panik) kriegen, wenn da zum ersten Mal eine klare Flüssigkeit aus ihrer Eichel tropft, das ist biologisches Gleitgel. Und außerdem für den pH-Wert in der Harnröhre zuständig – könnt ihr ja noch mal bei den Männern nachlesen. Der erste Samenerguss (ob Leerlauf- oder Funktionsstadium) ist nichts Peinliches oder gar »Schlimmes«, es ist eine normale und gesunde körperliche Reaktion, die Organe und das System signalisieren: Wir funktionieren! Auch die vielleicht fremden »komischen« Gefühle, die damit einhergehen, sind nicht nur NORMAL, sie sind TOLL. Und ebenfalls ein Ergebnis von Testosteron und anderen Hormonen und Botenstoffen, die es überhaupt erst möglich machen, dass wir Glück, Freude, Euphorie, Lust, Erregung und Wohlbefinden empfinden können. Selbstbefriedigung darf kein Tabu oder gar »verboten« sein, es ist nichts Unanständiges. Sich mit seinem Körper zu beschäftigen und sich selbst ein schönes Gefühl zu verschaffen ist erlaubt und erwünscht. Ihr braucht eine gute und vor allem sachliche Argumentation? Bitte sehr: Durchblutung von Gewebe und Organen, Bläschendrüse, Prostata und Bulbourethraldrüsen arbeiten, wichtige Ausschüttung von Hormonen (Geschlechts- und Glückshormone).

Also, sprecht mit euren Jungs (und gerne auch mit den Mädchen) über Testosteron, was das ist, wo es gebildet wird (hauptsächlich in den Hoden) und welche Funktion und Wirkung es hat: Es regt die inneren und äußeren Geschlechtsorgane zum Wachstum an, fördert Entwicklung und Reifung der Spermien und wirkt sich auf den Geschlechtstrieb aus, ist also maßgeblich für Libido und Potenz zuständig. Haben die Hoden irgendwann mit der Spermaproduktion begonnen, werden die Jungs geschlechtsreif – und bis dahin sollten sie natürlich wissen, was sie mit ihrem Sperma »anrichten« können. Ich sage nur: Tampon-Schwangerschaft. Dem Thema Verhütung widmen wir uns gleich noch ausführlich!

Es zieht und zerrt in und an den Knochen

Zu guter Letzt kümmert sich das Testosteron natürlich auch um Knochen und Muskeln. Testosteron hat eine sogenannte anabole Wirkung, ist also muskelaufbauend. Es regt den Eiweißstoffwechsel an und sorgt so für ein gutes Muskelwachstum. Im Knochen wiederum wirkt das Testosteron nicht direkt, sondern über einen kleinen Umweg, aber auch hier geht es nicht ohne. Denn das Testosteron ist in diesem Fall der Vorläufer vom Östrogen (also dem vornehmlich weiblichen

Geschlechtshormon). Im Fettgewebe wird ein Teil des Testosterons in Östrogen umgewandelt, das der Körper wiederum für einen optimalen Knochenaufbau braucht: Um Kalzium in die Knochen einzubauen und sie zu stärken.

Warum erwähne ich das Knochenwachstum? Was hat das mit »untenrum« zu tun? Nichts. Die armen Kids (und Jugendlichen) leiden darunter aber oft aus mehreren Gründen. Hier arbeiten Testosteron und Östrogen Hand in Hand, und sie bekommen noch Unterstützung vom Somatropin. Das Somatropin ist das Wachstumshormon (HGH, Humane Growth Hormone), das in der Hirnanhangdrüse gebildet wird, und unter anderem das Längenwachstum der Knochen antreibt. Weil das Zeug vor allem abends und nachts stoßweise ausgeschüttet wird, haben die lieben Kleinen (ab circa zwölf Jahren) auch oft Schmerzen in den Knochen. Die Epiphysenfuge, auch Wachstumsfuge genannt, sitzt zwischen der Epiphyse (Endstück der Röhrenknochen) und der Diaphyse (Mittelstück der Röhrenknochen).

Diese Wachstumszone wird also unter Ausschüttung von Somatropin in die Länge gezogen – autsch! Und das dauert ein paar Jahre, bis dann der Epiphysenschluss eintritt, eine Verknöcherung der Röhrenknochen-Endstücke, und das bedeutet: Das Leiden hat endlich ein Ende, das

Knochen mit Epiphysenfuge

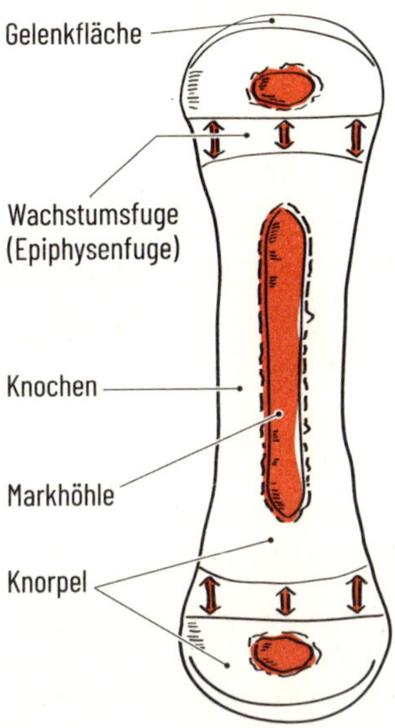

Wachstum ist abgeschlossen (ungefähr mit dem 19. Lebensjahr). Zwischen dem zwölften und sechzehnten Lebensjahr sind diese Schübe aber am heftigsten, da schießen die Kids in die Höhe und die Epiphysenfuge ist gefühlt oft bis zum Zerreißen gespannt.

Wie ihr seht, wird die Pubertät von diversen Botenstoffen begleitet und deshalb solltet ihr mit euren Kindern unbedingt über Hormone reden. Anlass dazu gibt es immer! Und wenn es eben diese Wachstumsschübe sind. Die können Kinder ja spüren, sie erleben am eigenen Leib, wie Hormone sich auswirken. Ursache – Wirkung. Das ist spannend und interessiert Kinder, so gelingt ein super Einstieg in die Welt auch unterhalb der Gürtellinie von ganz alleine. Und bitte nehmt die Vorsorgeuntersuchungen wahr, hier könnt ihr mit den Kinder- und Jugendärzten über alles sprechen, was euch (und eure Kinder) verunsichert oder Sorgen bereitet (siehe Phimose, »Leerlaufergüsse« oder Wachstumsschmerzen zum Beispiel).

Vorsorgeuntersuchungen

- (U1 bis U9 kostenlos, danach übernehmen nicht alle Krankenkassen die Kosten)
- U1 (direkt nach der Geburt) bis U7a (3 Jahre)
- U8 (4 Jahre)
- U9 (5 Jahre, drei Monate)
- U10 (7-8 Jahre)
- U11 (9-10 Jahre)
- J1 (13 Jahre)
- J2 (16 Jahre)

Die Mädchen und das Östrogen

Bei den Mädels starten wir ebenfalls im Gehirn. Da arbeitet während der Pubertät auch die Hypophyse unter Hochdruck. Hier werden FSH (Follikelstimulierendes Hormon) und LH (Luteinisierendes Hormon) freigesetzt. Bei der Geburt ist der FSH- und LH-Spiegel ziemlich hoch, denn die beiden Hormone haben während der vorgeburtlichen Entwicklungsphase enorm gearbeitet. Aber nach der Geburt sinkt der Spiegel innerhalb weniger Monate stark ab und bleibt auch niedrig. Ähnlich wie bei den Jungs das Testosteron. Die Geschlechtshormone fallen in einen Dornröschenschlaf. Mit Beginn der Pubertät steigt der Spiegel bei den Mädchen aber wieder und regt die Produktion der Sexualhormone an, (vor allem) das Östrogen steigt dann rasant und sorgt für Entwicklungsschübe:

- Veränderung der Vulva
- Schambehaarung (Venus, Achseln)
- Reifung von Eierstöcken, Gebärmutter und Scheide
- Brustentwicklung (Beginn bis Vollendung)
- Weißfluss
- Menstruation
- Wachstumsschub (Hüften)
- Stimmungsschwankungen

Vulva und Vagina werden langsam erwachsen

Die Mädchen nehmen zuerst natürlich auch die äußerlichen Veränderungen wahr. Auch oberhalb der Gürtellinie, wenn zum Beispiel die Brüste zu wachsen beginnen, Haut und Haare fettiger werden (vermehrte Talgproduktion!). Letzteres sorgt verständlicherweise (mal abgesehen von den üblichen Stimmungsschwankungen) oft für schlechte Laune. Das Größerwerden der Brüste ist auch nicht immer von Euphorie begleitet, meist ist es erst mal schambehaftet.

Aber wir wollen weiterhin vor allem schauen, was »untenrum« passiert. Die Schamlippen werden kräftiger und feuchter, die Klitoris wird größer. Heißt, Drüsen wie Bulbourethral und Bartholin beginnen unter dem Einfluss von Östrogen Sekrete zu produzieren. Auch hier gilt: Selbstbefriedigung ist vollkommen okay! Gleiche Argumentation wie bei den Jungs: Durchblutung von Vagina und Vulva, die Geschlechtsdrüsen werden aktiviert, Hormone werden ausgeschüttet. Alles prima! Meist erzählen die Mädchen, dass es sich anders anfühlt (also schön), wenn sie sich dort berühren.

Schon Monate vor der ersten Regelblutung (Experten sprechen von sechs bis zwölf Monaten) bekommen die Mädchen Weißfluss *(Leukorrhoe, Fluor vaginalis)*. Das wissen wir: Ein normaler und guter Reinigungsprozess, weil die Scheide ihr Milieu gesund erhalten möchte. Die unteren Gewebeschichten der Vagina sondern eine Flüssigkeit ab, die an die Oberfläche transportiert wird. Der weißliche Ausfluss entsorgt so abgestorbene Zellen und unerwünschte Eindringlinge (Bakterien), und gleichzeitig werden Vagina und Vulva mit Feuchtigkeit versorgt. Während des hormonellen »Dornröschenschlafs« in der Kindheit ist die Scheidenhaut noch wesentlich dünner, dadurch auch verletzlicher und anfälliger für Infektionen. Weil der pH-Wert in der Scheide noch höher ist, als er später unter dem Östrogen-Einfluss sein wird. Und Östrogene sorgen für Glykogen, das von den Milchsäure-Bakterien ja in Milchsäure umgewandelt wird. Die stellt ein ideales saures Milieu her.

Vor der Pubertät gibt's aber kein Östrogen, folglich gibt es in der Vaginalflora weniger nützliche Laktobazillen. Und deshalb ist das Risiko für Infektionen größer (Blasenentzündungen zum Beispiel). Deshalb: Nein, es liegt beim Töchterchen nicht am zu kurzen Rock oder den nicht vorhandenen Strümpfen, wenn sie »schon wieder« eine Blasenentzündung hat, es liegt an den Bakterien, die in der empfindlichen Scheidenschleimhaut einfach ein leichtes Spiel haben. Das Gewebe von Scheide und Schleimhäuten ist insgesamt dünn und nicht so robust, wie es später sein wird. (Und das ändert sich ja dann leider ab vierzig wieder.) Wenn mit Beginn der Pubertät also das Östrogen ausgeschüttet wird, hat es unter anderem den absolut positiven Effekt, dass die Vaginalflora widerstandsfähiger wird.

Vergesst bitte auch nicht über das sagenumwobene »Jungfernhäutchen« zu sprechen, könnt ihr im ersten Kapitel noch mal nachlesen. Mädchen (und Jungs!) sollten wissen, dass die Vagina nicht verschlossen und beim ersten Geschlechtsverkehr »durchbohrt« wird. Das Hymen ist nichts weiter als eine Schleimhautfalte, eine elastische Umrandung am Scheideneingang. Und hat mit Jungfräulichkeit rein gar nichts zu tun. (Und wenn in der Schule wieder irgendjemand Unsinn erzählt, dann können eure Kinder das mal richtigstellen.)

Der Weg zur Geschlechtsreife

Im Inneren des Körpers wird auf Hochtouren gearbeitet, Östrogen, Gestagen, FSH und LH bekommen den Auftrag, den weiblichen Organismus auf Fruchtbarkeit einzustellen. Ist das nicht alles großartig? Ungefähr zwei Millionen Eibläschen (Follikel) sind bei der Geburt eines Mädchens in den Eierstöcken schon vorhanden, die haben sich aber bei Eintritt in die Pubertät auf circa 400.000 reduziert. Und die Eierstöcke haben sich im Laufe des ersten Lebensjahres sogar verkürzt. Nun geht's aber los: Angeregt vom FSH, fangen die Eibläschen in den Eierstöcken an, Östrogen zu bilden, um aus den Follikeln reife Eizellen zu machen. Die Gebärmutter bereitet sich nun auch vor, denn es könnte ja sein, dass eine befruchtete Eizelle sich bei ihr einnisten möchte. Dazu muss sie erst mal ein wenig größer werden. In diesem Zeitraum kann es nun zur ersten Menstruation kommen (Menarche).

Ist sie das jetzt, die Geschlechtsreife? Nicht unbedingt. Die Geschlechtsreife beim Mädchen tritt nicht automatisch mit der ersten Menstruation ein (kann aber!), weil es sich bei den ersten Regelblutungen oft um sogenannte anovulatorische Hormonentzugsblutungen handelt. Anovulatorisch bedeutet ohne Eisprung. (Diese Hormonentzugsblutungen oder Abbruchblutungen schauen wir uns später zum Thema Pille noch genauer an.)

Manche Mädchen werden sogar erst circa ein bis zwei Jahre später geschlechtsreif, wenn ein regelmäßiger Zyklus, also ein regelmäßiger Eisprung, stattfindet. Aber darauf sollte man sich natürlich nicht verlassen. Mit der Menarche ist der Körper auf Fortpflanzung programmiert – das sollten die Mädchen wissen! Auch wenn sie »erst« zwölf sind. Hier solltet ihr schon vorher mit euren Töchtern den Zyklus-Verlauf und die entsprechenden Funktionen im Körper mal durchgehen: Was macht das Östrogen, warum baut sich die Gebärmutterschleimhaut auf, warum stößt die Gebärmutter das Gewebe wieder ab, wie macht sie das, welche Aufgabe hat der Gebärmutterhals dabei? Alles Fragen, die ihr supereasy beantworten könnt. (Ich bin stolz auf euch!)

Und zum Thema Hygiene bei der Menstruation könnt ihr ja nun auch einiges erzählen: über die Infektionsgefahr, wenn der Tampon zu lange »drinbleibt« (toxisches Schocksyndrom), und natürlich die wichtige Info, dass der Tampon KEIN Verhütungsmittel ist. (An dieser Stelle: Liebe Grüße an Sarah!)

Verhütung: Wer hat hier die Verantwortung?

Fangen wir mal mit dem angeblichen Sehnsuchtsobjekt an: Der Pille für den Mann. Ja, der Einstieg ist vielleicht auf den ersten Blick nicht nachvollziehbar, aber ihr werdet gleich verstehen, worauf ich hinauswill.

Eine Umfrage des Meinungsforschungsinstituts Yougov im Jahr 2024 hat ergeben, dass sich siebzig Prozent der Menschen in Deutschland (nicht Männer oder Frauen, sondern alle!) die Pille für den Mann wünschen oder es zumindest befürworten würden, wenn das Mittel endlich auf den Markt käme. Gut, die Angaben bei den Männern schwanken zwischen: ja; ja, vielleicht; ja, vielleicht mal und ja, aber nicht grundsätzlich. Tja, ist noch nicht so weit. Das Problem: Bisher wurde der Wirkstoff (Retinsäurerezeptor-Alpha-Hemmer, RAR-Alpha) nur an Mäusen getestet, und das lässt sich leider nicht so einfach auf Menschenmänner übertragen. Das Reproduktionssystem von Mäuserich und Mann ist nämlich an vielen Stellen unterschiedlich. Da wollen wir aber jetzt nicht tiefer einsteigen. Worum es mir geht? Um den Wirkstoff. RAR-Alpha soll den Zugang zum Vitamin A blockieren und in der Folge die Spermienbildung in den Hoden hemmen oder sogar verhindern. (Bei den Mäusen funktioniert das übrigens.) Aber bei Menschen? Und ist das gut? Gut ist sicher erst mal, dass es ein nichthormonelles Pharmazeutikum ist. Eine hormonelle Verhütung ist für Männer (zumindest zum aktuellen Stand) keine gute Option, weil der Eingriff in den Testosteronhaushalt viele

Nebenwirkungen hat, zum Beispiel Depressionen, was auch wissenschaftlich belegt ist. Und mal ganz ehrlich: Teenager und junge Männer denken sicher nicht über die dauerhafte Einnahme einer Pille nach. (Noch nicht.)

Bei Mädchen ist das allerdings ganz anders. Seit sechzig Jahren gibt es die »Anti-Baby-Pille«, und seitdem übernehmen vornehmlich die Frauen den Verhütungsjob. Ist ja auch easy, und man hat kein Gefummel mit Kondomen. Außerdem ist es natürlich einfacher, (mit hormonellen Mitteln) eine einzige Eizelle außer Gefecht zu setzen, als Millionen von Spermien. Medizinisch gesehen. Aber bei Frauen scheint der »Eingriff in den Hormonhaushalt« ja durchaus eine Option zu sein. Und hier spielt noch eine andere Tatsache eine Rolle: Mädchen gehen in der Regel früh zur Frauenärztin (mit Einsetzen der ersten Regelblutung) und behalten diese Untersuchungen meist auch bei. Es wird zur Routine. Und da wird dann natürlich auch über Verhütung gesprochen. Für Jungs gibt es diese Termine nicht, sie sind einfach nicht vorgesehen. Eine außerfamiliäre (und professionelle) Aufklärung und Beratung in Sachen Verhütung findet nicht statt. Und dann verschreibt die Gynäkologin den Mädchen eben zur Sicherheit die Pille. Weil man sich ja auf die Jungs und ihre Kondome nicht verlassen kann.

So, dann schauen wir doch mal, was es so gibt und wie »sicher« die verschiedenen Methoden sind. Und vor allem, was sie im Körper anstellen.

Kondome

Kann man in Deutschland seit 1880 kaufen. Zunächst mal eine erstaunliche Zahl: Ein bekannter Kondomhersteller veröffentlichte 2024, dass er jährlich einhundert Millionen Kondome verkauft. Und das ist nur eine Firma von vielen. Übrigens gehen pro Jahr auch achtzigtausend Liter Gleitgel (vom gleichen Unternehmen) über die Ladentheke – das macht mir Hoffnung. Ich kann nur alle Frauen in den Wechseljahren (und deren Männer) dazu ermutigen, den Umsatz noch ein wenig anzukurbeln. Aber zurück zum Kondom.

Der Umsatz steigt, auch Mediziner berichten, dass junge Leute mehr Kondome benutzen (und die Pille weniger verschrieben wird). Was nicht bei allen Fachleuten Grund zur Freude ist. Denn das Kondom ist zwar super gegen Geschlechtskrankheiten, bei der Schwangerschaftsverhütung ist es nicht so sicher wie die Pille. Das liegt aber auch daran, dass viele Jungs mit den Dingern nicht richtig gut umgehen können. Manchmal hapert es schon an der richtigen Größe. Hier fehlen Aufklärung und Beratung. Das Kondom hat einen Pearl-Index von zwei bis zwölf, bedeutet: Von einhundert Frauen werden zwei bis zwölf unter Verwendung von Kondomen innerhalb eines Jahres ungewollt schwanger.

Pearl-Index (nach dem US-Biologen Raymond Pearl)

- ist ein Maß für die Wirksamkeit/Zuverlässigkeit von Schwangerschaftsverhütungsmethoden
- er gibt an, wie hoch der Anteil von Frauen ist, die trotz bestimmter Verhütungsmethoden innerhalb eines Jahres schwanger werden. Je niedriger der Pearl-Index, desto sicherer die Methode

Zum Vergleich:

- Pille: 0,1 bis 0,9
- Kondom: 2 bis 12

Der unsachgemäße Umgang ist tatsächlich die Hauptursache, wenn Mädchen und Frauen ungewollt schwanger werden. Kondome sind nicht hundertprozentig sicher. Sichere Verhütungsmethoden haben einen Pearl-Index von unter 1. Aber wenn sie richtig und verantwortungsvoll benutzt werden, sind Kondome absolut okay.

Jungs sollten geübt und routiniert im Umgang sein. Wenn sich das Kondom nur schwer über den Penis stülpen lässt, ist es wahrscheinlich zu klein, also zu eng. Rutscht es leicht ab, ist es zu groß. Es gibt für alle Penisgrößen das richtige Modell, bitte ausprobieren! Außerdem sollten Kondome nicht lässig in der Hosentasche oder im Portemonnaie aufbewahrt werden, hier können sie geknickt und beschädigt werden. Sie dürfen auch nicht in der Sonne schmoren. Das mag Latex nicht, da wird es spröde und kann schneller reißen.

Liebe Jungs (und Mädels), lest die Gebrauchsanweisung und beachtet sie auch! Wenn ihr dazu Gleitgel benutzt, dann bitte keine Vaseline oder ölhaltige Cremes, die können das Latex schädigen. Es gibt extra für Kondome geeignete Gleitcremes, die sind wasserlöslich. Alternativ gibt es latexfreie Kondome (aus Polyurethan), die dürfen auch mit Vaseline, also mit ölhaltigen Creme benutzt werden.

2023 gab es eine Umfrage zum Thema: Kostenlose Kondome für unter Sechsundzwanzigjährige? Ich bin dafür! Aber vielleicht sollten wir dann auch kostenlose Kondom-Kurse anbieten! Falls ihr selber nicht (mehr) so genau wisst, wie das mit den Kondomen geht, hier ein kleiner Crash-Kurs:

Der Penis muss steif sein, wenn ihr ein Kondom überzieht. Also bitte nicht schon vorher. Die Vorhaut zurückziehen (falls der Penis nicht beschnitten ist).

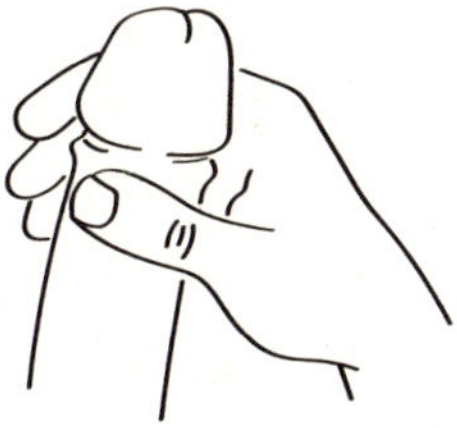

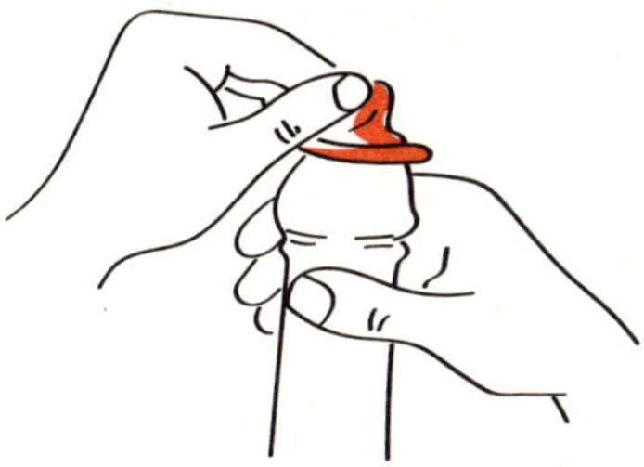

Das Kondom so aufsetzen, dass die Rolle außen liegt und dann auf den Zipfel drücken, damit die Luft rausgeht.

Das Kondom vorsichtig abrollen. Bitte nicht mit Gewalt!

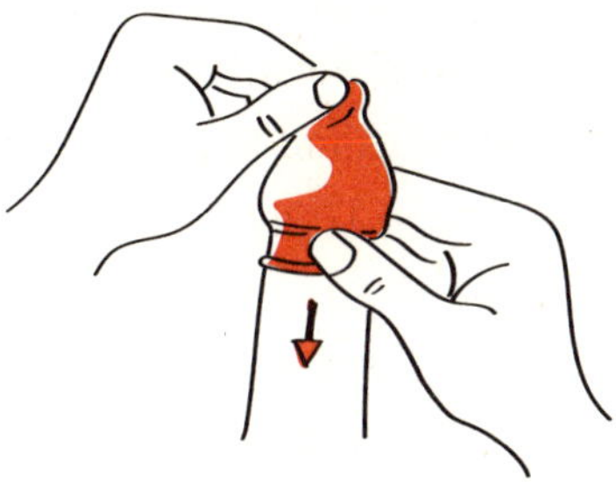

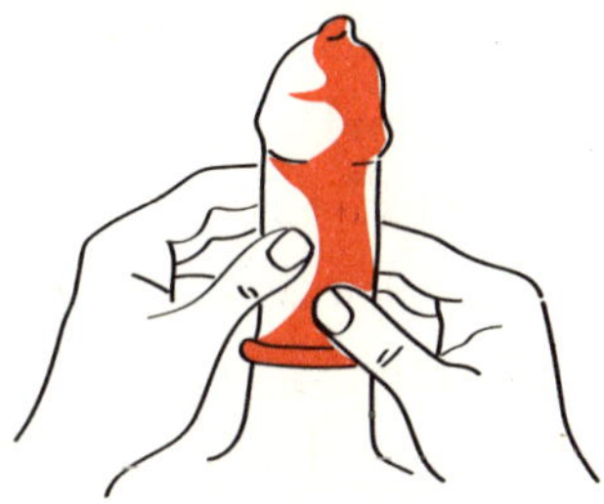

Weiter abrollen bis runter zur Peniswurzel.

So sitzt es richtig. Zwischendurch (zum Beispiel beim Stellungswechsel) darauf achten, dass das Kondom nicht verrutscht. Dann sollte man es an der Peniswurzel kurz festhalten. Bitte beachten: Nach dem Sex den Penis mit Kondom herausziehen, bevor er schlaff wird. Sonst könnte doch noch Sperma in die Vagina gelangen.

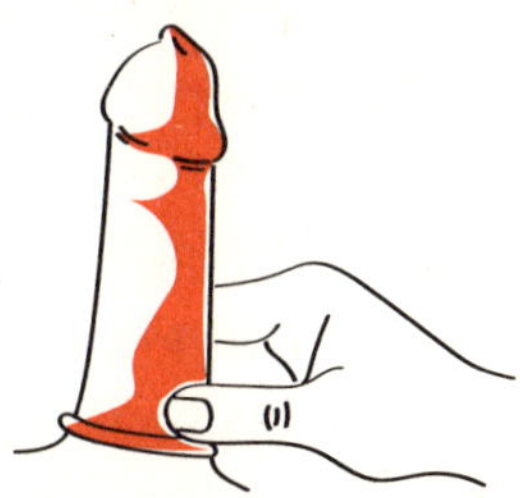

Die Pille

Hier gibt's unterschiedliche Möglichkeiten: die Kombinationspille, die Mini-Pille, die Mikro-Pille. Die Unterschiede liegen in der Hormonzusammensetzung und der Dosierung.

Die »klassische« Pille ist eine sogenannte Kombinationspille, wie sie wahrscheinlich die meisten von uns kennen. Es gibt drei verschiedene Kategorien:

Einphasenpräparat: Jede Pille enthält die gleiche Menge an Hormonen.

Zweiphasenpräparat: Die Pillen unterscheiden sich in ihrer Hormon-Zusammensetzung. (Die Reihenfolge muss unbedingt eingehalten werden!) Die Zweiphasenpille ahmt den natürlichen Zyklus mit seinen unterschiedlichen Hormonkonzentrationen nach.

Drei- und Vierphasenpräparat: Entsprechend dem Menstruationszyklus enthalten die jeweiligen Phasen eine unterschiedliche Konzentration von Gestagen. (Auch hier muss die Reihenfolge unbedingt eingehalten werden!)

Die Wirkstoffe der Kombi-Pille sind Östrogen und Gestagen. Das Östrogen verhindert die Reifung der Eizelle und sorgt gleichzeitig dafür, dass ein regelmäßiger Zyklus aufrechterhalten wird. Das Gestagen (wirkt wie das körpereigene Progesteron) verhindert den Eisprung und bewirkt, dass sich keine Eizelle in der Gebärmutter einnisten kann, außerdem macht es den Zervix-Schleim (ihr erinnert euch, der Gebärmutterhals-Türsteher) so zäh, dass die Spermien keine Chance haben. (Du kommst hier nicht rein!) Also doppelte Sicherheit. Und das ist ja auch bekannt: Die Pille gilt als supersicher, noch sicherer ist nur sexuelle Abstinenz (oder Sterilisation beziehungsweise Vasektomie).

Wie aber ist es möglich, dass eine so kleine Pille den gesamten natürlichen fein aufeinander abgestimmten Zyklus einfach so aushebeln kann? FSH und LH, also die Hormone, die Frauen brauchen, damit sich die Eibläschen zur Follikelreife entwickeln, werden gar nicht erst gebildet. Die reagieren nämlich auf die Schwankungen von Progesteron und Östrogen. Da schwankt aber mit der Pilleneinnahme nix mehr, da bleiben die Level beider Hormone ständig gleich, weil die Kombinationspille jeden Tag eingenommen wird. Die Folge: Progesteron- und Östrogenspiegel sind dauerhaft auf einem gleichbleibenden Niveau. Somit werden die FSH und LH in der Hirnanhangdrüse überhaupt nicht mehr angefordert. Ende der Produktion. Tschüs, schlaft einfach weiter. Dem Körper wird also dauerhaft etwas vorgespielt. Eizellen reifen gar nicht mehr vollständig heran, es findet kein Eisprung statt, und die Gebärmutterschleimhaut baut sich auch nicht mehr auf. Und somit, logisch, gibt es auch keine »klassische« Menstruationsblutung mehr, sondern in der pilleneinnahmefreien Zeit (sieben Tage lang) kommt es zu einer sogenannten Entzugs- oder Abbruchblutung. Dabei werden die Reste der nur unzureichend aufgebauten Gebärmutterschleimhaut abgestoßen.

Was aber bedeutet diese dauernde Täuschung und Hormoneinnahme für den Körper? Es können Nebenwirkungen auftreten: Kopfschmerzen, Spannungsgefühl in der Brust, anfänglich auch Zwischenblutungen, Stimmungsschwankungen, Übelkeit. Die dauerhafte Einnahme der Pille kann aber auch weitaus gravierendere Folgen haben: Thrombosen und Lungenembolien. Das Gelbkörperhormon Gestagen verändert den Stoffwechsel in der Leber, das Gleichgewicht zwischen gerinnungshemmend und gerinnungsfördernd wird verschoben und die gerinnungsfördernden Faktoren bekommen ein leichtes Übergewicht. Das kommt zwar bei jungen Frauen eher seltener vor, sollte aber trotzdem nicht unterschätzt werden. Vor allem in der Kombination mit Rauchen!

Auch das Brustkrebsrisiko steigt (laut einer Untersuchung der Oxford University von 2023). Zellen in der Brust haben Rezeptoren, die Hormone an sich binden und so Informationen übertragen können. Wie zum Beispiel Östrogen. In der Pubertät regen diese Hormone das Wachstum der Drüsenzellen an. Aber leider können Östrogene über diese Rezeptoren auch schlechte Botschaften übermitteln und so Krebszellen entstehen lassen beziehungsweise deren Vermehrung fördern.

Das Schwanken von Hormonen macht Sinn, wie wir ja nun mittlerweile wissen, es ist ein schlaues System. Mal mehr hiervon, mal mehr davon, immer schön im Wechsel. Das sollten wir mit einer Pille nicht zu leichtfertig außer Kraft setzen.

Jetzt ist wohl klar, dass diese kleine unscheinbar wirkende Tablette enorme Auswirkungen auf das gesamte Hormonsystem und somit auf den ganzen Organismus hat. Und übrigens: Eine Unterdrückung von LH und FSH hat auch Einfluss auf die Libido.

Und auch junge Frauen möchten gerne Lust empfinden!

Ist die Mikropille besser? Zunächst mal: Die Mikropille ist auch ein hormonelles Verhütungsmittel. Sie gilt als Weiterentwicklung der Kombinationspille, ist aber auch eine Kombination: nämlich aus Gestagen und Östrogen. Hä, könnte man jetzt denken, wo ist der Unterscheid? Der liegt in der verringerten Hormondosis. Trotzdem erzielt sie das Gleiche gewünschte Ergebnis; sie verhindert den Eisprung und, falls es doch dazu kommt, die Befruchtung der Eizelle oder deren Einnistung in die Gebärmutter. Außerdem macht das Gestagen auch hier den Zervixschleim so zäh, dass Spermien keine Chance haben. Also alles wie gehabt. Auch der Pearl-Index ist gleich: 0,1 bis 0,9. Die Mikropille ist also eine niedrig dosierte Kombi-Pille. Der Östrogenanteil darf bei Mikropillen nicht mehr als 0,05 Milligramm betragen. Die oben genannten Risiken und Nebenwirkungen bestehen bei der Mikropille aber auch.

In Deutschland wird die Mikropille (als Einphasenpräparat) am häufigsten verschrieben, weil sie niedriger dosiert ist. Sie gilt auch als besser verträglich als die »normale« Kombipille.

Gut, dann werfen wir mal einen Blick auf die Minipille.

Mikro und Mini werden immer noch gerne in einen Topf geworfen, sind aber nicht das Gleiche! Die Minipille enthält nämlich kein Östrogen. Hier wirkt nur das Gestagen auf den Zervixschleim. Kein Durchkommen, das kennen wir schon von den anderen Präparaten. Außerdem sorgt das Gelbkörperhormon dafür, dass sich die Gebärmutterschleimhaut nicht ausreichend aufbaut und sich eine befruchtete Eizelle nicht einnisten kann. Falls doch mal ein paar Spermien am Türsteher vorbeigeflutscht sind und sich durch den zähen Zervixschleim gewühlt haben. Höher dosierte Minipillen haben außerdem einen Anteil an Progesteron (Drospirenon und Desogestrel), das zusätzlich den Eisprung hemmt. Grundsätzlich aber hat die Minipille den Vorteil, dass sie weniger Nebenwirkungen hat als die Kombipillen und auch kein erhöhtes Thromboserisiko besteht. Der Pearl-Index liegt bei 0,14 bis 3. Sie ist also nicht so sicher wie die Kombipräparate, aber bei korrekter und gewissenhafter Einnahme bietet sie einen guten und ähnlich zuverlässigen Schutz.

Was gibt's sonst noch?

Gutes Stichwort: Korrekte, gewissenhafte Einnahme. Das A und O bei der Pillenvariante. Als Alternative gibt es dann zum Beispiel das Verhütungsstäbchen, was unter die Haut am Oberarm implantiert wird und dort bis zu drei Jahre (nicht länger!) verbleibt. Das Hormonimplantat enthält wie die Minipille nur Gestagen.

Oder vielleicht habt ihr schon mal von der Drei-Monats-Spritze gehört? Dieses Verhütungsmittel enthält ebenfalls Gestagen und wird einer Frau vom Arzt alle drei Monate in den Oberarm- oder Gesäßmuskel gespritzt. Die Hormone gelangen übers Blut in die Gebärmutter und Eierstöcke. Und wirken dann wie gehabt: verdickter Zervixschleim, verminderter Aufbau der Gebärmutterschleimhaut, Verhinderung des Eisprungs. Auch hier kann es zu Nebenwirkungen kommen: Stimmungsschwankungen, Kopfschmerzen, geringere Libido, Gewichtszunahme und Spannungsgefühle in der Brust. Der Pearl-Index liegt bei 0,2 bis 1,4. Also ein ziemlich sicheres Verhütungsmittel. Und wird deshalb gerne bei Frauen angewendet, die andere Verhütungsmittel nicht gut vertragen oder es mit der Pilleneinnahme nicht so genau nehmen, platt gesagt: sie ständig vergessen. Die sogenannte Depot-Spritze wird auch oft bei Mädchen oder Frauen mit geistiger Behinderung (und damit oft einhergehendem ausgeprägten Sexualtrieb) als ein sicheres Verhütungsmittel eingesetzt.

TIPP

Eine gute Nachricht aus der Wissenschaft: Die Einnahme der Kombi-Pille mit Östrogen und Gestagen kann das Risiko für Eierstock- und Gebärmutterschleimhautkrebs (Endometriumkarzinom) senken. Und das beim Ovarialkarzinom um fast die Hälfte.
Aber Achtung: Für Hormonbehandlungen nach der Menopause (also bei einer Hormonersatztherapie bei Wechseljahresbeschwerden) ist das Gegenteil der Fall: Sie erhöhen das Risiko, an Eierstockkrebs zu erkranken.

Zurück zu den Teenies. Die Verhütungsfrage und welche Methode sich am besten eignet, solltet ihr mit Sohn, Tochter und professioneller medizinischer Beratung klären. Aber drüber reden darf man gerne auch schon früher. Denn es kann ja nicht schaden, wenn die Mädchen wissen, wie eine Hormonpille im Körper wirkt. Nur so können sie sich selbst eine Meinung bilden und entscheiden, was sie für ihren Körper möchten oder eben nicht. Und nicht vergessen: Kauft beizeiten ein paar Packungen Kondome in verschiedenen Größen, eine Gurke oder Zucchini – und dann üben, üben, üben. (Siehe oben!) Gilt für Mädchen genauso wie für Jungs. Denn wenn die Jungs das nicht auf die Reihe kriegen, dann sollten wenigstens die Mädels das im Griff haben. (Ach herrje, immer diese Wortspiele!) Bei uns zu Hause wurden schon Bananen, Gurken und Möhren zweckentfremdet und als Demonstrationsobjekte verwendet. Ich glaube, eine Ärztin als Mama zu haben ist auch nicht immer leicht. Und jetzt zur alles entscheidenden Frage:

Muss man während der Menstruation nicht verhüten?

Leute, ein super Thema fürs Abendbrot (mit oder ohne Gurke):

Anders gefragt: Kann man während der Periode schwanger werden?

Erst mal kurz und bündig: Ja, kann man. Normalerweise (aber was ist schon normal?) findet während der Menstruation kein Eisprung statt. Dröseln wir den Zyklus noch mal kurz auf:

Menstruation: Die Gebärmutterschleimhaut wird abgestoßen, es blutet. Somit wird dieses Schleimhaut-Blut-Gemisch aus der Scheide abgesondert. Während dieser Zeit reift im Eierstock schon ein neues Ei heran, das nach circa 14 Tagen den Weg in die Eileiter antritt (Eisprung). Wenn die Zykluslänge 28 Tage beträgt. Ist aber nicht immer der Fall. Manche Frauen haben einen Zyklus von 21 Tagen, manche von 35. Dazwischen ist alles möglich. Man muss also seinen Zyklus sehr genau kennen, um zu wissen, wann der Eisprung tatsächlich stattfindet. Abgesehen davon kann ein Zyklus auch mal durcheinandergeraten (Stress, Extremsport, Fernreisen, was auch immer). Und wenn der Menstruationszyklus kurz ist und der Eisprung ein paar Tage früher und näher zum Ende der Periode stattfindet, dann kann ungeschützter Geschlechtsverkehr während der Menstruation auch zur Schwangerschaft führen. Weil eine Eizelle nach dem Follikelsprung maximal etwa 24 Stunden befruchtungsfähig ist. Und Spermien fünf bis sieben Tage im weiblichen Körper überleben können (klar, es ist schön warm und riecht so schön nach Maiglöckchen). Und *schwupps* ist es passiert. Da kann man neben der Aufklärung beim Abendbrot noch interessante Rechenaufgaben üben. Textaufgabe in Mathe auch direkt erledigt. Dreisatz ebenfalls. ☺

Also bitte bei der Schwangerschaftsverhütung nicht auf die Menstruation verlassen. Und auch nicht auf Tampons!

Feierabend. Ich lasse die Notaufnahme hinter mir und denke nicht mehr an den gebrochenen Fuß oder den akuten Blinddarm. Ich denke an Sarah. Dreizehn Jahre alt und gerade Mutter geworden. Ich bin immer noch fassungslos. Und kann es kaum erwarten, meinen Kindern beim Abendbrot davon zu berichten.

Wir sitzen um den Tisch herum, die Bolognese-Soße duftet, Parmesan wird über Spaghetti gestreut, alle mampfen selig. Aus gegebenem Anlass …

»Was meint ihr, kann man mit einem Tampon eine Schwangerschaft verhüten?«, frage ich in die gefräßige Stille hinein.

»Hä?« Meine Tochter flutscht sich gerade eine Spaghetti so schwungvoll in den Mund, dass die rote Soße bis an die Ohren spritzt. Jetzt müsste man wissen, wie genau so ein Tampon funktioniert, denke ich, als mich mein Sohn etwas verdutzt anschaut.

»Du hast immer Themen, Mama!«

Also erzähle ich von Sarah. Erst mal ohne die Pointe vorwegzunehmen. Immer schön die Spannung aufrechterhalten.

»Wenn ein Mädchen während des Geschlechtsverkehrs einen Tampon in der Scheide hat, kann sie dann schwanger werden?«, frage ich.

Mein Sohn nickt. (Braver Junge. Mit vollem Mund spricht man ja auch nicht.) »Ich glaube schon«, nuschelt er. (Okay, doch mit vollem Mund.)

»Und warum?«, frage ich.

»Keine Ahnung, aber wenn du so fragst, ist das wohl so.«

Na, das reicht mir als Begründung überhaupt nicht.

»Okay, das sind offenbar mehrere verschiedene Themen auf einmal!«

Und dann besprechen wir die Einzelheiten zwischen Spaghetti und Bolognese: Tampon – was ist das überhaupt, und was macht man damit. (Mein Sohn lernt gerade fürs Leben.) Meine Tochter weiß zwar Bescheid, aber jetzt eben noch mal klipp und klar: Es ist kein Verhütungsmittel! Und jetzt komme ich auch wieder auf Sarah zurück.

»Deshalb hat das Mädchen heute ein Kind gekriegt.«

»Boh, krass, mit dreizehn.«

Danach betretenes Schweigen. Und schon sind wir schwupps bei Verhütung im Allgemeinen angekommen. (Na gut, ich bin da angekommen. Das sind ja echte Steilvorlagen, die muss man nutzen.)

»Benutzt man Kondome nur, weil man eine Schwangerschaft vermeiden will?«, frage ich.

»Oh, Mama! Wann denn sonst?«

Ich schiebe augenblicklich meinen leeren Teller zur Seite und stehe auf. Jetzt kommt mein Joker. Man kann nicht früh genug damit anfangen. Und die Spaghetti sind mittlerweile ja Gott sei Dank auch aufgegessen.

»Ich komme sofort wieder, ihr bleibt hier sitzen.«

Zwei Augenpaare schauen mich entgeistert an.

»Was kommt denn jetzt noch?«

»Jetzt wird's erst richtig interessant!«, rufe ich im Rausgehen. »Mario Kart fällt heute aus. Ich hab was Besseres!«

Als ich den Dermatologie-Atlas auf den Tisch wuchte, herrscht augenblicklich Totenstille.

»Was ist das?«, fragt mein Sohn. Und meine Tochter setzt hinterher: »Sind da Krankheiten drin?«

»Nicht nur das.« Und dann fange ich erst mal mit einem kleinen Monolog über sexuell übertragbare Krankheiten an. Geschlechtskrankheiten. Übertragen durch Viren und Bakterien. Beim Geschlechtsverkehr. Und später hänge ich noch die Impfaufklärung dran. Aber diesmal werden sie sich sicher nicht sträuben.

Derweil blättert der Sohnemann langsam durchs Buch: »Iiiih, was ist denn das? Sieht aus wie Blumenkohl am Pipimann!«

Ich nicke und räume das Geschirr zur Seite. (Ich brauche Platz für den Atlas.)

»Oder möchte einer noch Spaghetti?«

Von Chlamydien bis Feigwarzen

Schwangerschaftsverhütung ist ein wichtiges Thema, aber Geschlechtskrankheiten sind mindestens genauso wichtig. Bitte sprecht auch darüber mit euren Kindern! Es geht um ihre Gesundheit! Und es geht um Verantwortung. Denn wenn aus Kindern Erwachsene und irgendwann Sexualpartner und -partnerinnen werden, dann tragen sie auch Verantwortung für ihre Gesundheit und die der anderen. Das kann man ihnen leider nicht ersparen. Sollte man auch nicht. Ich kann aus eigener Erfahrung sagen – Blumenkohl am Pipimann! –, dass mein Sohn und meine Tochter auch nicht gerade »Hurra« gerufen haben, am Ende aber froh waren, dass ich ihnen ein paar Dinge mit auf den Weg gegeben habe. Und Bilder gezeigt habe, die sie sicher nicht nur nicht vergessen werden, sondern auch bei sich nicht wiederfinden möchten. So wie ihr das hoffentlich jetzt mit euren Kindern auch macht! Und mit Hilfe eines Dermatologie-Atlas mit vielen schönen bunten Bildern macht so ein Gespräch über sexuell übertragbare Krankheiten gleich viel mehr Spaß. Und ich garantiere euch: Danach werden eure Kinder Kondome benutzen – wenn es so weit ist.

Geschlechtskrankheiten sind sexuell übertragbare Krankheiten. Also Infektionen, die durch Blut, Sperma, Vaginalflüssigkeit oder andere Körperflüssigkeiten beim Sex von einem infizierten Partner übertragen werden. Sex bedeutet in diesem Fall: oral, anal oder genital.

Geschlechtskrankheiten sind nicht schlimmer als andere Infektionskrankheiten, die meisten sind auch gut behandelbar oder heilbar. Schlimm ist es nur, wenn sie nicht behandelt werden, weil man aus Scham oder Unwissenheit nicht zum Arzt geht. Denn dann werden die Erreger munter weiterverbreitet.

Und wenn die Erkrankung nicht behandelt wird, kann sie sich weiterentwickeln, Organe können befallen werden und Spätfolgen wie Unfruchtbarkeit oder Krebserkrankungen auftreten. Daher sollte man die Übeltäter und ihre Symptome kennen. Wir machen jetzt keinen Grundkurs in Geschlechtskrankheiten, versprochen, aber ein kurzer Überblick kann nicht schaden, dann wisst ihr Bescheid. Wir unterscheiden zwischen bakteriellen und viralen Infektionen:

- Chlamydien, Gonorrhoe (kennt man auch als Tripper) und Syphilis sind bakterielle Infektionen
- Herpes genitalis, Hepatitis B und C, HPV (u. a. Feigwarzen) und HIV werden durch Viren übertragen

Chlamydien:

Die Erreger befallen vor allem die Schleimhäute am Gebärmutterhals, in der Harnröhre oder im After. Eitriger oder wässriger Ausfluss (aus Scheide, Penis oder Po), Schmerzen und Brennen beim Wasserlassen. Das Tückische daran ist, dass die Infektion oft erst mal unbemerkt verläuft, weil keine Beschwerden auftreten. Daher sollte beim kleinsten Verdacht ruhig ein Arzt aufgesucht werden, der macht dann einen Test.

Das sollte man wissen: Chlamydien können in die Prostata und bis in die Nebenhoden gelangen. Die dann auftretende Epididymitis (Nebenhoden-Entzündung) ist extrem schmerzhaft und muss ärztlich behandelt werden. Passend dazu empfehle ich Bilder aus dem Dermatologiebuch. Quasi als Beilage.

Gonorrhoe:

Wird auch Tripper genannt, weil es beim Mann zu eitrigem Ausfluss aus der Harnröhre kommen kann, der Eiter »tropft« aus der Harnröhre, zudem brennt es beim Urinieren, die Harnröhrenmündung ist gerötet und angeschwollen. Auch hier kann sich die Infektion auf Prostata und Nebenhoden ausbreiten, wenn sie nicht rechtzeitig behandelt wird. Bei Frauen macht es sich ebenfalls durch Ausfluss und Schmerzen beim Wasserlassen bemerkbar.

Syphilis:

Erkennbar an roten Flecken und Knoten an Penis, After, Scheide oder andere Körperstellen. Außerdem treten Lymphknotenschwellungen auf. Später kommen Fieber, Müdigkeit, Kopf-, Gelenk- und Muskelschmerzen dazu. Syphilis ist mit Antibiotika gut behandelbar, geschieht das aber nicht, können gravierende Spätfolgen auftreten: Nervenschäden, innere Blutungen, Geschwüre, Lähmungen.

Herpes genitalis:

Eine Virusinfektion, bei der sich kleine schmerzhafte, mit Flüssigkeit gefüllte Bläschen an den Genitalien bilden. (Ihr kennt sicher die Herpesbläschen, die sich gerne an der Oberlippe bilden: *Herpes labialis*. Und die sind schon unangenehm.) Auch hier empfehle ich einen Blick ins Buch. Behandelt wird *Herpes genitalis* mit virushemmenden Medikamenten.

HIV:

Klar, kennt man. Das Humane Immundefizienz-Virus, eine Infektion mit dem HI-Virus kann bei Nicht-Behandlung zur AIDS-Erkrankung führen. Das *Acquired Immunodeficiency Syndrome,* »erworbenes Immunschwächesyndrom«. Eine Infektion mit dem HI-Virus schädigt oder zerstört bestimmte Zellen der Immunabwehr und macht den Körper anfällig für Erkrankungen. Dennoch können Menschen, die mit dem HI-Virus infiziert sind und medikamentös behandelt werden, damit leben, auch ohne an AIDS zu erkranken.

Wichtig ist mir hier vor allem: Es gibt zahlreiche sexuell übertragbare Krankheiten, die vermieden werden können: Kondome schützen! Das sollten Kinder und Jugendliche wissen. Und manchmal hilft ja auch eine kleine Schocktherapie mit ein paar unappetitlichen Bildern. Der Zweck heiligt die Mittel!

Im Anschluss daran empfiehlt sich ein kleiner Kondom-Gurken-Kurs. Ich bin mir sicher, eure Kinder haben am nächsten Tag in der Schule einiges zu erzählen.

Das Volksvirus

Nun möchte ich euch aber noch ein ganz spezielles Virus vorstellen (falls ihr es noch nicht kennt): HPV, das Humane Papillom-Virus. HPV-Infektionen gehören weltweit zu den häufigsten Geschlechtskrankheiten. Und die wird NICHT über Blut, Sperma oder Vaginalflüssigkeit übertragen. Sondern über Haut- und Schleimhautkontakt. Direkt von Mensch zu Mensch. Es muss also gar nicht zum Geschlechtsverkehr kommen, küssen (mit Zunge!) und Petting reicht diesen Viechern, und *zack*, gelangen sie in den nächsten Körper. Parasiten eben, die sich gerne neue Wirte suchen.

Was viele vielleicht nicht wissen: Männer infizieren sich häufiger mit dem HP-Virus als Frauen! Sie scheiden es aber einfach wieder aus, es ist für sie harmlos. Sie können es aber übertragen! Und das Übertragungsrisiko ist extrem hoch. Für Frauen kann das Virus fatale Folgen haben. Es nistet sich im Gebärmutterhals, unter der Vorhaut des Penis, im Enddarm und in den Schleimhäuten im Mund- und Rachenraum ein. Wir wissen heute, dass sich fast alle Menschen (bis zu neunzig Prozent) in ihrem Leben mal mit dem HP-Virus infizieren. Meist bemerkt man davon gar nichts, die Infektion heilt mit Hilfe einer guten Immunabwehr von alleine wieder ab. Einerseits gut, andererseits bemerkt man dann leider nicht, dass man das Virus schon bei einem »speicheligen« Kuss weitergibt.

Einige HPV-Typen können Feigwarzen auslösen, die sich im Genital- und Analbereich bilden. Diese Genitalwarzen sind gutartig und schmerzlos, können aber unangenehm sein. Und weil diese kleinen Warzen sich gern in Gruppen zusammenrotten, sehen sie dann aus wie kleine Blumenkohlröschen.

Und *zack*, schon hat man Blumenkohl am Pipimann. Auch hier gilt: So schnell wie möglich behandeln lassen! Feigwarzen sind zwar harmlos, aber das Virus ist es nicht! Besonders für Frauen!

Beinahe einhundert Prozent aller Gebärmutterhalskrebserkrankungen sind auf das HP-Virus zurückzuführen. Und mittlerweile gibt es dankenswerterweise endlich eine Impfung. Die wird schon ab einem Alter von neun Jahren empfohlen, auf jeden Fall sollte sie möglichst vor dem ersten Geschlechtsverkehr vorgenommen werden. Leider tun dies noch zu wenige Eltern und leider fast nur bei Mädchen. Warum eigentlich nur bei Mädchen, wenn doch auch die Jungen das Virus übertragen? Ja, gute Frage.

Tatsächlich übernehmen die Krankenkassen seit Ende 2018 die Kosten für die Impfung bei Jungen, denn sie sind die Überträger. Würden sie sich impfen lassen, bedeutete das endlich den nötigen Schutz auch für die Mädchen, aber bislang wird bei uns nicht einmal jeder fünfte Junge geimpft. Und das liegt sicher an der mangelnden Aufklärung. Oder am Irrglauben: »Es betrifft ja nicht meinen Sohn!« Es müssten gezieltere Impfkampagnen her! Oder mehr Blumenkohlbilder. Mein Sohn hat sich direkt mitimpfen lassen, als ich meine Tochter geimpft habe. Zum einen, weil ich ihm erklärt habe, dass er mit seinem Verhalten seine späteren Freundinnen schützt. Und zum anderen aus ganz eigennützigen Motiven: »Nee, Mama, Blumenkohl will ich nicht!« Auch hier haben wir wieder das Problem: Mädchen gehen zur Gynäkologin, aber wo gehen Jungs hin?

Generell ist Impfen immer noch ein sensibles Thema in Deutschland. Hierzulande sind (laut WHO, 2021) 54 Prozent der Mädchen und nur 27 Prozent der Jungen (Fünfzehnjährige) gegen HPV geimpft. Hier müsste mehr passieren. Aber das Gegenteil scheint der Fall zu sein, laut AOK gehen die Zahlen sogar zurück. Jährlich erkranken fast fünftausend Frauen an Gebärmutterhalskrebs (laut Nationalem Referenzzentrum für Humane Papillomviren in Köln). Auch fast alle Analkarzinome und die Hälfte aller Peniskarzinome gehen auf das Virus zurück. Übrigens: In England, Spanien oder Norwegen hat man die Impfung in die Schulen verlegt, da sind die Impfquoten fast doppelt so hoch. Fachleute berichten, dass eine HPV-Impfung häufig mit seltsamen Vorurteilen verbunden ist, als ob nur Mädchen mit regem Sexualleben (und vielleicht sogar häufig wechselnden Geschlechtspartnern) vom Virus bedroht seien. Das ist natürlich Quatsch. Und Eltern von Jungs sehen die Notwendigkeit noch weniger ein. Hier appelliere ich an die Verantwortung. Und wenn man damit nicht weiterkommt, weil das Risiko einer Gebärmutterhalskrebserkrankung bei Mädchen für Jungs irgendwie zu abstrakt ist, dann muss man eben mit Feigwarzen und Peniskrebs argumentieren (und »Blumenkohlbilder« zeigen). Das zieht bestimmt.

Let's talk about sex?

Wahrscheinlich denkst du jetzt, okay, über Anatomie, Organe, Funktionen, Geschlechtskrankheiten und Verhütungsmethoden sprechen, das schaffe ich. So gerade eben. Aber wenn es um Sex geht? Muss ich darüber wirklich mit meinen Kindern reden? Reicht es nicht, dass sie wissen, wie »das geht« und dass sie verhüten müssen? Nee, reicht nicht. Deshalb möchte ich auf die oben gestellte Frage zurückkommen: Was ist der »Body Count«?

Die Frage kursiert nämlich bei TikTok und Co. und damit meint man die Anzahl der Personen, mit denen man Geschlechtsverkehr hatte. Ein »Body Count« von 10 gibt also an, dass man mit zehn verschiedenen Leuten geschlafen hat. Ja, darüber kommunizieren junge Leute. Seid ihr also immer noch sicher, dass ihr mit euren Kindern nicht über Sex reden wollt? Mal abgesehen davon, dass ein hoher »Body Count« bei Jungs immer noch top ist, bei Mädchen aber den »Schlampenstatus« garantiert. Das nennt man dann Slut Shaming. Was soll das sein? Sex als Wettbewerb? Trophäen sammeln? Was soll dieser Body-Count-Index aussagen? Sollten wir unseren Kindern nicht mit auf den Weg geben, dass Geschlechtsverkehr zwischen zwei Menschen etwas Intimes, Privates und Schönes ist? Zumal sich Kinder und Jugendliche in den sozialen Netzwerken darüber austauschen, was denn nun »viel« und was »wenig« oder in welchem Alter »okay« ist.

Und vielleicht erzählt ihr euren Kindern dies noch: Dass nämlich der Begriff »Body Count« ursprünglich aus dem Militärischen kommt und die Anzahl der Menschen (beziehungsweise deren »Körper«) bezeichnet, die vom Gegner im Krieg getötet wurden. So viel zum Thema Blödsinn, der erzählt wird.

Zurück zur seriösen Aufklärung. Letztlich ist es ganz einfach. (Echt.) Wenn wir mit den Jungs über Hoden und Nebenhoden, Testosteron und Spermienproduktion sprechen, über den Weg der Spermien zur Bläschendrüse und Prostata bis auf den Samenhügel und dann über die Ejakulation durch die Harnröhre, dann ist das doch schon mal eine gute Grundlage. Die Erklärung, dass der männliche Körper das macht, weil er sich fortpflanzen möchte, ist nachvollziehbar. Mother Nature.

Und nicht peinlich. Gut, und jetzt kommen die Gefühle ins Spiel. Dass man nämlich auch Sex haben möchte, ohne sich fortzupflanzen, einfach weil es schön ist und Freude macht. Weil man einem anderen Menschen nah sein möchte, weil Liebe und Zärtlichkeit etwas Wunderbares sind. Und Lust auch! Hier kann man wieder prima auf die Hormone zurückgreifen, nämlich auf die Glückshormone, die wir alle zu unserem Wohlbefinden brauchen.

Das gilt auch für die Mädchen. Was passiert da hormonbedingt jeden Monat? Und warum? Gleiche Erklärung. Klar, das ist die Theorie, wie aber spricht man über die Praxis? Vielleicht gehen wir mal so ran: Ab vierzehn Jahren dürfen Menschen (aus staatlicher Sicht) grundsätzlich selber freiwillige sexuelle Handlungen an und mit Personen über vierzehn Jahren ausführen. Dröger Gesetzestext, aber hilfreich. Kinder, und manchmal fragen sie einen das, dürfen keinen Sex haben. Das muss absolut klar sein. Denn Kinder, und das könnte eine gute Antwort sein, haben keine Lust auf Sex (hier fehlen die zuständigen Hormone!). Aber Kinder erkunden schon früh ihren Körper und manche befriedigen sich auch schon mit zehn, elf oder zwölf selbst oder zeigen die Anfänge davon. Das ist vollkommen normal und darüber darf auch gesprochen werden. Es ist aber ein Unterschied, ob man sich selbst schöne Gefühle verschafft oder es mit einer anderen Person macht. Hier spielen eben noch etliche andere Faktoren eine Rolle.

Für viele Mädchen ist die Vorstellung befremdlich, dass jemand mit seinem Penis in sie eindringt. Das Wort Penetration klingt ja auch nicht gerade nach einem schönen Zeitvertreib. »In etwas Eindringen« hört sich irgendwie gewaltsam an. Und deshalb sollen die Mädchen wissen, dass sie das nur dann zulassen, wenn sie es wirklich möchten. Und sich gut dabei fühlen. Da sie ja wissen (weil ihr es so super erklärt habt), wie die Bartholin-Drüse funktioniert, können sie ihrem Körper auch vertrauen. Wenn sie sexuell erregt sind, wird der Körper das signalisieren. Sie sind die Chefinnen, sie bestimmen, ob und wo es lang geht. Jungs müssen das respektieren und das »Eindringen« nicht als »Inbesitznahme« verstehen.

Natürlich gehört auch ein Gespräch über sexuelle Belästigung dazu. §184i Absatz 1 Strafgesetzbuch, Sexuelle Belästigung: »Wer eine andere Person in sexuell bestimmter Weise körperlich berührt und dadurch belästigt, wird mit Freiheitsstrafe bis zu zwei Jahren oder mit Geldstrafe bestraft, (...)« Kinder und Jugendliche sollten verstehen, was mit »sexueller Belästigung« gemeint ist: Ein sexuelles Verhalten, das unerwünscht ist und durch das sich Mann/Frau unwohl und in seiner/ihrer Würde verletzt fühlt. Zur sexualisierten Belästigung gehören auch Bemerkungen und unerwünschte körperliche Annäherung. Und: NEIN heißt NEIN.

Der Akt, ein Penis dringt in die Vagina ein, sollte mit dem »Ziel« (oder der Absicht) geschehen, dass beide dadurch schöne Gefühle haben. Die vielen tausend Nervenendungen von Eichel und Klitoris werden stimuliert, ebenso die Paraurethraldrüse in der Vaginalwand. Dazu tragen die Bewegungen des Penis bei. Für den Jungen bedeutet das, Erektion und Reibung führen nach einiger Zeit zum Samenerguss. Und auch die Mädchen können bei einem erfüllten Geschlechtsverkehr einen Orgasmus erleben (dazu kommen wir später noch ausführlich).

Also, ja, let's talk about sex, auch über den Geschlechtsverkehr können wir mit unseren Kindern sprechen, aber bitte ohne komische Befindlichkeiten, Scham oder peinliches Schweigen. Bleiben wir bei unserem Körper, bei den Organen und den Hormonen. Da sind ja dann auch die Gefühle nicht weit. Das ist absolut sicheres Terrain. Versprochen.

Lasst eure Kids mit all ihren Fragen und Verunsicherungen gerade in der Pubertät nicht alleine. Da ist plötzlich so viel ungewohnt und anders, die körperlichen Entwicklungen, neue Gefühle, krasse Stimmungsschwankungen. Die Knochen tun weh, Pickel sprießen, es kommt zum ersten Samenerguss. Jungs sollten wissen, warum das geschieht, welche Mechanismen in ihrem Körper ausgelöst werden. Mädchen haben vielleicht Angst, dass sie von der Menstruationsblutung plötzlich überrascht werden oder machen sich Sorgen, weil alle Freundinnen schon ihre Regelblutungen haben und sie nicht. Sie sollten wissen, warum sie überhaupt bluten und das jeden Monat. Ursache – Wirkung. Da hilft nur Klarheit und Aufklärung – und zwar im wahrsten Sinne des Wortes. Und ganz nebenbei werden die Kinder auch noch schlauer. Sie lassen sich keinen Blödsinn erzählen. Weil sie Wissen haben. Und Wissen ist in dem Fall nicht nur cool, sondern auch ziemlich geil! ☺

Kurz und knapp zusammengefasst

Zur Aufklärung gehören folgende Themen:

- Anatomie und Funktion der Geschlechtsorgane
- Hormone (Östrogen, Testosteron und Somatropin)
- Hygiene
- Verhütung (Kondom, Pille & Co.)
- Geschlechtskrankheiten

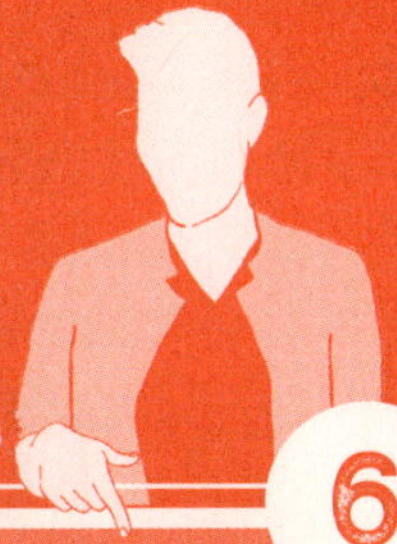

6

KOMMEN WIR ZUM HÖHEPUNKT …

MUSCULUS PUBOCOCCYGEUS ist ein Muskel im Beckenboden-Bereich, er wird auch als **ORGASTISCHE MANSCHETTE** bezeichnet.

Or·gas·mus

/Orgásmus/

Substantiv, maskulin [der]

Höhepunkt der sexuellen Erregung

Nirgendwo wird so viel gelogen wie beim Sex. Also nicht beim Sex selbst (obwohl da auch – also Orgasmus vortäuschen und so), sondern bei allem, was da so drum herum passiert. Angeblich schaut niemand Pornos, aber die Industrie boomt. Keiner geht in Sexshops oder benutzt Sexspielzeuge – aber der Umsatz geht in die Milliarden. Im Bett sind alle super. Der Mann kann ewig, die Frau mehrfach. Alle sind megahappy, zufrieden und glücklich. Und in Wirklichkeit?

Pornofilme vermitteln ein Bild, das (wahrscheinlich) so niemals in einem Schlafzimmer wiederzufinden ist. Da sieht es leider ganz anders aus. Paare haben jahrelang keinen Sex mehr. Er kommt zu früh, gar nicht oder »bekommt keinen mehr hoch«, sie lässt es über sich ergehen, kann keinen Orgasmus bekommen oder fühlt sich unwohl dabei. Paare sind unglücklich und sprechen nicht darüber – weder miteinander noch mit Freunden. Es gehört eben nicht zum »guten Ton«. Schade. Knapp ein Drittel der Menschen in Beziehungen geht fremd (sagt die Statistik). Wir haben Phantasien, aber sprechen sie nicht aus, aus Scham, aus Angst, aus mangelnder Kommunikation.

Wenn wir nun über den Orgasmus reden, setzt das ja schon das ganze sexuelle Drumherum voraus, aber da scheitert es leider oft schon. Denn der Orgasmus soll ja der Höhepunkt sein. Wenn aber vorher alles schon »mehr schlecht als recht« ist, wie soll es dann zum ganz großen Finale kommen? Richtig:

Dann kann man/frau unter Umständen gar nicht erst kommen. Sex ist mehr als Penetration. Ein Orgasmus mehr als der Höhepunkt. Wenn ich mich in meinem Freundeskreis umhöre und umsehe, dann kommt da irgendwann selbst der umtriebigste Single auf den Gedanken, dass weniger doch mehr ist. Dass es nicht darauf ankommt, wild und wahllos durch irgendwelche Betten zu steigen, sondern dass es auf die PERSON im Bett ankommt. Und dass Sex im Allgemeinen die schönste Nebensache der Welt ist, wenn man sich bei einem Menschen fallen lassen kann. Das tiefste menschliche Bedürfnis ist die Bindung zueinander, das erfahren wir schon im Mutterleib und die tiefste Verbindung zweier Menschen erfahren wir beim Sex selbst. Es gibt keine innigere Situation. Es ist sprichwörtlich eine Vereinigung. Und wie schön wäre das, wenn beide das mit oder auf dem Höhepunkt erlebten? Aber braucht »guter Sex« immer einen Orgasmus?

Ist das wirklich so, dass das Beste immer zum Schluss »kommt«? Und wenn ja, warum eigentlich? Und ist es das Beste? Beim Sex läuft's doch am Ende auf den Orgasmus raus, oder nicht? Der Höhepunkt ist das Ziel. Der Gipfel der Lust. Aber ist er das?

Warum sonst sagt man kurz vor dem Orgasmus »Ich komme«?

In Japan sagt man »Iku«, was so viel heißt wie: »Ich gehe.« Wohin? Möglicherweise denkt sich der ein oder andere manchmal: Wäre ich mal besser gegangen, aber das hat dann wahrscheinlich andere Hintergründe. Siehe oben.

»Ich komme« ist vielleicht deshalb irgendwann mal entstanden, weil der Orgasmus eben als Ziel verstanden wird. Etwas, dass man erreichen möchte. Die Lust schickt uns auf den Weg, und da will man ja am Ende irgendwo ankommen. Im Französischen nennt man den Orgasmus übrigens »La petite mort«, den »kleinen Tod«. (Vielleicht fühlt sich das auch für Japaner so an.) Ich finde das als Ziel eher weniger erstrebenswert. Für mich hat ein Orgasmus mit Tod rein gar nichts zu tun. Da gefällt mir der griechische Ursprung – orgasmós – besser: heftige Erregung, Schwellung.

Der Orgasmus, ein schönes Thema, auch theoretisch, so viel kann ich schon mal versprechen – aber was hat das mit »Medizin untenrum« zu tun? Tatsächlich hat es vor allem etwas mit »obenrum« zu tun. Verrückt, da haben wir uns die ganze Zeit mit Vulva und Vagina, mit Penis, Samenbläschen und Ejakulation beschäftigt, und nun, da es um den Orgasmus geht, das ultimative Gefühl, verlassen wir die Genitalzone und begeben uns ins Gehirn. Ja, Leute, es wird am Ende noch mal richtig spannend. Der Orgasmus ist keine reine mechanische Angelegenheit, wo es nur um richtige »Technik« und »Stehvermögen« geht, es ist pure Neurowissenschaft: Gehirn, Nervensystem, Rückenmark. Neuronen, Nervenfasern, Kommunikation. Biochemie vom Feinsten.

In der Praxis ist der sexuelle Höhepunkt natürlich vor allem ein (geiles) Gefühl, total subjektiv und höchst individuell, und schwer zu beschreiben. Wie soll man das »erklären«? Schwierig. Deshalb machen wir es professionell. Ganz einfach: neurowissenschaftlich. Doch, das geht.

Wir werden uns anschauen, was in Kopf und Körper passiert, wenn wir »kommen«. Und natürlich auch, warum wir vielleicht nicht »kommen können«. Welche medizinischen (und psychischen) Ursachen es dafür gibt, wenn es mit dem Orgasmus nicht klappt.

Der Orgasmus, auch Klimax (Treppe, Leiter, Steigerung) genannt, ist heiß begehrt. Wahrscheinlich möchten alle sexuell aktiven erwachsenen Menschen auf der ganzen Welt die Treppe gerne erklimmen und oben an»kommen«. Klar, weil's schön ist. Aber habt ihr euch schon mal gefragt, wie so ein Orgasmus eigentlich »funktioniert«, was da im Körper passiert und ob er vielleicht sogar gesund ist? Und welche (körperlichen und psychischen) Voraussetzungen wir brauchen, damit es »klappt«?

Seit Jahrhunderten versuchen Wissenschaftler den Orgasmus zu ergründen, und noch immer ist er nicht restlos erforscht. Angeblich erlebt ihn nur jede dritte Frau in Deutschland (laut einer Studie der Deutschen Gesellschaft für Sexualforschung). Wenn das nicht Grund genug ist, um über den sexuellen Höhepunkt zu sprechen, dann weiß ich es nicht. Und vor allem, liebe Frauen: Zweifelt nicht an euch, wenn ihr »nicht kommen« könnt. Es geht vielen so, aber wir wollen das thematisieren, und vielleicht hilft es der einen oder anderen. Ich selbst habe nach einer meiner Podcastfolgen zum Thema Sex diverse Zuschriften gerade von Frauen bekommen, die mir sagten, sie hätten sehr gerne Sex, aber gekommen seien sie noch nie. Das führt sogar dazu, dass die eine oder andere meint, sie könne gar keinen Orgasmus erleben. Aber Mädels, aus eigener Erfahrung kann ich sagen: Es geht. Und wie. Ihr solltet euch aber drauf einlassen, und ihr braucht einen einfühlsamen Partner oder eine Partnerin, mit dem oder der ihr alles – Wünsche und Vorlieben – offen und ohne Hemmungen besprechen und vor allem viele schöne Dinge ausprobieren könnt. Die Grundlage für guten Sex, ob mit oder ohne Orgasmus, ist Vertrauen und das Gefühl, sich fallenlassen zu können. Ganz bei sich zu sein. Nicht dem anderen zu gefallen, sondern sich. Das ist aber genau das, was vielen so schwerfällt. Die Kontrolle abzugeben, sich zu fühlen, sich zu spüren. Das gilt übrigens nicht nur im Bett, sondern auch außerhalb des Orgasmus. ☺

Wir wissen immer noch zu wenig über den Orgasmus. Es gibt nicht wirklich viele wissenschaftlich bewiesene Erkenntnisse. Klar, meist handelt es sich um subjektive Erfahrungsberichte, es gibt aber auch Studien, die mit Hilfe von Magnetresonanztomographen durchgeführt wurden. Ja, da hat man tatsächlich Paare in den MRT geschoben, um ihnen beim Sex in den Körper zu gucken. Oder Frauen und Männern beim Masturbieren ins Hirn. (Ja, das ist beim Sex in Betrieb!)

Aber neben wissenschaftlichen Ansätzen gibt es auch hier wieder jede Menge Gerüchte, Mythen und Halbwahrheiten. Und natürlich Fragen, denen ich auf den Grund gehen möchte:

- Ist Ejakulation gleich Orgasmus?
- Fördert der weibliche Orgasmus die Fruchtbarkeit?
- Gibt es auch einen trockenen Orgasmus?
- Was ist *Ejakulatio ante portas*?
- Warum zucken die Muskeln beim Orgasmus?
- Was ist die orgastische Manschette?
- Gibt es den »Point of no return« wirklich?
- Was ist das Dead-Vagina-Syndrom?
- Warum müssen Männer nach dem Samenerguss eine »Zwangspause« einlegen?
- Und wo sitzt eigentlich unser Orgasmuszentrum?

Gut, ihr werdet das alles peu à peu erfahren, starten wir ins Abenteuer Orgasmus!

Hat der Orgasmus eigentlich einen tieferen Sinn?

Das ist Fakt: Ejakulation, Eisprung und Befruchtung sind Sexualfunktionen, der Orgasmus ist es nicht. Ist der sexuelle Höhepunkt also biologisch irrelevant, brauchen wir ihn gar nicht? Wozu gibt es ihn dann? Und jetzt höre ich euch: Natürlich brauchen wir ihn, Männer müssen ejakulieren, sonst findet ja keine Befruchtung statt! Solltet ihr recht haben, dann wäre Ejakulation (immer) gleich Orgasmus. Und umgekehrt. Aber ist das wirklich so? Dann wäre die Abgabe einer Spermaprobe, also ein zur medizinischen Diagnostik notwendiger Samenerguss in der Arztpraxis auch (laut Definition) ein sexueller Höhepunkt? Könnt ihr ja mal drüber nachdenken. Wir werden uns damit später noch mal beschäftigen.

Und wozu brauchen Frauen einen Orgasmus? Wir können auch ohne sexuellen Höhepunkt schwanger werden. Dann wäre er ein biologisches Geschenk (danke dafür!), einfach so nur zum Spaß. Der Bonustrack. Wie die Klitoris zum Beispiel, die hat ja auch »nur« eine Funktion: Lustgewinn. Natürlich haben sich Wissenschaftler diese Frage auch schon gestellt, und einige gehen davon aus, dass der weibliche Orgasmus vor Urzeiten bei der Fortpflanzung durchaus eine Rolle spielte. Weil es nämlich noch immer Säugetierweibchen gibt, deren Eisprung durch den Orgasmus ausgelöst wird: Kaninchen, Katzen und Frettchen. (Zum Vergleich: Affen haben im Laufe der Evolution einen Zyklus mit regelmäßigem Eisprung entwickelt, genau wie wir Menschenfrauen.) Ob aber der weibliche menschliche Orgasmus (immer noch) in irgendeiner Form die Fruchtbarkeit beeinflusst und somit eine »Daseinsberechtigung« hat, das klären wir später.

Zunächst aber können wir festhalten: Der Orgasmus als ekstatisches Ganzkörpergefühl hat keine physiologische Funktion (die männliche Ejakulation natürlich schon).

Wir brauchen Schlaf, Nahrung, Wasser. Wir brauchen Sexualität, um uns fortzupflanzen. Dafür haben wir Triebe. Die sind fest in uns verankert und lebensnotwendig. Einen Orgasmus brauchen wir Frauen aber nicht. Wir könnten auch (über)leben, ohne jemals einen sexuellen Höhepunkt gehabt zu haben. (Was jammerschade wäre!) Und dennoch nimmt dieses Phänomen einen großen Stellenwert in unserem Leben ein. Wir streben danach. Deshalb ist es wichtig zu wissen, was in unserem Körper beim Orgasmus passiert und warum das gut ist!

Der Orgasmus beginnt im Gehirn

Sex ist Kopfsache. Diesen Satz hat man schon tausendmal gehört. Aber warum ist das so? Und wie macht der Kopf das? Die Erklärung fällt dann meist so halbgar aus: Man muss entspannt sein, zu viel Stress oder Probleme sind nicht gut und so weiter. Das ist ja alles nicht falsch, aber auch nur wieder die halbe Wahrheit. Ein Versprechen vorweg: Die Allerwelts-Aussage »Sex findet im Kopf statt« werdet ihr in Zukunft so nicht mehr akzeptieren. Garantiert. Und dass der Orgasmus rein »mechanisch« ausgelöst wird, auch nicht. Es ist viel komplizierter ... Und es ist faszinierend. Unser Körper ist eben ein Wunderwerk, das kann ich gar nicht oft genug betonen.

Der Orgasmus findet zwar irgendwann spürbar auch unter der Gürtelline statt, aber zunächst einmal ist der sexuelle Höhepunkt im physiologischen Sinn ein Vorgang, der ohne Gehirn nicht möglich ist. Ja, da denkt man immer: Gehirn ausschalten, einfach mal nur fühlen, fallenlassen und genießen, aber ganz so einfach ist das nicht. Unser Organismus ist eine komplexe Angelegenheit. Auch zum Orgasmus brauchen wir das Gehirn. Es muss unseren sexuellen Höhepunkt quasi zulassen und dazu verschiedene Schalter umlegen. Die entscheidenden Schaltstellen sind der primäre somatosensorische Cortex (beziehungsweise der genitale Cortex) und das limbische System. Doch nur mit der Genehmigung des Gehirns und den entsprechenden Impulsen alleine »kommen« wir noch lange nicht. Dazu braucht es weitere Helferlein: das zentrale Nervensystem und das Rückenmark. (Keine Sorge, wir dröseln das alles schön der Reihe nach auf.)

Der somatosensorische Kortex

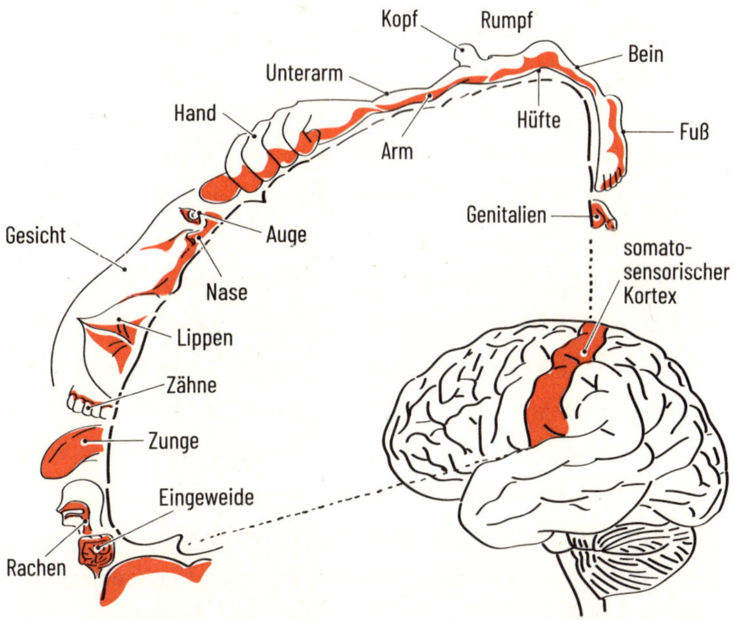

Der primäre somatosensorische Kortex ist Teil der Großhirnrinde, er ist dafür zuständig, dass wir Sinnesreize bewusst erleben. Hier werden sämtliche Empfindungen verarbeitet. Jede Körperregion hat in diesem Kortex einen eigenen Platz, in dem die jeweilige Empfindung verarbeitet wird. Das ist mal wieder sehr schlau von unserem Gehirn, denn es macht ja (hoffentlich!) einen Unterschied, ob uns jemand am Arm berührt oder an der Vulva. Hier werden also ganz unterschiedliche Informationen differenziert weitergegeben und an der entsprechenden Stelle verarbeitet. Die Anordnung im Gehirn (siehe Abbildung Seite 233) ist nicht einfach zufällig, sondern folgt einer Ordnung: Benachbarte Körperregionen wie Finger und Hand, Nase und Augen, liegen auch im Kortex nebeneinander. In der Medizin nennen wir das Somatotopie, die Abbildung von Körperregionen übertragen auf Nervenzellareale im Gehirn. Und die Körperregionen, die eine hohe Dichte an Sinneszellen haben (zum Beispiel die Zunge oder die Lippen), nehmen mehr Platz im somatosensorischen Cortex ein als andere. So, und nun sehen wir, dass die Genitalien unter den Füßen liegen? Hä? Das ist merkwürdig, dachten sich auch Wissenschaftler und haben weiterexperimentiert. Mit Hilfe besagter Magnetresonanztomographen konnten sie die Genitalregion im Gehirn etwas genauer lokalisieren, und mittlerweile geht man davon aus, dass sie wohl mehr in dem Kortex-Bereich liegt, wo auch das Becken (beziehungswiese die Hüfte) verortet ist. Also territorial eindeutig logischer als im Fußbereich. Aber so ganz bewiesen ist das alles noch nicht. Klar aber ist, dass im somatosensorischen Kortex auch die Signale bei sexueller Stimulation ankommen. Wenn wir an unseren primären Geschlechtsorganen berührt werden, wird es dort anders bewertet und verarbeitet, als wenn uns jemand über den Kopf streichelt. Das setzt ganz andere Reaktionen in Gang. Denn der genitale Kortex funkt nun bei entsprechender körperlicher Stimulation das limbische System an.

Das limbische System

Das limbische System ist ein uralter Teil des Gehirns, da haben unsere Triebe ihren Ursprung: Hunger, Schlaf, Sexualität. Daher wird das limbische System auch oft einfach als emotionales Gehirn bezeichnet. Es liegt rund um den Hirnstamm und unter der Großhirnrinde. Hier sitzen der Hippocampus, die Amygdala und der Hypothalamus. Sie umgeben den Thalamus und die Basalganglien wie einen Ring (Limbus = Saum). Der Thalamus und die Basalganglien sind nicht offiziell Teil des limbischen Systems, aber eng mit ihm verknüpft. Alle spielen beim Orgasmus eine wichtige Rolle.

Limbisches System

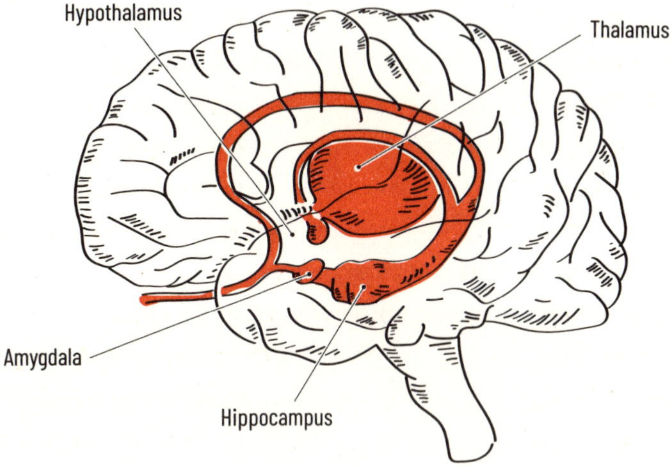

Thalamus:

- alle Sinneseindrücke aus der Um- und Innenwelt des Körpers werden hier gesammelt und gefiltert
- Weiterleitung an die Großhirnrinde (Bewusstwerdung)

Hippocampus:

- eine Art Arbeitsspeicher
- Schaltstelle zwischen Kurz- und Langzeitgedächtnis
- Erinnerung

Amygdala (Mandelkern):

- emotionale Bewertung von Wahrnehmungen
- Emotionale Reaktionen
- Speicherung von mit Emotionen verknüpften Ereignissen
- Reaktionen wie Angst, Flucht und Wut

Hypothalamus:

- Vermittlung zwischen Hormon- und Nervensystem
- Bildung von Oxytocin und Dopamin
- Steuerung von Körpertemperatur, Schlaf-Wach-Rhythmus, Hunger und Durst, Sexualtrieb und Schmerzempfindungen.

Nucleus accumbens (Kern in den Basalganglien):

- Basalganglien sind eine Kerngruppe unterhalb der Großhirnrinde
- Bestandteil des motorischen Systems
- Willkürmotorik, gezielte Bewegungen

Nucleus accumbens: das Belohnungszentrum

Machen wir zunächst einen Ausflug in das Lustzentrum unseres Gehirns. Denn hier sitzt der kleine Wohltäter: *Nucleus accumbens:* Nucleus, der Kern, *accumbere,* lateinisch für sich hinlegen, Platz nehmen, beiwohnen. Interessanter Name.

Dieser kleine Kern in den Basalganglien reagiert extrem auf Dopamin und ist das Zentrum unseres Belohnungssystems. Und an der Entstehung von Sucht beteiligt! Erleben wir also schöne Dinge, wie eben Sex, oder haben Erfolgserlebnisse, dann wird das Ventrale Tegmentale Areal (VTA) im Hirnstamm aktiviert: Es schüttet Dopamin aus, das über Nervenfasern zum *Nucleus accumbens* gelangt. Dazu dockt das Dopamin an Rezeptoren an, die sozusagen wie zelleigene Sinnesorgane funktionieren. Ganz simpel: Die Zellen spüren etwas. Wenn der Botenstoff an diese *Nucleus accumbens*-Rezeptoren angedockt hat, senden die wiederum Erregungssignale an die anderen beteiligten Gehirnareale, und es wird Freude, Zufriedenheit, Glück, Euphorie in uns ausgelöst. Das muss aber natürlich nicht nur Sex sein, das können auch Sport, ein leckeres Essen oder eben Drogen sein. Dopamin ist Dopamin, her damit! Der Effekt ist der gleiche. Das Belohnungssystem wird aktiviert und signalisiert uns: mehr davon! Das Problem bei Drogen aber ist, dass die Aktivierung der Dopamin-Rezeptoren viel stärker und länger ausfällt, als das zum Beispiel bei einem saftigen Hamburger der Fall ist. (Oder bei einem Orgasmus.) Die Wirkung kann bei Kokain und Co. bis zu zehnmal stärker ausfallen. Das registriert auch der *Nucleus accumbens.* Und will immer mehr. So kann auch der Wunsch nach einem schönen Gefühl oder nach Belohnung irgendwann zum Verhängnis werden, wenn das System aus dem Gleichgewicht gerät.

Sexsucht und Hypersexualität

zwanghafte Sexualverhaltensstörung

(Internationale Klassifikation von Krankheiten, ICD-11)

- wiederholter und andauernder Kontrollverlust über das eigene Sexualverhalten
- exzessives Masturbieren und Konsumieren von Pornographie, Internet- oder Telefonsex
- verursacht erhebliche Belastungen und/oder deutliche Verschlechterungen in wichtigen Funktionsbereichen (persönlich, familiär, sozial, beruflich)
- Sex als Belohnungsstrategie wird mit der Zeit immer weiter gesteigert

Folge: wenig oder kaum Befriedigung

Ursachen: Störungen des Gehirnstoffwechsels (Botenstoffe Dopamin und Serotonin), Angstreaktion, Depression, Einsamkeit, sexuelle Missbrauchserfahrungen, traumatische Erlebnisse, Beziehungsprobleme

Zurück zu den schönen Dingen. Denn normalerweise macht uns der *Nucleus accumbens* viel Freude. (Also: Finger weg von den verfluchten Drogen!) Diesen winzigkleinen Kern merken wir uns jetzt mal, der ist nämlich der Orgasmus-Chef! Wusstet ihr das? Aber der Reihe nach. *Nucleus accumbens* anfunken und *schwupps*: Orgasmus – so einfach ist das leider nicht.

Zunächst einmal müssen beim Sex Amygdala, Hippocampus und Hypothalamus gut miteinander kommunizieren. Sie »bewerten« oben im Gehirn, was »untenrum« beim Sex passiert. Der Hippocampus kramt in seinem Gedächtnis-Archiv und fragt bei der Amygdala nach, wie sie das Ereignis in Erinnerung hat. Ist da alles okay, wird der Mandelkern keinen Ärger machen, heißt: keine Angst, keine Flucht, keine negativen Gefühle. Schon mal prima Voraussetzungen. Denn die Impulse können später nur dann einen Orgasmus auslösen, wenn das Angstzentrum deaktiviert ist. (Umgekehrt ist es natürlich total sinnvoll, wenn hier Bedenken vorliegen und Reflexe wie Flucht, Angst und Wut ausgelöst werden. Dann sollten wir unbedingt darauf hören!)

Ist aber alles gut, kann auch der Hypothalamus aktiv werden, seine Hormone ausschütten und mit dem Nervensystem kommunizieren.

Während wir also küssen, kuscheln, streicheln und Sex haben, arbeitet unser Gehirn auf Hochtouren. Und wehe, da hat einer ein Problem, dann können wir so lange rummachen, bis der Arzt kommt, einen Höhepunkt gibt's nur mit Erlaubnis von ganz oben.

Körpereigene Drogen

Im limbischen System findet nun bei großer sexueller Erregung (und später beim Orgasmus) ein neuronales Feuerwerk statt, an dem Neurotransmitter und Hormone beteiligt sind: Dopamin, Noradrenalin, Serotonin, Sexualhormone und sogenannte endogene Opioide. Ja, genau: Opioide. Kennt ihr wahrscheinlich als starke Schmerzmittel, die verschreibungspflichtig sind. Morphium, Oxycodon und Fentanyl zum Beispiel. Unsere körpereigenen Opioide werden im Hippocampus und in der Hypophyse (Hirnanhangdrüse) ausgeschüttet, sie wirken vor allem im zentralen Nervensystem (kommt gleich!) und haben viele verschiedene Funktionen. Beim Verdauungsprozess, bei der Atmung und bei Immunreaktionen zum Beispiel.

Okay, was haben die mit unserem Orgasmus zu tun? Endogene Opioide sind Peptide, die zum Beispiel bei extremem Stress ausgeschüttet werden. Sie hemmen die Schmerzübertragung (vor allem im Gehirn und Rückenmark), können aber auch Hungergefühle unterdrücken und Sexualhormone freisetzen. Außerdem – und das ist bei unserem Thema ja nicht ganz unwichtig – lösen sie euphorische Gefühle aus.

Peptide und Aminosäuren

Peptid: eine organische Verbindung aus mehreren miteinander verknüpften Aminosäuren

***Aminosäuren* sind Stoffwechsel-Booster:**

- stimulieren Insulinausschüttung
- regulieren Blutzuckerspiegel
- stärken Immunsystem
- unterstützen Gehirnfunktion
- beeinflussen Stimmung

Dieses endogene Opioidsystem (EOS) mit seinen Aminosäuren ist also unter anderem dafür zuständig, dass wir in einem erregten Zustand körperliche Reize als schön oder angenehm empfinden, die wir sonst vielleicht nicht so toll fänden. Stichwort: Schmerzunterdrückung. (Vergleicht mal die schöne sexuelle Penetration mit einer Untersuchung bei der Gynäkologin.) Es sorgt also dafür, dass wir beim Sex nicht von unangenehmen Dingen wie Schmerz und Hunger gestört werden: kein knurrender Magen, stattdessen bekommen wir eine Portion Sexualhormone garniert mit Euphorie. Unser Körper ist doch der Hammer!

Zu diesen phantastischen endogenen Opioiden gehören

auch Endorphine. Die kennt ihr: Umgangssprachlich werden sie auch Glückshormone genannt. Sie werden bei Freude, Lust und Wohlbefinden ausgeschüttet und können uns in einen positiven Rauschzustand versetzen. Endorphine sind nichts anderes als: **end**ogene M**orphine**. Also auch ein »von innen kommendes« körpereigenes Schmerzmittel. Daher hier der Tipp: Wenn ihr Kopfschmerzen habt, ist das kein Grund, keine Lust zu haben, im Gegenteil. Nach dem Sex sind die Kopfschmerzen wahrscheinlich weg. (Wer braucht da noch Ibuprofen?) Gilt übrigens auch zum Beispiel für Menstruationsbeschwerden.

Das limbische System schickt also mittels Neurotransmitter Glücksgefühle und Wohlbefinden von Zelle zu Zelle und so durch den ganzen Körper: Wir empfinden Lust, haben Freude und weniger Angst und Schmerzen. Und jetzt kommen wir dem Orgasmus langsam näher, nicht wahr? (Okay, nur theoretisch.) Wenn wir sexuelle Lust empfinden, gesellen sich zu den Endorphinen die Glückshormone Dopamin und Serotonin und auf der anderen Seite machen Teile unseres Großhirns Pause, heißt platt gesagt: Wir denken weniger. Das dürftet ihr schon selbst erfahren haben. ☺ Wir sind wie auf Droge, und das Denken fällt dann nicht mehr ganz so leicht. Das Großhirn ist die oberste Instanz in unserem zentralen Nervensystem. Komplexes Denken, kontrollierte Bewegungen, Sprache, Logik. Brauchen wir alles gerade nicht so dringend. Diese Funktionen werden herabgesetzt. Auch eine wichtige Voraussetzung für einen Orgasmus. So, und wie gelangten jetzt der ganze gute Stoff und die Informationen aus dem Kopf in unseren Körper? (Wir wollen ja auch irgendwann mal »unten« was spüren.)

Das Rückenmark und das zentrale Nervensystem

Unser Großhirn (Zerebrum) ist über das Stammhirn mit dem Rückenmark verbunden. Das Rückenmark liegt umschlossen von der Wirbelsäule im Wirbelkanal (Spinalkanal). Hier werden die Nachrichten zwischen Gehirn und Körper mit Hilfe des zentralen Nervensystems (ZNS) ausgetauscht. Das zentrale Nervensystem (ZNS) umfasst alle Nerven und Nervenbahnen in Gehirn und Rückenmark. Es ist das Kontroll- und Steuerungszentrum des gesamten Körpers.

Rückenmark (Medulla spinalis)

- Teil des zentralen Nervensystems (ZNS)
- verläuft innerhalb der Wirbelsäule im Spinalkanal
- tauscht Nachrichten zwischen Gehirn und Körper aus
- überträgt Signale aus dem Gehirn zum Körper (z. B. Arme oder Beine bewegen)
- überträgt Signale vom Körper zum Gehirn (z. B. Berührungen, Schmerzen)
- löst Reflexe aus (heiße Herdplatte!)
- Sitz des Erektions-, Orgasmus-, Ejakulationszentrums

Im Rückenmark befindet sich also auch das Erektionszentrum, ja, das gibt es wirklich. Es liegt in den Segmenten S2 bis S4 (zweites bis viertes Segment im sakralen Abschnitt des Rückenmarks in der Kreuzbeingegend).

Orgasmus- und Ejakulationszentrum liegen eine Etage höher (L2-L3, zweites und drittes Segment im lumbalen Abschnitt des Rückenmarks in der Lendengegend).

Sexualreflexe beim Mann

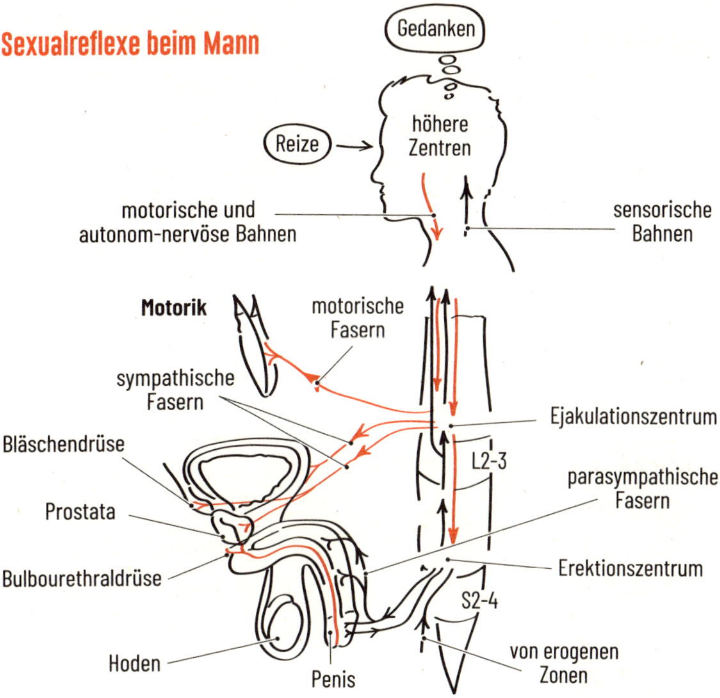

Bei sexueller Erregung schicken sowohl das Gehirn als auch die Genitalien und andere erogene Zonen (wie Brustwarzen zum Beispiel) ihre Impulse ans Erektionszentrum. Das ist sozusagen die erste Stufe. Das Erektionszentrum wird übrigens nicht nur bei sexuellen Handlungen oder Berührungen aktiv, das können auch visuelle Reize oder die reine Vorstellungskraft bewirken. Tolles Ding, so ein Gehirn, oder?

Das Erektionszentrum ist nun also wachgerüttelt und sendet Signale über parasympathische Nervenverbindungen an den Penis. *Zack*: Blut strömt in die Schwellkörper, voilà: eine Erektion. Oder es funkt Vagina, Klitoris und Schamlippen an. Die Folge: Anschwellen und Lubrikation (Befeuchtung). Vom Rückenmark aus verlaufen also Nervenstränge in die Pe-

Sexualreflexe bei der Frau

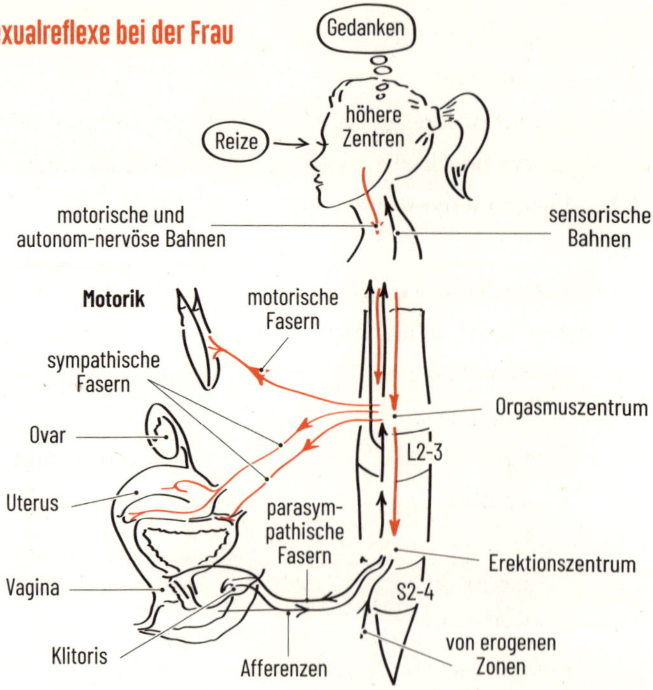

ripherie des Körpers und auch wieder zurück. Hin und her. Eine Datenautobahn. Diese außerhalb von Rückenmark und Gehirn liegenden Nerven und Nervenzellen bilden (wie der Name schon vermuten lässt) das periphere Nervensystem. Sie verbinden das ZNS mit dem Rest des Körpers, mit Muskeln und Organen. Reizaufnahme, Weitergabe und Verarbeitung von Impulsen finden über Nervenzellen (Neuronen) statt. Sie empfangen, verarbeiten und leiten Informationen weiter. Und natürlich geben die Neuronen nun auch die lustvollen Informationen weiter. Die bleiben nicht im Rückenmark stecken, sondern strahlen jetzt in den ganzen Körper aus. In die Peripherie. In unserem konkreten Fall (aus aktuellem Anlass sozusagen) vor allem unter die Gürtellinie. Das ZNS gibt über die

Nervenbahnen grünes Licht, es kann losgehen. Nun wird der ganze Körper aktiviert.

Wie aber funktioniert das mit der Reizweiterleitung, wenn das Rückenmark beschädigt ist? Dazu habe ich euch auch ein paar Infos zusammengestellt.

Sex bei Querschnittslähmung

Psychogene Erektion (Männer):

- wird vom Gehirn durch Sinnesreize wie Sehen, Hören, Riechen ausgelöst
- Rückenmarkszentrum T11-L2 muss größtenteils intakt sein (siehe Abbildung: Ejakulations- bzw. Orgasmuszentrum)

Reflektorische Erektion (Männer):

- wird durch direkte Stimulation des Penis ausgelöst
- Rückenmarkszentrum S2-S4 muss intakt sein (siehe Abbildung: Erektionszentrum)

Frauen:

- können sexuelle Stimulation und Orgasmus erleben
- Empfindungen können aber anders sein als vor der Querschnittlähmung
- kein Feuchtwerden der Scheide
- Vagina kann rhythmisch kontrahieren

Übrigens: Auch Bandscheibenvorfälle können je nach betroffenem Bereich der Wirbelsäule die Erektionsfähigkeit beeinträchtigen: Erregungsreize werden unter Umständen nicht mehr weitergeleitet, wenn durch Schäden im Bereich der Wirbelsäule Nerven abgedrückt sind.

Das vegetative Nervensystem

Das periphere Nervensystem besteht wiederum aus zwei Teilen: dem somatischen und dem vegetativen. Das somatische Nervensystem handelt willkürlich, also bewusst. Wir wissen, was wir tun. Das somatische Nervensystem gehorcht unseren Anweisungen. Wenn wir mal ganz praktisch in eine erotische Situation gehen, dann wäre der Griff zum Kondom, das Öffnen der Packung und das korrekte Überstreifen eine bewusste Handlung. Somatisches Nervensystem. Alles unter Kontrolle.

Das vegetative hingegen handelt unwillkürlich. Es macht, was es will. Eben autonom.

Das autonome Nervensystem (ANS) steht rund um die Uhr über Nervenbahnen mit dem Gehirn und den Organsystemen in Verbindung, die tauschen sich aus und halten den ganzen Laden am Laufen. Selbständig. Atmung, Herzschlag, Verdauung, Durchblutung. Sämtliche Vitalfunktionen. Müssen wir uns nicht aktiv drum kümmern, macht das ANS. Wenn wir aufgeregt und/oder erregt sind, gestreichelt werden, entspannt sind, uns wohlfühlen, dann kommen diese Infos beim ANS an. Und das reagiert.

Dazu hat es zwei Werkzeuge: Sympathikus und Parasympathikus. Das sind sozusagen die beiden Abteilungen des vegetativen Nervensystems. (Wer noch mehr darüber erfahren möchte: Das erkläre ich ausführlich in meinem Buch »Bleibt das Herz stehen, wenn man niest?«.) Der Sympathikus ist ergotrop, also leistungssteigernd, er erhöht zum Beispiel Herz- und Atemfrequenz, macht wach, aufmerksam und aktiv. Der Parasympathikus, unser Ruhe- und Erholungsnerv, macht das Gegenteil, er ist trophotrop, er verlangsamt den Puls und reguliert alles wieder runter. Entspannung. Schlaf.

Im besten Falle sorgen die beiden für ein inneres Gleichgewicht, die sogenannte Homöostase. Nach einer Stressphase oder nach dem Sport möchte der Körper auch mal wieder runterkommen. Gilt auch für Sex. Wir können ja nicht in einer Dauererregung feststecken, da rebelliert unser System.

(Vor allem die Nervenzellen, dazu kommen wir später ausführlich.) Wir wollen (und können) uns aber auch nicht permanent im Schlaftablettenmodus befinden. Dann reagiert unser Körper einfach nicht schnell genug, wenn es drauf ankommt. Wenn ein Feueralarm losgeht, wird der Sympathikus uns im wahrsten Sinne des Wortes Beine machen. Und wenn es Zeit ist, zu schlafen, dann sorgt der Parasympathikus dafür, dass uns vor dem Fernseher die Augen zufallen. Man bezeichnet Sympathikus und Parasympathikus oft als Gegenspieler, das stimmt aber eigentlich nicht. Es sollte ein Team sein, jeder hat seine Aufgaben, alles zu seiner Zeit. Und gerade beim Sex, vor allem beim Orgasmus, müssen sie gut zusammenspielen.

Besonders bei Männern (haben Studien gezeigt), hängt die Fähigkeit zum Orgasmus von dieser sensiblen Balance ab. Denn wer da wann zum Einsatz kommen darf, muss genau getimed werden. In der ersten Erregungsphase sind nämlich die parasympathischen Nervenstränge aktiv, die Reizübertragung findet über efferente Nervenfasern (also vom Rückenmark zu den Organen) statt. Die Spinalnerven verlassen den Wirbelkanal im Bereich des Kreuzbeins und strahlen von dort in den Körper aus. Es findet eine Umschaltung auf jene Nerven statt, die zurück in die Genitalregion führen. Ganz praktisch: zum Penis, zur Eichel, zur Bulbourethraldrüse. Von der Eichel und anderen erogenen Zonen fließen Impulse über afferente Nervenfasern (also von den Organen zum Rückenmark) wieder zurück.

Ganz genauso läuft es im weiblichen Unterleib.

Erektionszentrum (Rückenmark)

Parasympathische Nervenfasern senden Impulse an

- Klitoris, Schamlippen, Vagina
- Penisschwellköper, Eichel

Reaktion wird ausgelöst

Eichel, Vulva und andere erogene Zonen senden über parasympathische Nervenfasern Impulse zurück ans Erektionszentrum

Erst in der darauffolgenden Orgasmusphase werden die sympathischen Nervenstränge munter. Eigentlich verrückt, denn man könnte denken, es wäre umgekehrt. Ist aber nicht so. In der Erektionsphase müssen wir entspannt sein, dabei hilft der Parasympathikus. Beim Orgasmus, wenn Puls und Blutdruck stark ansteigen, die Muskeln sich anspannen und die Atmung schneller wird, kommt der Sympathikus zum Einsatz. Er sendet nun ebenfalls über efferente Nervenfasern vom Rückenmark Impulse an Bläschendrüse und Prostata. Und das aus dem höher gelegenen Ejakulationszentrum im Lendenbereich. Nur wenn beide im Gleichgewicht sind, ist Sex (plus Orgasmus) überhaupt möglich.

Orgasmus- und Ejakulationszentrum (Rückenmark)

Sympathische Nervenfasern

- Bläschendrüse, Prostata
- Gebärmutter und Beckenboden

Reaktion wird ausgelöst:

- Sekrete (Samenflüssigkeit) gebildet
- Kontraktionen

Der Parasympathikus bereitet die Geschlechtsorgane sozusagen auf den Sex vor, er steigert die Durchblutung, sorgt für eine Erektion. Mit zunehmender Erregung übernimmt dann der Sympathikus. Blutdruck und Atemfrequenz steigen. Er löst am Ende auch den Orgasmus (plus Ejakulation) aus, aber die Phase schauen wir uns natürlich genauer an. Nach dem Höhepunkt kann der Sympathikus Pause machen, der »Erholungsnerv« ist wieder an der Reihe.

Stellen wir uns das beim Mann mal bildlich vor: Der Penis (nicht der Mann!) bekommt die ganze Zeit Handlungsanweisungen vom Gehirn und Rückenmark und letztlich vom autonomen Nervensystem: erigieren, Erektion aufrechterhalten, kontrahieren (Orgasmus) und dann: erschlaffen. Das Gehirn hat also über Nervenbahnen einen direkten heißen Draht zu den Schwellkörpern. Und wenn diese Kommunikation zwischen Nervenzellen und Penis aus irgendeinem Grund nicht funktioniert, dann wird das nichts mit dem Orgasmus.

Umgekehrt leitet das vegetative Nervensystem aber auch Informationen vom Körper (aus den Organen und Muskeln) an das zentrale Nervensystem weiter, das die Botschaften zurück ans Gehirn sendet. Die Erektion, die feuchte Vagina, der erhöhte Herzschlag, die Berührungen, Worte, Gerüche, alles wird registriert und weiterkommuniziert. Unseren Nervenzellen entgeht nichts, und die petzen auch alles sofort weiter. Sollte körperlich oder psychisch irgendetwas unangenehm sein, wird es das Gehirn erfahren und entsprechende Maßnahmen ergreifen. Dann erschlafft der Penis, oder die Vagina wird nicht feucht.

Kommunikation ist alles, und alles ist Kommunikation

So, kurze Pause, hier werfen wir noch mal einen Blick auf die Wechseljahre. Ja, keine Panik. Ihr werdet gleich verstehen, warum ich das tue.

Die Bartholin-Drüse gibt keine Flüssigkeit mehr ab, weil ohne Östrogen – kein Sekret. Die Vagina ist zu trocken. Der Geschlechtsverkehr ist unangenehm – zwar durchaus erwünscht, aber vielleicht schmerzhaft. Diese Schmerzinfo gelangt vom vegetativen Nervensystem übers Rückenmark ins Gehirn und da setzen sich Amygdala, Hippocampus und Hypophyse erst mal zur Beratung zusammen. Vor den Wechseljahren haben uns Gehirn und Körper quasi signalisiert, dass wir Lust haben, indem sie Hormone ausgeschüttet haben. Nun müssen wir (!) dem Körper und dem Gehirn signalisieren, dass wir Lust haben. Und Sex wollen. Das ist jetzt unser Job. Da wäre schon mal das Gleitgel hilfreich, weil keine Schmerzinfo unser Gehirn alarmiert. Auch der Hippocampus hätte keine unangenehme Sex-Erinnerung verbucht, und der Hypothalamus könnte ohne Bedenken Sexual- und Glückshormone ins Rennen schicken.

Schauen Frauen aber nun auf ihren nackten Körper und denken: Boh, ich bin total unattraktiv, der Bauch und die Oberschenkel waren auch schon mal praller!, dann ist das leider schon aus Sicht des Nervensystems extrem kontraproduktiv, weil nun auch im Gehirn die entsprechenden Areale angefunkt werden. Und das heißt: negative Gedanken = negative Gefühle. Ängste (verlässt er mich wegen einer Jüngeren?), mangelndes Selbstwertgefühl, schlechtes Gewissen (klar, selbst schuld, du machst zu wenig Sport, iss weniger Süßigkeiten!) und Frust. Da ist dann Sense im weiblichen Lustzentrum. Und wenn das Lustzentrum blockiert ist, passiert auch im Erektionszentrum nichts, und dann gehen im Orgasmuszentrum die Lichter gar nicht erst an. Logisch, oder?

Auf der anderen Seite wäre auch unser Partner möglicherweise verunsichert, weil er denkt, wir hätten keine Lust, weil wir nicht feucht sind und auch sonst nicht bei der Sache. Denn diese Verunsicherung (oder der Frust) ist auch ein Gefühl, dass sofort im männlichen Oberstübchen ankommt. Auch Männer, gerade wenn sie älter werden und die Penisschwellkörper vielleicht nicht mehr so prall werden und/oder die Erektion nicht mehr so lange anhält, haben mit diesen mentalen Problemen zu kämpfen. Wenn sich da Ängste und Leistungsdruck aufbauen, torpedieren diese Gefühle sämtliche Lustzentren, sowohl im Gehirn als auch im Rückenmark. Hier spielen neben emotionalen Faktoren eben auch kognitive eine Rolle. Wenn wir unseren Partner oder unsere Partnerin sehen, schmecken oder riechen, dann werden diese Informationen im Gehirn verarbeitet. Ebenso aber auch sexuelle Phantasien und das, was wir beim Sex »denken« oder uns vorstellen. Und diese Informationen können einen positiven Einfluss auf das Erektions- und Orgasmuszentrum haben – oder aber einen negativen. Und das kann ganz unabhängig von Berührungen in der erogenen Zone ablaufen. Also untenrum gestreichelt werden und im Oberstübchen an die Steuernachzahlung denken. Oder an andere Sorgen und Ängste. Und dann kann das Gehirn natürlich von oben nach unten einen eher hemmenden Einfluss auf den Geschlechtsverkehr haben. Wenn der »One-Night-Stand« nicht gut riecht oder schmeckt (Achtung Smegma!) oder sich die eben noch so attraktive und sexy Eroberung aus der schummrigen Bar bei Licht betrachtet als Irrtum erweist. Oder einen plötzlich das schlechte Gewissen plagt … Dann funktioniert die Achse zwischen Lust- und Erektionszentrum nicht. Vollsperrung auf der erotischen Datenautobahn.

So wie unser Körper, Gehirn und Nervensystem miteinander kommunizieren, müsst auch ihr miteinander kommunizieren. Redet über eure Ängste, über Verunsicherungen, über körperliche Veränderungen. (Vielleicht hilft ja dabei auch dieses Buch!)

Fazit: Sex ist reine Nervensache, eine hochsensible neuronale Angelegenheit, da wird jeder Gedanke, jedes Gefühl, jede Berührung in rasender Geschwindigkeit durch den gesamten Organismus gefunkt, bewertet und verarbeitet. Wenn auch nur ein Störfaktor auftritt, kann uns das ganz schnell den Spaß verderben. Und somit ist ja wohl auch klar, dass der Weg zum Orgasmus eine sensible Nummer ist. Dagegen ist der Geschlechtsverkehr als körperlicher Akt relativ einfach. Den könnten wir auch alleine mit dem somatischen Nervensystem bewerkstelligen, indem wir bewusste zielgerichtete Handlungen ausführen. Wir könnten also Sex haben, ohne wirklich Lust zu empfinden oder Bock drauf zu haben. Beim Orgasmus aber müssen auch das Gehirn und die Reizübertragung via Nervenfasern funktionieren. Das System ist zu schlau und zu sensibel, das lässt sich nicht täuschen. Gut so!

TIPP

Eine tiefe Bauchatmung aktiviert den Parasympathikus und wirkt beruhigend und entspannend auf das vegetative Nervensystem. Schon circa sechs Atemzüge in den Bauch pro Minute reichen!

Hört auf euer Bauchgefühl!

Bei der sexuellen Erregung und beim Orgasmus arbeiten also das Rückenmark, das limbische System und das zentrale Nervensystem (plus ANS) Hand in Hand. Das limbische System verarbeitet Emotionen und versorgt uns mit Glückshormonen und anderen wichtigen Botenstoffen. Das Rückenmark ist der wichtige Nachrichtendienst, er überträgt die Informationen zwischen Körper, Organen und Gehirn hin und her und bereitet alles für Erektion und Ejakulation vor. Sympathikus und Parasympathikus sorgen für Aufregung und Entspannung zur rechten Zeit. Die sexuelle Erregung ist also ein Zusammenspiel aus autonomen Abläufen, die wir willentlich gar nicht steuern können. Wir können sie aber beeinflussen. Mit Dingen, die uns Spaß machen, die uns guttun, die wir schön finden. Und dazu gehören auch gute Gedanken! Es ist also extrem wichtig, dass ihr wisst und spürt, wie es euch wirklich geht. Verdrängt negative Gedanken und Emotionen nicht einfach. Schaut hin! Fühlt ihr euch wohl beim Liebesspiel? Und wenn nicht, warum ist das so? Seid ihr glücklich, macht euch der Sex wirklich Spaß? Oder ist euch etwas unangenehm? Habt ihr Sorgen oder Ängste? Geht den Dingen auf den Grund. Nur so könnt ihr einen befriedigenden sexuellen Höhepunkt erleben.

Der Sexualakt (mit oder ohne Orgasmus) ist eine komplexe Angelegenheit. Das Belohnungszentrum schüttet Dopamin aus, Endorphine werden freigesetzt, gleichzeitig können aber auch Bereiche im Gehirn die Lust hemmen. Und wenn das der Fall ist, kann es mit dem Orgasmus schwierig werden.

Und den wollen wir uns jetzt mal genau anschauen. Was passiert auf der Schwelle zwischen Erregung und Orgasmus? Und was, wenn wir im besten Fall die erlösende Orgasmusschwelle überschreiten?

Bis zum Gipfel

Schon in den Sechzigerjahren haben die berühmten Sexualforscher Masters und Johnson den Weg zum Orgasmus in vier Phasen eingeteilt, an denen sich die Wissenschaft auch heute noch weitgehend orientiert. Wir überspringen die sexuelle Appetenzphase, also das Verlangen nach Sexualität, und kommen gleich zur Sache. Nun fügen wir mal alle Komponenten zusammen.

1. Erregungsphase:

Kopfkino an: streicheln, kuscheln, küssen. Könnt ihr euch jetzt bitte mal vorstellen. Oder vielleicht jetzt gerade besser doch nicht, dann könnt ihr mir nämlich nicht mehr folgen. Also, alles was schön ist, passiert … Im Gehirn hat das limbische System mit Hilfe von Amygdala, Hippocampus und Hypothalamus seine Arbeit aufgenommen. Das kann sogar schon ein Blickkontakt, eine kleine Berührung sein.

Und werden wir gar an unseren erogenen Zonen berührt, wird das nun direkt über afferente Nerven bis ins untere Rückenmark zum Erektionszentrum weitergeleitet. Dort werden die ankommenden Signale auf ausgehende (efferente) Signale umgeschaltet. Das führt jetzt zum Beispiel auch zur Ausschüttung von Stickstoffmonoxid in den Geschlechtsorganen (Nitrospray, Viagra? Ihr erinnert euch?): Gefäße erweitern sich, es fließt mehr Blut, und Penis, Klitoris und Vulva-Schwellkörper schwellen an. Die Vagina und die Bartholin-Drüse sondern Sexualsekrete ab. Dadurch kann auch der Penis besser in die Vagina eindringen, die Frau ist sozusagen auch spürbar »bereit«. Außerdem wird das Vasoaktive Intestinale Peptid (VIP) ausgeschüttet (im zentralen Nervensystem und in den parasympathischen Nervenfasern), ein weiteres Peptidhormon, das die glatte Muskulatur entspannt (zum Beispiel im Magen, Darm und in den Bronchien) und zudem die Blutgefäße erweitert. Unter anderem regt es auch die Geschlechtsdrüsen (Bartholin, Bulbourethral und Paraurethral) zur Sekretproduktion an.

Der Neurotransmitter Serotonin wird ausgeschüttet und hat nun insbesondere bei Männern eine wichtige Funktion: Er beruhigt, sorgt für Wohlbefinden und hilft übrigens auch, den Samenerguss hinauszuzögern. (Deshalb spielt Serotonin bei Orgasmusstörungen auch eine besondere Rolle, dazu kommen wir später.)

2. Plateauphase:

Die Klitoris und die Peniseichel mit ihren zigtausend Nervenendungen werden zunehmend empfindlicher. Im Erektionszentrum ist jetzt der Bär los. Signale strömen hin und her. Langsam erhöht sich Muskelspannung im ganzen Körper. Beckenboden- und Vaginalmuskulatur spannen sich an, dadurch verengt sich die Scheide.

Und wir lösen an dieser Stelle gleich mal die Frage von weiter oben auf: Was ist die orgastische Manschette? Das ist sie: eine venöse Stauung (Blutansammlung) im Bereich des Scheideneingangs kurz vor dem Orgasmus. Klingt ein bisschen nach Folterinstrument, ist aber eine super Sache, die unser Körper sich mal wieder ganz alleine ausgedacht hat. Der *Plexus uterovaginalis* steuert den Blutfluss in die Vagina und die Muskulatur der Vaginalwand. Als Plexus bezeichnet man ein Netzwerk aus Venen, Arterien, Lymphgefäßen oder Nervenbahnen. Im *Plexus uterovaginalis* gibt es sowohl parasympathische (gehen vom Erektionszentrum aus) als auch sympathische Nervenfasern. Und die beiden (also Teamarbeit!) setzen mit Hilfe des *Musculus pubococcygeus* (ein Schambein-Steißbein-Muskel der Beckenbodenmuskulatur) die orgastische Manschette in Gang, in dem sie die Vagina und die kleinen Schamlippen verengen.

Bei den Männern wird in der Plateauphase die Bulbourethraldrüse aktiv und sondert nun den Lusttropfen ab. Das Kleinhirn (an der Hinterseite des Hirnstamms) löst jetzt verschiedene Muskelspannungen aus, Muskeln ziehen sich zusammen, es kommt zu rhythmischen Muskelkontraktionen der Beckenmuskulatur. (Ich sag ja: Training!) Jetzt wird es spannend. Denn nun verlassen wir so langsam das Erektionszentrum und begeben uns ins Orgasmus- beziehungsweise Ejakulationszentrum.

3. Orgasmusphase:

Puls-, Atemfrequenz- und Blutdruck steigen weiter an. Die angespannte Beckenboden- und Vaginalmuskulatur erhöht mit Hilfe motorischer Fasern die Kontraktionen. Das zentrale Nervensystem arbeitet weiter auf Hochtouren. Da werden permanent Informationen ausgetauscht, die Vitalfunktionen (Herz-Kreislauf, Puls) registriert, das Hormonsystem angefeuert. Vor allem findet jetzt über Nervenbahnen (motorische, autonome und sensorische) ein Austausch zwischen Erektions- und Ejakulationszentrum (Mann) beziehungsweise Orgasmuszentrum (Frau) statt. Die Lust klettert in unserem Rückenmark eine Stufe höher (Klimax = Treppe!). Und von dort führen nun sympathische Impulse (der Name passt!) zur Prostata, zur Bläschendrüse und zur Gebärmutter. Klar, denn jetzt geben Bläschendrüse und Prostata ihr Sekret ab, dass sich mit den Spermien vermischt. Und die Gebärmutter beginnt zu kontrahieren. (Das Erektionszentrum ist in dieser Phase zwar auch noch aktiv, aber der wichtigste Job ist da erst mal erledigt: Erektion, Befeuchtung, Durchblutung. Die Funktionen werden sozusagen »nur noch« am Laufen gehalten.)

Nun wird vom Hypothalamus auch Oxytocin freigesetzt. Das »Kuschel- und Liebeshormon« wirkt ebenfalls auf die Beckenbodenmuskulatur, es regt zusätzlich zu Kontraktionen an. Und jetzt kommt auch der *Nucleus accumbens* in den Basalganglien zum Einsatz, er reagiert wie gesagt hochempfindlich auf Dopamin, das ja nun in Mengen ausgeschüttet wird. Das Belohnungssystem wird aktiviert! Letztlich werden wir also mit einem Orgasmus belohnt. Die gesamte Genitalregion (bei Frauen inklusive Gebärmutter) geraten durch Muskelkontraktionen in Bewegung, die an ihrem höchsten Punkt zu einer sexuellen Entladung führen. Der Orgasmus ist also eine energetische Spannungsabfuhr, der Körper reagiert auf die immer weiter steigende Anspannung während des Geschlechtsverkehrs irgendwann mit Zuckungen. Deshalb zucken die Muskeln beim Orgasmus! Und das können wir nicht steuern, da kann man auch schlecht was vortäuschen. Frauen können dramatisch stöhnen, ihre Muskeln zucken lassen können sie nicht.

Die orgastische Manschette kontrahiert beim Höhepunkt zwischen vier- und fünfzehnmal. (Ein »normaler« Orgasmus wird angeblich von circa fünf, ein besonders intensiver von zehn bis fünfzehn Kontraktionen begleitet.)

Bei den Jungs kommt jetzt der *Point of no return*.

Die ejakulatorische Unvermeidbarkeit. Ja, die gibt es. Ihr könnt euch das so vorstellen: Die Spermien haben längst die Hoden verlassen, sind durch die Samenleiter zur Bläschendrüse und via Spritzkanälchen zur Prostata geschwommen, wo sie sich mit der Samenflüssigkeit vermischt haben, und nun flitzen sie weiter in die Harnröhre – und ab jetzt gibt's kein Halten mehr. Diese Phase tritt ein, wenn eine große Menge Sperma (wir erinnern uns: Spermien plus Samenflüssigkeit) vorhanden ist. Die Harnröhre hat sich derweil schon erweitert. Die Info hat sie natürlich auch übers Nervensystem erhalten, das hat ihr die Ladung bereits angekündigt. Der äußere Harnröhrenschließmuskel kann zwar noch mit letzter Kraft (wenn Mann das schafft) das Sperma davon abhalten, herauszuschießen, aber nur ein paar Sekunden, denn nun beginnen die Muskeln in Penis, Beckenboden und Prostata im Rhythmus zu zucken – und das richtig schnell: im Abstand von weniger als einer Sekunde. Die ersten drei bis vier Kontraktionen sind am stärksten. In der gleichen Geschwindigkeit kontrahiert die Harnröhre, und nun geht nix mehr, der Harnröhrenschließmuskel kapituliert: Das aufgestaute Sperma spritzt stoßweise mit einer Geschwindigkeit von siebzehn Stundenkilometern heraus. (Das ist das höchste gemessene Tempo. Langsamer geht auch.) Beim Point of no return kann Mann an alles Mögliche denken, es wird nichts bringen. Wenn das Sperma die Prostata erst mal verlassen hat und beim Samenhügel in die

Harnröhre eintritt, gibt's kein Zurück mehr. Da kann auch das Gehirn nix mehr machen.

Und wie ist es bei den Frauen? An dieser Stelle wird es mit der Beschreibung des weiblichen Orgasmus schwierig, weil jede Frau ihn anders erlebt und natürlich auch subjektiv beschreibt. Wie bereits erwähnt, kann es zwar bei einigen Frauen dann auch zu einer Ejakulation (Squirting) kommen: Die Paraurethraldrüse sondert eine Flüssigkeit ab. Aber ist das nicht der Fall, können wir kein vergleichbares »Ergebnis« sehen. Es gibt Muskelkontraktionen und Entladungen (Zuckungen), die unterschiedlich stark ausfallen. Beim Mann ist es profaner: Er ejakuliert einfach. Fakt: Ein Mann kann eine Ejakulation nicht vortäuschen.

4. Rückbildungsphase:

Entspannung ist angesagt. Die Erregung flacht ab, Puls-, Atemfrequenz- und Blutdruck normalisieren sich. Die Erektion geht zurück, die Vulvalippen schwellen ab. Das Nervensystem weiß, was zu tun ist. Der Parasympathikus übernimmt wieder. Das Orgasmuszentrum mit Sympathikus beruhigt sich. Die Hirnanhangdrüse bildet jetzt das Hormon Prolaktin, was ebenfalls ein positives Gefühl auslöst, aber auch die Libido etwas hemmt. Vor allem bei Männern bewirkt das Hormon, dass sie jetzt müde sind und ein Päuschen machen wollen. Und vielleicht jetzt lieber ein bisschen kuscheln.

So, durchatmen und entspannen. Von der Erregungsphase bis zum Orgasmus ist unser Körper ein einziges Hochspannungswerk. Milliarden von Nervenzellen haben über chemische und elektrische Signale unzählige Reize weitergeleitet. Jetzt muss das gesamte System wieder runterfahren. Ein Orgasmus ist nämlich eine neuronale Höchstleistung.

Das Bindungshormon Oxytocin

Wir wissen nun, dass Oxytocin beim Geschlechtsverkehr ausgeschüttet wird und allerlei Funktionen hat. Doch lasst uns mal genauer hinschauen. Das »Kuschelhormon« ist nicht nur für die sexuelle Erregung zuständig, sondern auch für unser Bindungsverhalten. Nicht umsonst spielt es beim Geburtsvorgang eine immense Rolle, es sichert die Bindung zwischen Mutter und Kind. Die mit dem direkten Körperkontakt verbundene Hormonausschüttung führt nach der Geburt zum *Bonding*, zur Verbindung. Und das funktioniert eben auch bei Liebespaaren. Besonders nach dem Orgasmus kommt es bei Männern und Frauen zu einem regelrechten Oxytocin-Schub, der Nähe, Wohlbefinden und Vertrautheit auslöst. Aber die auslösenden Faktoren sind unterschiedlich! Frauen reagieren mehr auf Geborgenheit, auf Umarmungen und Zärtlichkeit. Und das schon vor dem Orgasmus. Männer hingegen setzen Oxytocin über die Lust frei, hier entsteht die Verbindung über Sexualität und den sexuellen Höhepunkt. Bei schnellem, eher unpersönlichem Sex (wie One-Night-Stands zum Beispiel) könnte also bei Frauen kaum Oxytocin ausgeschüttet werden, das Bindungshormon kommt nicht zum Einsatz. Hier fehlen dann Umarmungen, Streicheleinheiten und Wohlgefühl. Stattdessen wird bei »reinem« (oder »hartem«) Sex vermehrt Adrenalin und Cortisol ausgeschüttet, also Stresshormone. Erst wenn wir (Frauen!) uns beim Sex hingeben, Vertrauen haben und echte Nähe zulassen, kann auch Oxytocin freigesetzt werden und eine tiefe Verbindung entstehen. Und Oxytocin senkt den Cortisol- und Adrenalinspiegel. Liebe Frauen, wir brauchen also das Bindungshormon. Und das wird nur aktiv, wenn wir auch ausgiebig kuscheln.

Meine Erkenntnis an dieser Stelle: Männer benötigen Sex, um sich zu binden, Frauen möchten kuscheln, um den Oxytocinpeak zu erreichen. Um hier mal eine (nicht seine☺) Lanze für die Männerwelt zu brechen – und ja, auch das sollten wir als Frauen mal tun:
Den Mann mit Sexentzug zu »bestrafen« oder lange keinen Sex zu haben ist aus hormoneller Sicht für den Mann eine ausweglose Situation. Die Männer brauchen nämlich »den Akt« für ihr Wohlbefinden, ihren Hormonhaushalt und auch ihre Bindung zur Partnerin. Genauso wie wir Frauen die Nähe, den Körperkontakt und das Kuscheln brauchen, um uns an den Partner zu binden.
Denkt mal drüber nach. Da bekommt der Ausdruck »Der will immer nur Sex« eine ganz andere Bedeutung.

Oxytocin

- hat eine kontrahierende Wirkung auf die Gebärmutter
- kann bei der Geburt verabreicht werden, um Wehen auszulösen
- sorgt für zwischenmenschliche Bindung
- gibt Gefühl von Geborgenheit, Sicherheit und Verbundenheit

Die Zigarette danach ...

... nee, Leute, kleiner Scherz. Rauchen ist schädlich – auch für Geschlechtsorgane und Sexualität. Es greift die Blutgefäße an, verhärtet sie und macht sie weniger elastisch. Mal ganz abgesehen von gefährlichen Herz-Kreislauf-Erkrankungen, betrifft das auch den Penis. Hallo? Schwellkörper? Je mehr ein Mann qualmt, desto größer die Gefahr von Erektionsproblemen. Und das Nikotin macht auch vor den Hoden nicht halt, es wirkt sich negativ auf die Spermienproduktion aus, die Samenzellen werden langsamer und kleiner.

Aber auch die Damen sollten auf den Glimmstängel verzichten: Die Giftstoffe beeinträchtigen die Eizellen-Entwicklung und die Produktion von Schwangerschaftshormonen. Frauen, die rauchen, sind häufiger unfruchtbar als jene, die nach dem Sex ein Stück Schokolade naschen (oder zwei). Also entweder die Zigarette danach oder eine weitere Runde. Wenn ihr Letzteres bevorzugt, solltet ihr euch das mit den Zigaretten lieber gänzlich überlegen (wäre eh besser). ☺

Postkoital

Das männliche Gehirn stellt jetzt um auf Refraktärzeit. Es sagt also quasi: Pause, mein Freund! Das ist die Phase, in der ein Mann nach dem Orgasmus keine Erektion bekommen kann. Die Refraktärzeit fällt höchst individuell aus und kann Minuten, Stunden oder (eher seltener) auch Tage dauern. Das ist von vielen unterschiedlichen Faktoren abhängig, natürlich spielt auch das Alter eine Rolle. Aber vor allem die Gesamtkonstitution eines Mannes. Ein gesunder Körper regeneriert nach dem Orgasmus schneller als einer, der dauerhaft mit Alkohol und Nikotin belastet wird, unter starkem Stress steht oder von anderen negativen Faktoren (Krankheiten, mangelndes Immunsystem) beeinflusst ist.

Generell aber gilt: Die Jungs (egal wie alt, vital oder »geil«) können gar nichts dafür, dass sie nicht sofort wieder eine Erektion bekommen. Selbst wenn sie es unbedingt wollten. Die Nervenzellen streiken einfach und senden (erst mal) keine Signale weiter. Reiner Selbstschutz. (Siehe Kasten unten.) Eine Studie zeigt, dass es bei Männern nach dem Orgasmus zudem einen rapiden Abfall von Adrenalin und Noradrenalin gibt und gleichzeitig eine Zunahme von Oxytocin und Prolaktin. Das ist der Grund für die (männliche!) postkoitale Müdigkeit. Liebe Frauen, es liegt nicht an euch: Der Typ ist wirklich müde!

Apropos postkoital: Es kann auch sein, dass man nach dem Sex plötzlich aus unerfindlichen Gründen traurig ist und weinen muss, das betrifft Männer und Frauen. Hier scheinen Hormone und chemische Prozesse im Körper für ein Gefühlschaos zu sorgen. So genau ist dieses Phänomen aber noch nicht erforscht. Die postkoitale Dysphorie tritt in der Entspannungsphase nach dem Sex auf. Es kommt zu unerklärlichen Gefühlen wie Traurigkeit, Betrübtheit oder Beklemmung. Mögliche Ursachen können Beziehungs- oder Bindungsängste, Schuldgefühle, Kontrollverlust, übersteigertes Normen-Werte-System und/oder genetische Faktoren (Hormonsystem) sein. Tritt dieser Zustand regelmäßig auf, sollte man auch da genauer hinschauen. Denn die postkoitale Dysphorie ist eine Sexualfunktionsstörung und hat meist psychische Gründe, die ihr ernst nehmen solltet!

Refraktärzeit

(lateinisch *refractus* = gehemmt, gebrochen)

- ist die Phase, in der eine Nervenzelle kein erneutes Signal weiterleiten kann
- die Refraktärzeit ist wichtig für die Reizweiterleitung
- ermöglicht Ruhe und sichert optimale Funktion der Nervenzellen

Mein Rat: Stresst die Jungs bitte nicht, die Neuronen müssen sich ausruhen!

Warum es gut ist, eine Frau zu sein!

Während Männer nach dem Orgasmus erst mal regenerieren müssen, weil die Nervenzellen das so wollen, können wir Frauen mehrere Höhepunkte erleben. Multiple Orgasmen. Wobei es (wissenschaftlich) nicht immer ganz eindeutig ist, ob es sich bei dem Begriff Multiple Orgasmen um mehrere Orgasmen hintereinander handelt oder um einen Höhepunkt, der in mehreren Wellen kommt. Von Vorteil ist für Frauen sicher auch die »Lustperle«, die unabhängig vom vaginalen Geschlechtsverkehr äußerlich stimuliert werden und ebenfalls zum Orgasmus führen kann. Frauen können also einen vaginalen und klitoralen Orgasmus erleben – und das auch mehrfach hintereinander!

Womit wir bei einer Frage angekommen sind, die immer noch heiß diskutiert wird: Was ist »besser«: vaginal oder klitoral? Der gute alte Sigmund Freud hat ja neben einigen wichtigen Erkenntnissen auch so manchen Unsinn von sich gegeben. Zum Beispiel zum Thema Orgasmus. Er bezeichnete nämlich den vaginalen Orgasmus als »reif« und den klitoralen als »unreif«. Demnach bekommen nur »reife« Frauen einen vaginalen Orgasmus und Frauen, die nur klitoral zum Höhepunkt kommen, sind »unreif«. Die müssen also nach Freud den vaginalen erst noch lernen. Das hat verständlicherweise viele Sexualwissenschaftlerinnen auf die Palme gebracht. Wenn man bedenkt, dass erst Ende der Neunzigerjahre eine australische Urologin die Anatomie der Klitoris vollständig erforscht hat, nämlich dass es sich nicht nur um eine von außen sichtbare Mini-Perle handelt, sondern sich deren Schwellkörper ins Innere erstrecken, dann kann man Freud diese Aussage vielleicht nachsehen. (Wobei …, nee, kann man nicht.) Der klitorale Orgasmus ist weder unreif noch weniger wert. Viele Sexualwissenschaftler gehen nämlich davon aus, dass auch der vaginale Orgasmus von der Klitoris ausgeht, zumindest mit ihr in Verbindung steht. Denn die innen liegenden Klitoris-Schwellkörper umschließen den Vaginalkanal und somit kann auch bei der vaginalen Penetration die Klitoris stimuliert werden. Alles ist wie immer mit allem verbunden. Einige Frauen erleben den vaginalen Orgasmus anders als den klitoralen, bei manchen ist der eine intensiver als der andere. Und das Beste daran ist: Wir können beide erleben. Auch direkt nacheinander. Mehrfach. Während die Jungs erst mal eine Pause brauchen … Aber die könnten sie zum Beispiel nutzen, um die wunderbare Vulva mit ihrer Klitoris sanft zu erforschen.

Orgasmus und Fruchtbarkeit

Kommen wir auf die Frage zurück, ob der weibliche Orgasmus einen biologischen Sinn hat. Erhöht er gar die Fruchtbarkeit?

Hier spielt das Oxytocin wieder eine entscheidende Rolle.

Mehr von diesem Liebeshormon bedeutet nämlich auch, dass die Konzentration des Luteinisierenden Hormons (LH) steigt. Und das LH löst ja, wie wir nun wissen, den Eisprung aus. Erleben wir also einen Orgasmus um den Eisprung herum, wird der zusätzlich vom Oxytocin beziehungsweise vom LH angefeuert.

Und da um den Eisprung herum die Libido, also die sexuelle Lust, besonders ausgeprägt ist, kommen hier fruchtbarkeitsfördernde Faktoren zusammen. Außerdem sorgt das Oxytocin dafür, dass sich die Gebärmuttermuskulatur zusammenzieht. Und Untersuchungen zufolge können Samenzellen durch die Kontraktionen im Uterus leichter in die Eileiter und somit zur Eizelle gelangen. Die werden sozusagen noch angeschubst! Ein Orgasmus kann also durchaus auch biologisch sinnvoll sein. Muss aber nicht. Man kann ihn einfach auch so genießen.

Sexuelle Stimulation ist etwas Wunderbares. Und ein Orgasmus eben der Höhepunkt des Ganzen. Wenn alle Faktoren stimmen und es sich gut und richtig anfühlt. Aber kann diese Stimulation unseren Geschlechtsorganen auch schaden? Stellen wir uns mal folgendes Szenario bei einer Frauenärztin vor:

»Hallo Frau Seliger, waren Sie nicht erst vor kurzem zur Vorsorge hier? Haben Sie Beschwerden?«

Die Patientin sieht nur etwas blass aus, denkt Frau Dr. Meyer und wirft einen Blick in die Patientenakte. Letzte Untersuchung: ohne Befund. Alles gut. Pap 1: keine Auffälligkeit.

»Ich weiß nicht. Nee, keine Beschwerden.«

»Aber irgendwas führt Sie doch zu mir?«

»Können Sie mich unten mal untersuchen, ich glaube, da stimmt was nicht.«

»Was stimmt denn da nicht? Haben Sie Schmerzen?«

»Nee, im Gegenteil. Ich spür da nichts mehr. Als wär' da was abgestorben.«

Hier machen wir eine kurze Pause und lassen die Kollegin Frau Seliger untenrum mal untersuchen. (Dazu gehen wir natürlich raus.)

Bitte nicht übertreiben!

Die beim Sex und Orgasmus ausgeschütteten Botenstoffe wirken wie gesunde Drogen, sie versetzen uns in einen Rausch, machen euphorisch und glücklich. Daher möchten wir dieses Gefühl immer wieder haben. (*Nucleus accumbens*, der kleine Sucht- und Belohnungskern.) Der Orgasmus als höchstes sexuelles Ziel. Das wissen auch schlaue Geschäftsleute und werben mit Sextoys, mit Klitoris-Stimulatoren und Vibratoren. Angeblich mit Orgasmus-Garantie. Was ja schon deshalb ein kühnes Versprechen ist, weil der Orgasmus nicht von einer Maschine ausgelöst wird, sondern vom Gehirn beziehungsweise im Rückenmark. Stimmt die Biochemie im Oberstübchen nicht, haben auch die besten Super-Vibratoren keine Chance. Was also nur damit zusammenhängen könnte, dass der »Solo-Sex« mit einem mechanischen Freund vielleicht besser ist als mit einem Menschen aus Fleisch und Blut? Weil frau dann entspannter ist und es keine Störfaktoren im Gehirn und Nervensystem gibt? Welche Faktoren da auch immer eine Rolle spielen, den »garantierten« Orgasmus lösen immer noch wir selber aus beziehungsweise unser Erektions- und Orgasmuszentrum.

Klar aber ist: Solche »Hilfsmittel« sorgen für einen starken sexuellen Reiz, es sind Maschinen. Und an diesen Reiz kann frau sich gewöhnen beziehungsweise Vulva und Vagina.

Kehren wir kurz wieder in die Praxis zurück. Frau Seliger darf sich wieder anziehen.

Frau Dr. Meyer streift die Latex-Handschuhe ab.

»Mit ihrer Vulva ist so weit alles in Ordnung. Äußerlich kann ich da nichts erkennen.«

»Da ist aber alles gefühllos.«

»Kann es sein, dass Ihr Intimbereich etwas überreizt ist? Hatten Sie viel Sex in letzter Zeit?«

Die Patientin windet sich ein wenig.

»Nee, nicht direkt.«

»Wie denn dann? Indirekt?«

»Ich habe mir so ein Gerät gekauft. Mit Orgasmus-Garantie. Und das funktioniert wirklich!«

Jetzt strahlt Frau Seliger übers ganze Gesicht.

»Was ist das denn für ein Gerät?«

»Das legt man auf den Kitzler … Also die …«

»Klitoris.«

»Genau, und die wird dann stimuliert.«

»Und wie oft haben Sie das in der letzten Zeit gemacht?«

»Jeden Tag.«

»Einmal am Tag?«

»Äh, ne. Mehrmals.«

»Okay, Frau Seliger. Könnten Sie mal versuchen, mir genau zu sagen, seit wann, wie oft?«

»Seit ungefähr zehn Tagen, jeden Tag so zwei-, dreimal. Manchmal auch viermal.«

»Und jetzt plötzlich funktioniert das nicht mehr? Sie spüren nichts mehr, keinen Orgasmus mehr?«

»Doch, mit dem Ding schon. Ich habe aber jemanden kennengelernt, und da habe ich jetzt beim Sex gemerkt, dass ich da unten nichts mehr spüre. Und jetzt habe ich Angst, dass ich das Dead Vagina Syndrom habe. Hab ich im Internet gegoogelt.«

Frau Dr. Meyer lächelt. Dead Vagina Syndrom. Ein neues Schreckgespenst geht um.

»Ich schlage vor, Sie machen mit dem Gerät jetzt mal eine Pause und geben Ihrem neuen Freund eine Chance, okay?«

Frau Seliger guckt jetzt sehr, sehr unglücklich.

»Und der wird Ihre Vagina und Ihre Vulva schon wieder zum Leben erwecken!«

Kommen mechanische Stimulatoren zu oft zum Einsatz (und damit meine ich wirklich mehrmals täglich), kann es auch zu einer Überreizung kommen. Und dann kann es natürlich sein, dass ein »normaler« Penis oder eine Zunge die gleichen »Leistungen« nicht (mehr) erbringt. Der Sex ist vielleicht weniger intensiv, oder eure Vagina oder Klitoris werden unempfindlich(er). Dann bitte mal mit den Dingern pausieren, damit sich alles wieder erholt. Also übertreibt es nicht mit diesen Geräten. Es gibt keine wissenschaftlichen Beweise für das *Dead Vagina Syndrom*. Also: Taubheitsgefühle in Vagina und Vulva nach exzessiver Masturbation mit mechanischen Stimulatoren. Aber die Vagina mit ihren Schleimhäuten und insbesondere die Klitoris sind empfindliche Organe. Und wir sollten sie auch so behandeln. Ich kann total verstehen, dass Frauen (wie Frau Seliger) einen Orgasmus erleben möchten, und dann dürfen sie auch gerne zum Vibrator greifen. Eine wichtige Erkenntnis habt ihr dann auf jeden Fall: Ihr könnt einen Orgasmus erleben! Das ist doch schon mal eine gute Nachricht. Aber wenn das mit dem Orgasmus auf »konventionellem« Weg nicht klappt, könnte das auch andere Ursachen haben. Und die sitzen nicht unter der Gürtellinie, sondern im Oberstübchen.

Der männliche Orgasmus

Ich möchte gerne noch mal auf das schöne Thema Prostata zu sprechen kommen. Denn die Vorsteherdrüse sollte nicht nur ab einem bestimmten Alter regelmäßig untersucht werden, die kann ja viel mehr. Wenn wir bisher über den männlichen sexuellen Höhepunkt gesprochen haben, dann immer im Zusammenhang mit Penetration oder Masturbation. Die Stimulation von Penis und Eichel. Männer können aber auch anders »kommen«. Stichwort: Prostatamassage. Okay, ihr denkt jetzt an mein Erlebnis aus der Studentenzeit, älterer Herr soll Prostatasekret abgeben, und Caro hilft ihm dabei. Hat so gar nichts mit Erotik zu tun. Stimmt. Das hat eine gynäkologische Untersuchung von Vagina und Gebärmutter aber auch nicht. Auf das Setting kommt es an, und wer da was warum stimuliert.

Auch die Stimulation der Prostata kann einen Orgasmus auslösen, sie ist schließlich Teil der männlichen Geschlechtsorgane und rundum von Erektionsnerven umgeben. Sie ist selbst ein Lustzentrum. Die Vorsteherdrüse sondert ja nicht einfach nur so ein Sekret ab, das tut sie im Erektions- und Ejakulationsmodus. Vielleicht haben viele Männer hier eine Hemmschwelle, weil die Prostatadrüse eben nur durch den Hintereingang erreichbar ist, das ist verständlich. Und möglichweise finden das manche Frauen unerotisch oder befremdlich. Aber es gibt ja auch Paare, die gerne Analsex praktizieren. Jeder so, wie er mag. Gegen eine erotische Prostatamassage ist nichts einzuwenden, und vielleicht eröffnet sie Männern ja auch eine weitere Orgasmus-Dimension. Erlaubt ist, was gefällt. (Bitte viel Gleitgel verwenden und mit sanftem Druck stimulieren, die Prostata ist eben ein empfindliches Organ, das man auch verletzen kann.) Übrigens wird die Prostata auch als

G-Punkt des Mannes bezeichnet. Den hat Herr Gräfenberg aber garantiert nicht »erfunden«.

Vorzeitiger Samenerguss

Ja, Leute, wir müssen auch über die Schattenseiten sprechen. Es klappt nicht immer alles so, wie wir es wollen. Ist aber nicht schlimm. Lasst uns einfach drüber reden. Die *Ejaculatio praecox* ist die häufigste sexuelle Funktionsstörung beim Mann. Tja, was ist vorzeitig? Das ist ein schwammiger Begriff. Wer oder was bestimmt, wie lange Mann beim Sex »Stehvermögen« beweisen muss? Und wann er endlich ejakulieren darf. Dazu müssen wir uns mal die verschiedenen Formen anschauen: Es gibt eine primäre und sekundäre Form der *Ejaculatio praecox*.

Bei der primären haben Männer in der Regel schon seit ihrer Jugend und lebenslang ein Problem, den Samenerguss zu kontrollieren. Das ist meist nicht nur beim Geschlechtsverkehr der Fall, sondern auch bei der Masturbation. Laut einer internationalen Studie dauert die intravaginale Ejakulationslatenzzeit (IELT) im Durchschnitt fünf bis sechs Minuten. IELT bedeutet: Die Zeit vom Eindringen des Penis (inklusive Penetration) bis zur Ejakulation. Ja, so was messen Sexualwissenschaftler.

Bei der primären *Ejaculatio praecox* liegt die Latenzzeit bei maximal zwei Minuten, teilweise auch bei unter einer Minute. Heißt: Die Dauer liegt also weit unter dem »Normalwert«. Noch forscht die Wissenschaft nach Ursachen. Eine Vermutung geht davon aus, dass es sich um genetische Faktoren handelt, auch eine Hypersensibilität von Serotoninrezeptoren wird diskutiert. Denn wenn zu wenig entspannendes Serotonin zur Verfügung steht, kann der Samenerguss nicht erfolgreich hinausgezögert werden. Auch eine chronische Prostatitis (Prostataentzündung) könnte der Grund sein.

Kommt es schon zur Ejakulation vor dem Eindringen in die Scheide, sprechen wir von *Ejaculatio ante portas*. Diese Form ist aber eher selten, und Männer mit dieser sexuellen Funktionsstörung können Geschlechtsverkehr in der Regel gar nicht ausüben.

Die sekundäre Form des *Ejaculatio praecox* tritt erst im Laufe des Lebens auf, ist also ein erworbener vorzeitiger Samenerguss. Ursachen können organische oder psychische Erkrankungen sein, aber auch einfach Stress. Ihr müsst aber nicht gleich in Panik verfallen, wenn das gelegentlich mal vorkommt. Gerade nach längerer Sex-Abstinenz kann eine große Erregung natürlich auch mal zu einem vorzeitigen Samenerguss führen, kein Problem. Es könnte auch sein, dass bei euch alles super in Ordnung ist, ihr aber nur das Gefühl habt, dass ihr zu früh »kommt«. Dann schaut mal auf die Uhr, wenn ihr im durchschnittlichen Normbereich von bis zu sieben Minuten liegt, ist alles in Butter! Alles, was darüber liegt, ist Champions League. Oder einem supertrainierten Beckenboden zu verdanken!

Wann wird der vorzeitige Samenerguss als sexuelle Funktionsstörung diagnostiziert? Wenn es innerhalb einer Minute nach dem Eindringen (oder schon davor) fast immer (ungewollt) zu einem Samenerguss kommt. Und wenn das über einen Zeitraum von mehr als sechs Monaten auftritt. Wenn keine anderen Erkrankungen zugrunde liegen. Meist ist der *Ejaculatio praecox* eine Folge der Erektilen Dysfunktion (Erektionsstörung), bei der der Penis nur unzureichend steif wird oder die Erektionsdauer zu kurz ist. Lasst euch also unbedingt ärztlich beraten, wenn ein vorzeitiger Samenerguss euer Liebesleben dauerhaft beeinträchtigt. Medikamente (zum Beispiel Serotonin-Wiederaufnahmehemmer) oder auch sexualtherapeutische Behandlungen können helfen.

Der trockene Orgasmus

Da wären wir wieder bei der Frage von vorhin: Ist Ejakulation = Orgasmus? Unter normalen physiologischen Bedingungen ist das so. Es gibt aber einen Orgasmus ohne Ejakulation, sowie eine Ejakulation ohne Orgasmus. Beides ist eher selten. Für einen Orgasmus ohne Ejakulation gibt es zwei medizinische Ursachen.

Die retrograde Ejakulation: Der Samen wird nicht durch die Harnröhre abgegeben (also vorne raus), sondern nach hinten in die Blase. Retrograd = rückläufig. Wie wir wissen, macht der Blasenschließmuskel normalerweise vor einem Samenerguss die Schotten dicht, aber bei einigen Erkrankungen (zum Beispiel Multiple Sklerose, Bandscheibenvorfälle, Nervenerkrankungen, Prostataoperationen, Diabetes mellitus) ist diese automatische Körperfunktion beeinträchtigt. Und dann kann es sein, dass nach dem Orgasmus der Urin trübe ist, weil er mit Sperma vermischt ist. Problematisch ist das nicht, kann aber nur behoben werden, wenn man die ursächliche Erkrankung behandelt.

Die zweite Möglichkeit eines trockenen Orgasmus ist die totale Anejakulation. Es gibt keinen Samenerguss, auch nicht retrograd in die Blase. Hier könnten die Samenwege blockiert sein oder ebenfalls eine Prostatitis ursächlich sein. Aber auch urologische Eingriffe oder andere Erkrankungen wie MS oder Parkinson. Bei einer totalen Anejakulation solltet ihr bitte einen Arzt aufsuchen und der Sache auf den Grund gehen. Mittels einer Urinprobe kann dann festgestellt werden, ob Sperma vorhanden ist und nur retrograd in die Blase abgegeben wurde. Männer können also tatsächlich einen Orgasmus haben und nicht ejakulieren. Das hat meist medizinische Gründe. Es kann aber auch vorkommen, dass Männer im fortgeschrittenen Alter einen sexuellen Höhepunkt erleben, ohne einen Samenerguss zu haben. Auf jeden Fall ist es ratsam und sinnvoll, darüber mit einem Arzt seines Vertrauens zu sprechen.

Können Männer aber auch einen Samenerguss haben, ohne einen sexuellen Höhepunkt zu erleben? Ja, es kann vorkommen, dass Männer ejakulieren, aber kein bewusstes Lustgefühl empfinden. In der Sexualmedizin spricht man dann von Pollution, ein unkontrollierter Samenerguss, der meist im Schlaf passiert (der feuchte Traum), aber letztendlich ist das auch ein Orgasmus, nur eben einer, den Mann nicht wirklich bewusst erlebt.

Und wie steht es um die Spermaprobe? Wir stellen uns das mal bildlich vor: Mann sitzt in einer Kabine beim Arzt und soll nun bitte ejakulieren. Er bekommt ein Gefäß und dann: viel Erfolg! Oder doch eher: viel Vergnügen? Die Situation ist alles andere als erotisch, das gesamte Praxis- oder Klinikpersonal weiß nun, dass du da in dem Kabuff sitzt und dir einen »runterholst«. Da entsteht Druck und Scham, alles keine guten Voraussetzungen für Gehirn und Nervensystem. Wie aktivierst du dein Erektions- und Orgasmuszentrum? Dazu musst du erst mal dein Lustzentrum im Gehirn ansteuern, und das geht ja auch mittels Vorstellungskraft, also Phantasie. Manche Kliniken bieten Pornofilme an oder in der »Spender-Kabine«

liegen erotische Heftchen aus. Erfahrungsberichte zeigen, dass es Männer gibt, die in dieser Situation problemlos ejakulieren können. Andere tun sich schwerer. Es ist eben erst mal eine mentale Angelegenheit, ist der Schalter im Kopf aber einmal umgelegt und das ganze System in Gang gekommen, klappts auch mit der Ejakulation. Ob das allerdings als Orgasmus im schönsten Sinne empfunden wird? Das ist höchst individuell und muss jeder Mann für sich selbst beurteilen.

Anorgasmie – Wenn der Höhepunkt nicht kommt

Jede dritte Frau in Deutschland kann (laut Studie) keinen Orgasmus bekommen. Leiden sie alle unter Anorgasmie? Anorgasmie ist die Unfähigkeit, einen Orgasmus zu erleben, und eine sexuelle Funktionsstörung. Das Interesse an oder der Wunsch nach Sex ist da, aber es fehlt das Befriedigungs- und Entspannungserlebnis (so beschreibt es die Psychiatrie). Das betrifft aber natürlich auch Männer. Hier stimmt also was nicht im Organismus, denn normalerweise ist unser Körper mitsamt Nervensystem dazu in der Lage. Aber trotz Lust und Stimulation bleibt die energetische Entladung aus. Man könnte ganz platt sagen: Der *Nucleus accumbens* belohnt sie nicht. Auch hierfür gibt es physische Ursachen, die nur ärztlich diagnostiziert werden können: Krankheiten, Folgeschäden von Unfällen (Hirn- und Rückenmarkverletzungen), Operationen, Durchblutungsstörungen oder Arteriosklerose (Arterienverkalkung). Alkohol-Abusus, Drogen und Medikamente können ebenfalls »schuld« sein.

Kann all das ausgeschlossen werden, stecken vermutlich meist psychische Ursachen dahinter, denn der Orgasmus findet ja im Kopf statt, das Gehirn, das Nervensystem und die seelische Verfassung müssen beim Sex mitspielen. Wenn unser vegetatives Nervensystem (Sympathikus und Parasympathikus) dauerhaft nicht im Gleichgewicht ist, kann das logischerweise auch Folgen für unsere Orgasmusfähigkeit haben. Ängste, Konflikte, traumatische Erlebnisse, Beziehungsprobleme und psychische Erkrankungen wie Depressionen oder Burn-out können den Höhepunkt einfach blockieren. Das System der Reizweiterleitung ist gestört. Negative Gedanken und Gefühle funken dazwischen. Das kann natürlich auch unbewusst stattfinden. Meist spielen mehrere Faktoren eine Rolle, wenn es mit dem Orgasmus nicht klappt. Ihr solltet das nicht einfach »hinnehmen«, wenn ihr gesund seid und Lust empfinden könnt, dann ist auch der sexuelle Höhepunkt möglich. Sprecht darüber mit eurem Partner, mit eurer Partnerin, holt euch professionelle Hilfe.

Ein Orgasmus ist gesund!

Und das liegt vor allem am sagenhaften Hormoncocktail. Aber nicht nur. Dank zahlreicher Forschungen auf dem ganzen Globus wissen wir von den unterschiedlichsten positiven Orgasmus-Effekten. Aber mal ganz ehrlich? Das wisst ihr doch mittlerweile auch ohne Wissenschaft! Das könnt ihr doch am eigenen Leib erfahren. Und außerdem ist es logisch.

Durchblutung: Ein Orgasmus bringt unseren Blutkreislauf in Schwung. Und Durchblutung ist immer gut! Mal abgesehen von unseren Schleimhäuten freut sich die gesamte Haut darüber. Wir sehen einfach frischer aus! Sex macht also schön(er)!

Beim Sex wird Östrogen ausgeschüttet, und das fördert wie wir ja nun wissen die Bildung von Kollagen. Falten und sogar

Cellulite können gemindert werden, weil beim Sex das Bindegewebe gestärkt wird. Und gerade wenn wir älter werden, spielt das eine wichtigere Rolle, oder? Deshalb, Leute: Habt Sex, schon alleine, weil wir dadurch besser aussehen! Jünger, frischer, strahlender.

Außerdem senkt Sex das Bluthochdruck-Risiko. Ja, auch das hat man untersucht: Gerade bei älteren Frauen (zwischen 57 und 85 Jahren) konnte man nachweisen, dass regelmäßige Orgasmen das Risiko von Herz-Kreislauf-Erkrankungen senken können.

Schmerzlinderung: körpereigene Opioide, Endorphine und Serotonin wirken schmerzlindernd. Auch bei Migräne und Kopfschmerzen. Daher kann auch Sex während der Periode gegen die Regelschmerzen helfen. Weil sich während des Geschlechtsverkehrs die Gebärmutterschleimhaut zusammenzieht und Zellen abstößt, was die Schmerzen und Krämpfe lindert.

Immunsystem: Durch die Ausschüttung der Sexualhormone bei einem Orgasmus verdoppeln sich die Killerzellen (Antikörper) im Blut. Antikörper bekämpfen nicht nur Keime, die beim Geschlechtsverkehr in die Vagina gelangen können, sondern auch andere Zellen, die von Krankheitserregern befallen sind. Das Risiko für Entzündungen wird gemindert. Orgasmen helfen also auch gegen Erkältungen und Grippe, weil mehr Antikörper vom Typ Immunglobulin A produziert werden, was die Schleimhäute widerstandsfähiger gegen Infektionen macht. Schon zweimal Sex pro Woche (plus Höhepunkt) steigert die Abwehrkräfte.

Schlaf und Erholung: Orgasmen lassen uns besser schlafen. Und das gilt auch für den »Solo-Sex«. Auch Singles sollten sich einen regelmäßigen sexuellen Höhepunkt gönnen. Mit oder ohne Hilfsmittel. Zusätzlich werden durch Orgasmen die Stresshormone im Körper reduziert.

Fitness: Sex ist eine körperliche Aktivität, und da darf man auch gerne mal ins Schwitzen kommen. Fünfundzwanzig Minuten sexuelle Aktivität sind so gut wie ein leichtes Cardio-Training. Da werden Kalorien verbrannt. Okay, nicht ganz so wie beim Joggen, dafür macht es mehr Spaß als alleine eine halbe Stunde durch den Park zu rennen. Außerdem sollten wir die (zusätzliche!) Beckenbodenübung nicht unterschätzen, und die macht mit Partner oder Partnerin (und mit Orgasmus) auch viel mehr Spaß als im Pilates-Kurs. Unsere Muskeln arbeiten, was auch wieder für Durchblutung sorgt.

Psyche: Klar, Sex ist gut für Körper, Geist und Seele. Dopamin macht glücklich, wir werden belohnt. Oxytocin löst ein Gefühl von Nähe und Geborgenheit aus und sorgt für einen tiefen, erholsamen Schlaf. Was gibt es Schöneres! Sex und ein Orgasmus sorgen dafür, dass wir loslassen! Nicht nur in den Muskeln, auch im Kopf! Es ist ein kleiner Urlaub vom Alltag, ein lustvoller Trip, ganz ohne schädliche Drogen. Dem kleinen *Nucleus accumbens* sei Dank! Das Adrenalin steigt, aber das Stresshormon Cortisol nimmt ab. Sex und Orgasmen können also Stress lindern. Genau wie beim Kopfschmerz ist also auch »zu viel Stress« keine Ausrede! Im Gegenteil.

Menschen, die einen Orgasmus erleben können, sind zufriedener mit sich selbst und in ihren Partnerschaften. Sie haben ein besseres Selbstwert- und ein positives Körpergefühl. Dass ein Orgasmus schön ist, wusstet ihr wahrscheinlich auch schon vor diesem Kapitel. Vielleicht sogar, dass er gesund ist. Aber jetzt wisst ihr auch, warum Sex und vor allem der Orgasmus eben nicht nur im Kopf stattfinden. Sondern auch mit Hilfe des Rückenmarks und der Nervenverbindungen. Und das Beste: Ihr könnt das bei der nächsten Familienfeier richtig gut erklären. Da wäre ich gerne dabei – also bei der Feier, nicht beim Orgasmus … ☺

Kurz und knapp zusammengefasst

Zum Orgasmus braucht man:

- Gehirn, Nervensystem, Rückenmark
- Entspannung (Parasympathikus) und Anspannung (Sympathikus)

Was beeinträchtigt die Orgasmusfähigkeit?

- Stress, schlechte Gedanken und negative Gefühle

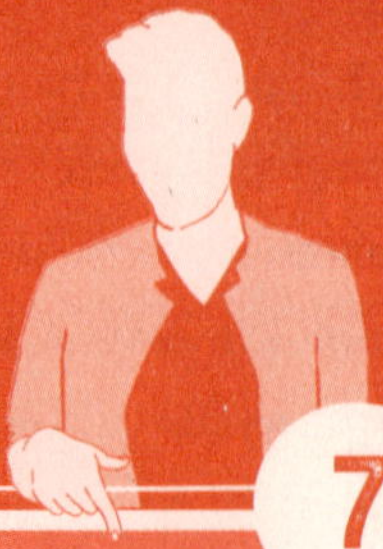

7

DRUCK RAUS, LICHT AN!

RUND 48 PROZENT
der Unverheirateten sind mit ihrem Sexualleben zufrieden bzw. sehr zufrieden. Bei den Verheirateten sind es etwa 74 Prozent. (Statista 2024, laut einer Umfrage in Deutschland im Jahr 2023)

»Schon fertig?« In diesem Fall meine ich jetzt tatsächlich mal das Buch. Ich bin immer wieder überrascht, wie schnell aus einem Gedanken eine Idee wird, aus einer Idee ein Konzept und dann …, ja dann schreibe ich schon das Nachwort.

Wir haben viel gelernt – ich habe viel gelernt: über mich, uns Menschen, unseren Körper und medizinische Zusammenhänge. Darüber, dass es viel zu entdecken und zu erleben gibt, dass wir uns trauen müssen. Und einander vertrauen.

Dieses Buch ist weder ein Aufklärungsbuch noch ein Sexratgeber. Auch kein Eltern-Kind-Buch. Kein Beziehungsratgeber. Aber ein bisschen von alledem steckt dann doch drin. Denn sich mit dem Körper, Anatomie, Sex, Lust, aber auch mit Fragen und Krankheiten zu beschäftigen hilft. Verständnis hilft. Komplexe Sachverhalte zu verstehen öffnet Türen. Vor allem die zu sich selbst. Ein normaler Umgang mit den Themen unter der Gürtellinie hilft Kindern, sich zu gesunden Erwachsenen zu entwickeln, die ihre Bedürfnisse wahrnehmen und so (er)leben können. Es hilft uns Erwachsenen, offen über unsere Wünsche zu sprechen. Zu spüren und auszuprobieren, was sich gut anfühlt.

Scham ist ein natürliches Gefühl, falsche Scham gehört über Bord geworfen, weil wir uns dadurch nur selbst im Weg stehen.

Und vielleicht hilft euch am Ende, euch ein paar Fragen zu stellen. Die kann aber nicht ich beantworten, sondern nur ihr. Und zwar euch selbst. Und vielleicht auch gemeinsam mit eurem Partner oder eurer Partnerin. Einfach locker, offen und ehrlich. Das wäre ein guter Schluss für dieses Buch – und der beste Anfang für ein aufgeklärteres Miteinander.

- Gibt es Erkenntnis(se)?
- Kenne ich meinen Körper nun besser? Was hat mich überrascht?
- Ist das der Moment, etwas in meiner Partnerschaft, in unserem Sexualleben zu verändern? Habe ich Bock drauf? Wir? Gemeinsam?
- Ist es Zeit, über Scham zu sprechen?
- Rede ich offener über Sexualität? Was gefällt mir, was nicht? Oder habe ich für mich den Wunsch, offener zu werden?
- Kann ich unbefangen über Anatomie und Funktion von Geschlechtsorganen sprechen?
- Gehe ich aufmerksamer und sensibler mit den Themen unterhalb der Gürtellinie um?
- Wie spreche ich vielleicht mit meinen Kindern über Aufklärung und Pubertät?
- Was hat mir das Buch gebracht?
- Wer sollte unbedingt dieses Buch lesen? ☺
- Und ist Medizin untenrum jetzt endlich verständlich(er)?

Redet mit euch selbst und miteinander! »Untenrum« ist nichts peinlich oder tabu! Wie geht es mir, was macht mich glücklich, was nicht? Was belastet mich? Was fühlt sich nicht gut an? Was wünsche ich mir?

Ihr wisst nun, was unter der Gürtellinie, vor allem unter eurer Gürtellinie, los ist. Wie was funktioniert oder eben nicht. Das unterscheidet euch schon mal von vielen anderen, die immer noch Halbwissen verbreiten und dummes Zeug erzählen. Herzlichen Glückwunsch!

Doch das reicht noch nicht! Gebt euer Wissen bitte weiter, denn aufgeklärte Erwachsene, Kinder und Jugendliche gehen bewusster und achtsamer mit ihrem Körper um. Das kann nicht nur Krankheiten verhindern (und ungewollte Schwangerschaften), sondern auch seelische Belastungen, Unzufriedenheit und Traurigkeit nehmen, und so ganz nebenbei zu einem besseren und schöneren Liebes- und Sexualleben führen! Gesundheit, Wohlbefinden, Glück, Erfüllung und Zufriedenheit. Bessere Argumente gibt's einfach nicht!

Also, meine Lieben: Druck raus, Licht an! Denn es gibt viel zu entdecken – nicht nur unter der Gürtellinie! Fangen wir an!

Eure Doc Caro

Quellenverzeichnis

Stand Abruf Juni 2024

1. Willkommen in der Tabuzone

https://www.bzga.de/was-wir-tun/sexualaufklaerung-und-familienplanung/#:~:text=Ziel%20ist%20es%2C%20Menschen%20zu,gesellschaftlichen%20Bedingungen%20und%20Wandlungsprozessen%20beeinflusst.

2. Sind Vulva und Vagina eigentlich das Gleiche?

https://k.at/lifestyle-explainer/mit-tampon-aufs-klo-gehen-tiktok-video/402236883

https://www.sign-lang.uni-hamburg.de/projekte/plex/plex/lemmata/h-lemma/hysterie.htm#:~:text=Definition%3A%20Der%20griechische%20Arzt%20HIPPOKRATES,Vorg%C3%A4nge%20im%20Unterleib%20zur%C3%BCckgef%C3%BChrt%20wurde.

https://www.endometriose-vereinigung.de/was-ist-endometriose/

https://www.planet-wissen.de/natur/sinne/riechen/riechen-wissenschaftsstreit-100.html

https://www.aerzteblatt.de/archiv/49112/Ernst-Graefenberg-Wer-(er)fand-den-G-Punkt

https://www.watson.de/leben/liebe-sex/272914647-weibliche-sexualitaet-fuenf-mythen-ueber-die-klitoris-im-realitaetscheck

https://de.wikipedia.org/wiki/Namus

3. Wofür braucht ein Mann eigentlich die Prostata?

Das sexuelle Verhalten des Mannes (Fischer Bücherei. Bücher des Wissens. Band 6002). Ungekürzte Ausgabe, Fischer, Frankfurt a.M. 1970; Originalausgabe: Alfred C Kinsey: Sexual behavior in the human male. Saunders, Philadelphia 1953

https://www.gq-magazin.de/body-care/artikel/warum-hat-ein-penis-die-form-eines-pilzes-trendet-auf-google-und-wir-haben-die-antwort

https://www.pharmazeutische-zeitung.de/medizin4-15-2003/

https://www.planet-wissen.de/natur/sinne/riechen/riechen-wissenschaftsstreit-100.html#:~:text=Die%20Spermien%20orientieren%20sich%20%C3%BCber,allerdings%20zun%C3%A4chst%20ein%20Beleg%20daf%C3%BCr.

https://www.gesetze-im-internet.de/kastrg/BJNR011430969.html

https://flexikon.doccheck.com/de/Morbus_Kobold

4. Je oller, je doller!?

https://www.dgaepc.de/aesthetisch-plastische-chirurgie/koerper/intimkorrekturen/

https://www.dak.de/dak/gesundheit/erkrankungen/frauengesundheit/vorsorgeuntersuchungen-fuer-frauen-daran-sollten-sie-denken_11296

https://www.endokrinologie.net/pressemitteilungen-archiv/150316.php

https://www.krebsgesellschaft.de/onko-internetportal/basis-informationen-krebs/krebsarten/prostatakrebs.html

https://www.aok.de/pk/magazin/koerper-psyche/krebs/was-gehoert-zur-richtigen-maennervorsorge/

https://www.fr.de/politik/medikament-viagra-rezept-kaufen-arzt-erektionsprobleme-pille-tablette-92394159.html

https://www.hna.de/welt/prostituierte-defibrillator-lugano-zr-646792.html

https://www.bzga.de/presse/pressearchiv/pressemitteilungen-2021/2021-11-17-internationaler-maennertag-mehrheit-der-maenner-scheut-krebsfrueherkennung/#:~:text=Je%20fr%C3%BCher%20eine%20Krebserkrankung%20erkannt,gesetzlich%20geregelten%20Krebsfr%C3%BCherkennungsuntersuchungen%20in%20Anspruch.

5. Wie sag ich's meinem Kind?

https://www.bundesgesundheitsministerium.de/themen/praevention/kindergesundheit/frueherkennungsuntersuchung-bei-kindern

https://www.aerzteblatt.de/nachrichten/149022/Grosse-Zustimmung-fuer-Pille-fuer-den-Mann

https://www.spiegel.de/wirtschaft/ritex-kondomhersteller-erzielte-2023-rekordumsatz-a-e97a3b2a-d6d1-4095-b238-09e4e873cc31

https://de.statista.com/statistik/daten/studie/1363241/umfrage/umfrage-in-deutschland-zu-kostenlosen-kondomen-fuer-junge-erwachsene/#:~:text=Laut%20einer%20Umfrage%20aus%20dem,Vorschlag%20auf%2097%20Prozent%20Zustimmung.

https://www.focus.de/gesundheit/news/um-ueber-20-prozent-pille-erhoeht-laut-studie-risiko-fuer-brustkrebs-was-das-fuer-sie-bedeutet_id_190729567.html

https://www.apotheken.de/krankheiten/hintergrundwissen/10384-antibabypille

https://www.aerzteblatt.de/nachrichten/63715/Antibabypille-schuetzt-langfristig-vor-Endometriumkarzinom

https://www.aidshilfe.de/feigwarzen-hpv#:~:text=Infektionen%20mit%20den%20leicht%20%C3%BCbertragbaren,Krebsarten%20wie%20Geb%C3%A4rmutterhalskrebs%20oder%20Analkrebs.

https://www.krebsdaten.de/Krebs/DE/Content/Publikationen/Kurzbeitraege/Archiv2018/2018_3_Thema_des_Monats_inhalt.html#:~:text=F%C3%BCr%20Frauen%20ist%20der%20Geb%C3%A4rmutterhalskrebs,zehn%20F%C3%A4llen%20auf%20HPV%20zur%C3%BCckzuf%C3%BChren.

https://www.aok.de/pp/gg/praevention/hpv-impfung-schulen/

https://www.krebsdaten.de/Krebs/DE/Content/Publikationen/Kurzbeitraege/Archiv2018/2018_3_Thema_des_Monats_inhalt.html

https://www.gesetze-im-internet.de/stgb/__184i.html#:~:text=Strafgesetzbuch%20(StGB),mit%20schwererer%20Strafe%20bedroht%20ist.

6. Kommen wir zum Höhepunkt …

https://www.spektrum.de/kolumne/orgasmus-was-wenn-der-hoehepunkt-unerreichbar-ist/2108244

https://www.spektrum.de/lexikon/psychologie/orgasmusfaehigkeit/10992

https://de.wikipedia.org/wiki/Masters_und_Johnson

https://www.icd-code.de/icd/code/F91.-.htmlSex bei

https://www.der-querschnitt.de/archive/3646#:~:text=Diese%20Impulse%20werden%20im%20Gehirn,das%20sakrale%20R%C3%BCckenmark%20zerst%C3%B6rt%20sind.